신장성 트레이닝의 정수

렌 크라비츠, 아론 부비코 지음
대표 역자 백형진

대성의학사

Contents

운동 찾기

영상	운동 명칭	신장성 훈련 방법	기구	맨몸 운동	중량	메디신볼 또는 밴드	쪽
가슴: 대흉근, 소흉근							
▶	벤치 프레스	CON-ECC, EE, SUP			X		34
▶	케이블 크로스 오버	2UP/1DN, CON-ECC, EE	X				142
▶	덤벨 체스트 플라이	2UP/1DN, CON-ECC, EE, SUP			X		70
	인클라인 벤치 프레스	CON-ECC, EE, SUP			X		106
	머신 체스트 프레스	2UP/1DN, CON-ECC, EE, SUP	X				176
▶	머슬업(바 또는 링)	CON-ECC, EE, SUP		X			114
▶	플라이오메트릭 푸시업	CON-ECC, EE, SUP		X			112
▶	푸시-풀(파트너)	CON-ECC, EE		X			164
	풀오버	CON ECC, EE, SUP			X		218
등: 광배근, 능형근, 승모근							
▶	벤트 오버 바벨 로우	CON-ECC, EE, SUP			X		38
	클린 그립 또는 스내치 그립 풀	CON-ECC, EE, SUP			X		120
▶	덤벨 풀오버	2UP/1DN, CON-ECC, EE, SUP			X		182
▶	고릴라 풀업	CON-ECC, EE		X			110
▶	머슬업(바 또는 링)	CON-ECC, EE, SUP		X			114

영상	운동 명칭	신장성 훈련 방법	기구	맨몸 운동	중량	메디신볼 또는 밴드	쪽
▶	원암 덤벨 로우	CON-ECC, EE, SUP			X		180
▶	파워 클린	CON-ECC, EE			X		122
▶	파워 스내치	CON-ECC, EE			X		124
	풀업(어시스트 머신)	2UP/1DN, CON-ECC, EE	X				148
▶	풀업(맨몸 또는 중량)	2UP/1DN, CON-ECC, EE, SUP		X	X		76
▶	푸시-풀(파트너)	CON-ECC, EE		X			164
▶	시티드 케이블 로우	CON-ECC, EE, SUP	X				74
	풀오버	CON-ECC, EE, SUP			X		218
▶	스탠딩 데드리프트	CON-ECC, EE, SUP			X		48
▶	스티프 레그 데드리프트	CON-ECC, EE			X		84
	와이드 그립 랫풀다운	CON-ECC, EE, SUP	X				40
등 하부: 척추 기립근, 복횡근							
▶	바벨 굿모닝	CON-ECC, EE			X		190
▶	스탠딩 데드리프트	CON-ECC, EE, SUP			X		48
▶	스티프 레그 데드리프트	CON-ECC, EE			X		84
어깨: 삼각근(측면, 후면, 전면) 승모근							
▶	아놀드 프레스	2UP/1DN, CON-ECC, EE, SUP			X		144
	클린 그립 또는 스내치 그립 풀	CON-ECC, EE, SUP			X		120
	덤벨 슈러그	CON-ECC, EE, SUP			X		146
▶	핸드스탠드 푸시업	CON-ECC, EE, SUP		X			116

영상	운동 명칭	신장성 훈련 방법	기구	맨몸 운동	중량	메디신볼 또는 밴드	쪽
	원암 프론트 레이즈	CON-ECC, EE, SUP				X	220
▶	오버헤드 프레스: 삼각근, 삼두근	CON-ECC, EE					
▶	파워 클린	CON-ECC, EE			X		122
▶	파워 스내치	CON-ECC, EE			X		124
▶	푸시 저크	CON-ECC, EE			X		108
	시티드 머신 숄더 프레스	2UP/1DN, CON-ECC, EE, SUP	X				178
▶	시티드 숄더 프레스: 삼각근, 삼두근	2UP/1DN, CON-ECC, EE, SUP			X		72
	풀오버	CON-ECC, EE, SUP			X		218
▶	사이드 라잉 익스터널 숄더 로테이션	CON-ECC, EE, SUP			X		212
삼두근: 상완 삼두근(장두, 외측두, 내측두)							
	벤트 오버 트라이셉스 킥백	2UP/1DN, CON-ECC, EE, SUP			X		152
	라잉 트라이셉스 익스텐션	CON-ECC, EE			X		44
	머신 트라이셉스 익스텐션	2UP/1DN, CON-ECC, EE, SUP	X				186
▶	머슬업(바 또는 링)	CON-ECC, EE, SUP		X			114
	풀오버	CON-ECC, EE, SUP			X		218
	트라이셉스 케이블 푸시다운	CON-ECC, EE, SUP	X				80
이두근: 상완 이두근(장두, 단두), 상완근, 상완요골근							
▶	얼티네이트 덤벨 컬	2UP/1DN, CON-ECC, EE, SUP			X		78
	바벨 컬	CON-ECC, EE, SUP			X		42

영상	운동 명칭	신장성 훈련 방법	기구	맨몸 운동	중량	메디신볼 또는 밴드	쪽
▶	고릴라 풀업	CON-ECC, EE		X			110
	머신 프리처 컬	2UP/1DN, CON-ECC, EE, SUP	X				184
▶	머슬업(바 또는 링)	CON-ECC, EE, SUP		X			114
	풀업(어시스트 머신)	2UP/1DN, CON-ECC, EE	X				148
▶	풀업(맨몸 또는 중량)	2UP/1DN, CON-ECC, EE, SU		X	X		76
▶	숄더 플렉션, 엘보우 플렉션, 숄더 어덕션	CON-ECC, EE			X		214
▶	조트만 컬	2UP/1DN, CON-ECC, EE			X		150
전완근: 상완요골근, 척골신근 및 요골근, 굴근 척골 및 요골							
▶	얼터네이트 덤벨 컬	2UP/1DN, CON-ECC, EE, SUP			X		78
	클린 그립 또는 스내치 그립 풀	CON-ECC, EE, SUP			X		120
	포암 익스텐션	CON-ECC, EE, SUP			X		216
▶	파워 클린	CON-ECC, EE			X		122
	파워 스내치	CON-ECC, EE			X		124
▶	조트만 컬	2UP/1DN, CON-ECC, EE			X		150
대퇴사두근: 대퇴직근, 외측광근, 내측광근, 중간광근							
▶	바벨 백 스쿼트	CON-ECC, EE, SUP			X		46
▶	바벨 프론트 스쿼트	CON-ECC, EE, SUP			X		118
	박스 점프	CON-ECC, EE		X			126

영상	운동 명칭	신장성 훈련 방법	기구	맨몸 운동	중량	메디신볼 또는 밴드	쪽
	제자리멀리뛰기	CON-ECC, EE		X			128
▶	불가리안 런지	CON-ECC, EE, SUP					
	클린 그립 또는 스내치 그립 풀	CON-ECC, EE, SUP			X		120
▶	바벨 스쿼트	CON-ECC, EE, SUP				X	154
	레그 익스텐션	2UP/1DN, CON-ECC, EE, SUP	X				52
▶	레그 프레스	2UP/1DN, CON-ECC, EE, SUP	X				50
	원레그 익스텐션	CON-ECC, EE, SUP	X				194
	원레그 프레스	CON-ECC, EE, SUP	X				86
▶	파워 클린	CON-ECC, EE			X		122
▶	파워 스내치	CON-ECC, EE			X		124
▶	스미스 머신 스쿼트	CON-ECC, EE, SUP	X				188
▶	스탠딩 데드리프트	CON-ECC, EE, SUP			X		48
▶	스탭업	CON-ECC, EE, SUP			X		158
▶	스모 스쿼트 덤벨 또는 케틀벨	CON-ECC, EE, SUP			X		82
	워킹 런지	CON-ECC, EE		X			88
대퇴사두근과 슬개건: 대퇴직근, 외측광근, 내측광근, 중간광근							
▶	스탠딩 힙 플렉션 그리고 경사로 니 플렉션	CON-ECC, EE		X			226
햄스트링: 대퇴이두근, 반건양근, 반막양근							
▶	바벨 굿모닝	CON-ECC, EE			X		190
▶	햄스트링 컬(볼)	2UP/1DN, CON-ECC, EE				X	90

영상	운동 명칭	신장성 훈련 방법	기구	맨몸 운동	중량	메디신볼 또는 밴드	쪽
	라잉 햄스트링 컬	2UP/1DN, CON-ECC, EE	X				54
	라잉 원레그 햄스트링 컬	CON-ECC, EE, SUP	X				196
▶	노르딕 니 햄스트링	EE, SUP		X			224
	시티드 햄스트링 컬	CON-ECC, EE, SUP	X				162
	시티드 니 플렉션	2UP/1DN, CON-ECC, EE, SUP	X				228
▶	스탠딩 데드리프트	CON-ECC, EE, SUP			X		48
▶	스티프 레그 데드리프트	CON-ECC, EE			X		84
▶	스모 스쿼트 덤벨 또는 케틀벨	CON-ECC, EE, SUP			X		82
둔근: 소둔근, 중둔근, 대둔근							
▶	바벨 백 스쿼트	CON-ECC, EE, SUP			X		46
	바벨 프론트 스쿼트	CON-ECC, EE, SUP			X		118
▶	바벨 굿모닝	CON-ECC, EE			X		190
	박스 점프	CON-ECC, EE		X			126
	제자리멀리뛰기	CON-ECC, EE		X			128
▶	불가리안 런지	CON-ECC, EE, SUP			X		192
	클린 그립 또는 스내치 그립 풀	CON-ECC, EE, SUP			X		120
▶	바벨 스쿼트	CON-ECC, EE, SUP				X	154
▶	글루티어 브리지	CON-ECC, EE, SUP		X			160
▶	햄스트링 컬(볼)	2UP/1DN, CON-ECC, EE				X	90

영상	운동 명칭	신장성 훈련 방법	기구	맨몸 운동	중량	메디신볼 또는 밴드	쪽
▶	레그 프레스	2UP/1DN, CON-ECC, EE, SUP					
▶	노르딕 니 햄스트링	EE, SUP		X			224
	원레그 프레스	CON-ECC, EE, SUP	X				86
▶	파워 클린	CON-ECC, EE			X		122
▶	파워 스내치	CON-ECC, EE			X		124
▶	스미스 머신 스쿼트	CON-ECC, EE, SUP	X				188
	스탠딩 데드리프트	CON-ECC, EE, SUP			X		48
▶	스텝업	CON-ECC, EE, SUP			X		158
▶	스티프 레그 데드리프트	CON-ECC, EE			X		84
▶	스모 스쿼트 덤벨 또는 케틀벨	CON-ECC, EE, SUP			X		82
	워킹 런지	CON-ECC, EE		X			88
외전근: 소둔근, 중둔근, 대둔근, 봉공근							
	이너타이 & 아웃타이 머신	CON-ECC, EE, SUP	X				156
내전근: 장내전근, 단내전근, 대내전근, 봉공근							
	이너타이 & 아웃타이 머신	CON-ECC, EE, SUP	X				156
▶	벽에 다리를 기대고 라잉 레그 어덕션	CON-ECC, EE		X			230
종아리: 비복근, 가자미근							
	제자리멀리뛰기	CON-ECC, EE		X			128
▶	덩키 카프 레이즈	2UP/1DN, CON-ECC, EE, SUP		X			198
▶	시티드 카프 레이즈	2UP/1DN, CON-ECC, EE, SUP	X				92

영상	운동 명칭	신장성 훈련 방법	기구	맨몸 운동	중량	메디신볼 또는 밴드	쪽
▶	스탠딩 카프 레이즈	2UP/1DN, CON-ECC, EE, SUP	X				56
▶	스탠딩 플랜타 플렉션	CON-ECC, EE, SUP	X				222
복부 또는 코어: 복직근, 복횡근, 전거근, 늑간근							
▶	바벨 프론트 스쿼트	CON-ECC, EE, SUP			X		118
▶	고릴라 풀업	CON-ECC, EE		X			110
▶	머슬업(바 또는 링)	CON-ECC, EE, SUP		X			114
	풀오버	CON-ECC, EE, SUP			X		218
▶	스탠딩 데드리프트	CON-ECC, EE, SUP			X		48
전신운동							
▶	바벨 백 스쿼트	CON-ECC, EE, SUP			X		46
▶	바벨 프론트 스쿼트	CON-ECC, EE, SUP			X		118
	클린 그립 또는 스내치 그립 풀	CON-ECC, EE, SUP			X		120
▶	파워 클린	CON-ECC, EE			X		122
▶	파워 스내치	CON-ECC, EE			X		124
▶	푸시-풀(파트너)	CON-ECC, EE		X			164
▶	스탠딩 데드리프트	CON-ECC, EE, SUP			X		48

역자 서문

『신장성 훈련의 정수Essentials of Eccentric Training』는 기존의 전통적인 훈련 방식에서 빠르게 변화하는 운동과학 분야에서 더 효과적인 근육 성장과 퍼포먼스 증가를 위한 방법이 될 것이라고 생각한다. 그동안 'EMS 트레이닝', '혈류제한 가압 트레이닝', '속도기반 트레이닝'에 이어 최신 트레이닝 트렌드로 신장성 훈련을 도입하는 데 효과적인 방법을 담고 있다.

본인 또한 대한보디빌딩협회 산하 코치아카데미 서울 분원에서도 이러한 최신 트레이닝 방법을 기존 정통 보디빌딩과 결합하여 적극 활용하고 있으며, 중앙대학교 스포츠지도자 연수원에서 트레이닝 방법론을 강의하면서도 강조했던 부분이기도 하고, 경희대학교 생활체육지도자연수원의 현장 연수에서도 이러한 방법들을 가르치고 있다. 또한, 국가대표 축구팀이나 프로팀, 실업팀 등 선수 트레이닝 분야에서는 이미 익센트릭 장비라고 부르는 신장성 트레이닝만을 특화시킨 훈련 장비들을 도입하고 있기도 한 상황에서 기존에 있는 웨이트 장비를 활용해서도 이 책의 원리를 잘 적용한다면 얼마든지 신장성 훈련의 효과를 얻을 수 있다.

기존에 출간한 『근육 성장의 과학 및 실용적 접근』이 다양한 연구 결과 기반의 이론을 담고 있었다면, 『프리햅 운동』과 함께 더 효과적인 훈련 프로그램을 만드는 데 신장성 훈련을 적용하기 위해서라면 이 책을 활용하여 신장성 트레이닝의 생리학적인 핵심 이론과 현장에서 적용 가능한 다양한 프로그램들의 공부하고 책에서 제공하는 예시 프로그램을 통해서 컨디셔닝과 부상 예방 및 재활 운동에 활용이 가능할 것이다.

『신장성 훈련의 정수』는 8주 교육 프로그램과 70여 개의 신장성 훈련 방법, 24개의 프로그램을 제공하며 이러한 프로그램들을 온라인 영상을 통해 또한 학습이 가능하도록 구성되어 있다.

이외에도 올해는 다양한 기능성 트레이닝을 위한 3대 운동, 파워리프팅, 케틀벨, 클럽벨, 불가리안백 등과 같은 책들 또한 출간될 것이며 이러한 트레이닝 방법들에도 신장성의 원리를 함께 적용하여 더 효과적인 프로그램을 개발하는 데 도움이 되기를 바란다.

대표역자 백형진(Ph.D 의학박사)

서문

피트니스 전문가와 저항 훈련 마니아들은 프로그램에서 최대한의 이점을 얻기 위해 최신 역도 기술과 방법론을 지속적으로 연구한다. 특히나, 과학적 저항 훈련 분야에서 신장성 운동으로 알려진 운동법에 대한 관심이 급증하고 있다. 증거 기반 연구에 따르면, 신장성 훈련은 운동 후 대사율을 강화하고 근력과 지구력을 향상시키며 부상을 예방하고 재활하는 데 매우 효과적이다(Schoenfeld, 2010; Gerber et al., 2009). 또한 피트니스의 모든 연령대와 운동전문가들은 신장성 훈련을 통해서 발전할 수 있다.

신장성 훈련 연구의 역사

신장성 근육 활동에 대한 최초의 연구 관찰 중 하나는 1882년 아돌프 오이겐 픽Adolf Eugen Fick 박사에 의해 이루어졌으며, 그는 신장된 상태에서 근육을 수축하는 것이 근육 수축을 단축하는 것보다 더 큰 힘을 생성할 수 있다고 언급했다(Lindstedt, LaStayo, & Reich, 2001). 1927년에 레빈Levin과 와이먼Wyman의 조사에 따르면, 돔발상어(작은 상어)의 완전히 활성화된 고립된 턱 근육이 수행하는 최대 힘은 아래의 근육이 늘어난 비활성화된 상태에서 동일한 속도로 수행된 힘의 1/6이었다(Abbott, Bigland, & Ritchie, 1952).

아봇Abbot과 연구자들(1952)은 두 개의 자전거 에르고미터를 사용하여 두 명의 실험 참가자와 반대 방향으로 작용하는 생리학적 반응을 추가로 연구했다. 긍정적인 작업(즉, 한 참가자가 앞으로 페달을 밟는 것)을 위한 산소 소비량은 부정적인 작업(즉, 다른 참가자가 역으로 페달을 밟는 것)의 산소 소비량과 비교했으며, 참가자의 다리 근육은 동일한 속도와 힘을 가했다. 연구자들은 긍정적인 작업이 부정적인 작업보다 항상 더 많은 에너지를 소비한다는 결론을 내렸다. 또 다른 연구원인 아치볼드 V. 힐Archibald V. Hill(노벨상 수상자)도 단축성 근육 활동을 할 때보다 신장성 근육 활동을 할 때 신체가 더 적은 에너지 요구를 경험한다는 사실을 확인했다(Lindstedtet al., 2001). 신장성 훈련의 대사 측면에 대한 보다 최근의 연구는 3장에서 논의된다.

신장성 운동 자체는 1953년 아스무센Asmussen에 의해 '신장성' 운동으로 소개되었다. 그러나 놀랍게도, 신장성 훈련에 대한 초기 흥미로운 연구에도 불구하고, 근육 수축을 신장하는 특성을 탐구하기 위한 후속 연구는 거의 없었다. 대신, 대부분의 연구자들은 근육 활동을 단축시키는 복잡한 메커니즘과 생리학적 현상을 이해하는 데 연구를 집중했다. 또한 근육이 어떻게 작동하는지에 대한 기본적인 이해를 통한 근육의 생리학에 대한 대부분의 고전적인 연구는 등척성(일정한 길이) 수축과 등장성 수축(일정한 하중에 대한 단축)이라는 두 가지 실험적 접근 방식에서 개발되었다. 결과적으로, 강제 신장 동안 활성화된 근육의 역학 및 에너지에 대해 훨씬 덜 알려져 있다. 다행히 린스테트Lindstedt와 연구자들(2001)은 일반적인 운동과 운동에서 신장성의 중요성을 깨닫기 시작했고 이러한 유형의 훈련이 훨씬 더 많은 관심을 받기 시작했다. 오늘날 전 세계적으로 스포츠, 재활, 질병 예방 및 일반 근골격계의 건강에 대한 신장성 훈련에 대한 방대한 연구가 수행되고 있다.

이 책 소개

신장성 훈련의 세 가지 독특한 방법은 초급 피트니스 마니아와 경쟁이 치열한 운동선수 모두에게 사용할 수 있다. 신장성 강조, 최대 신장성 및 투업/원다운. 이러한 방법을 사용하는 핵심을 이 책에서 제공되는 저항 훈련에 대한 이해를 기반으로 쉽게 수행할 수 있는 운동 설계 및 강도 설정을 개별화하는 데 있다. 신장성 훈련은 근력 훈련 전문가와 퍼스널 트레이너가 고객의 훈련 목표를 달성하고 심지어 초과 달성할 수 있도록 돕기 위해 사용할 수 있는 혁신적인 접근 방식이다.

이 책은 오늘날 알려진 신장성 훈련의 발전에 대한 연구 핵심 및 관찰을 제공하는 서론부터 시작한다. 신장성 훈련 방법을 잘 활용하려면 해부학적 구조와 생리학적인 메커니즘을 이해해야 한다. 이러한 요구를 충족시키기 위해 1장에서는 근육 해부학, 생리학, 단축성 및 신장성 훈련과 관련된 복잡한 생리학적 메커니즘에 대한 자세한 설명을 제공한다. 이러한 기본적인 생리학적 메커니즘을 이해하면 학생이나, 고객 및 환자에게 신장성 훈련 방법을 더 잘 설명하고 적용할 수 있다.

2장에서는 세 가지 신장성 방법을 상세하게 설명한다. 첫 번째, 신장성 강조 방법은 모든 훈련 프로그램에서 쉽게 사용할 수 있다. 두 번째, 최대 신장성 훈련법은 더 큰 강도의 자극을 운동 방법에 적용한다. 따라서 과거의 정체 현상을 극복하여 강도를 높이는 훌륭한 방법이다. 그리고 세 번째는 독특한 투업/원다운 트레이닝 시스템으로 상지 또는 하지를 사용하는 모든 운동에 사용할 수 있다.

3장에서는 안정 시 대사율과 운동이 체중 관리의 이 중요한 구성 요소를 개선할 수 있는 방법에 대한 심층적인 논의를 제공한다. 신장성 훈련의 특징 중 하나는 몇 시간 동안 운동 후 신진대사를 높여 고객의 체중 감량 목표를 달성하는 데 기여한다는 것이다. 신장성 운동이 어느 정도 지연성 근육통과 관련이 있는 것은 사실이다. 그러나 연구자들은 이제 이 통증을 최소화하기 위한 효과적인 훈련 방법을 연구했다. 이 기술은 4장에서 자세히 설명하는 반복된 운동 효과라고 하는 현상을 찾아냈다.

트레이너 및 기타 전문가는 정기적으로 고객이 피트니스 또는 운동 수행의 일부 구성 요소를 향상시키는 데 도움이 되는 프로그램을 설계한다. 5장(근력), 6장(근지구력), 7장(파워), 8장(체중 감량), 9장(근육 크기 또는 근지구력 강화)에서 이러한 목표 지향 프로그램 개발에 대한 도움을 얻을 수 있다. 이들 각 장에서는 훈련, 프로그램 설계 및 변경(대체) 방법을 제공한다.

마지막으로 확실히 중요한 것은 10장에서 훈련의 관심 영역인 운동 재활을 다룬다는 것이다. 재활에서 신장성 훈련에 대한 초점은 수술이나 관절 부상에서 회복 중인 운동선수와 마니아, 또는 질병이 있는 성인 및 노인에게 적용할 수 있다. 이 장에서는 고객의 재활을 돕기 위해 신장성 운동이 활용될 수 있는 방법에 대한 현재 연구와 이해를 돕는다.

광범위한 운동의 아이디어를 다루기 위해 5~10장까지는 전통적인 운동(단축성-신장성 또는 CON-ECC 운동이라고 함)과 신장성 운동의 조합을 제공한다. CON-ECC 운동은 1~2초의 단축성 운동 동작과 1~2초의 신장성 운동 동작으로 수행된다. 이 장에서 세 가지 유형의 신장성 운동을 다음과 같이 요약한다. 신장성 강조를 위한 EE, 최대 신장성을 위한 SUP, 투업/원다운을 위한 2UP/1DN으로 표현한다.

또한 5~10장까지 각 목표 프로그램에 대한 예시 운동 루틴과 사례 연구를 정리했다. 예시 운동 방법은 다양한 고객을 위한 루틴을 구성하기 위한 시작점 역할을 하며 고객 교육을 위해 응용 및 활용할 수 있다. 사례 연구에서는 책에 설명된 운동과 트레이너가 일반적으로 사용하는 기본 운동이 포함된다. 효과적인 운동 프로그램을 설계하기 위해 전문가는 연령, 체력 수준, 신체 구성, 성별, 건강 위험 상태, 식단, 운동 장벽 및 목표를 포함한 여러 변수를 고려해야 한다. 또한, 사례 연구에 제시된 3주 신장성 훈련 방법 중 주기는 자격을 갖춘 피트니스 전문가의 지도와 감독 없이 수행해서는 안 된다. 숙련된 트레이너는 고객과 긴밀하게 협력하여 올바른 운동 기술과 적절한 강도 운동 진행을 보장할 수 있어야 한다.

이 책에서 추가적으로 제시하는 세 가지 혁신적인 신장성 훈련 방법(신장성 강조, 최대 신장성, 투업/원다운)이 제공된다. 운동 프로그래밍의 이러한 다양한 요소들의 복잡성은 모든 것에 맞는 훈련 프로그램은 없다는 것을 의미한다. 오히려 전문가들은 교육뿐만 아니라 이러한 기술을 마스터하고 개별화된 교육 프로그램을 능숙하게 설계하는 예술가와 같아야 한다. 이러한 관점에서 이 예시 운동 프로그램은 매우 효과적인 개별화 운동 프로그램을 만드는 기초 지침을 제공한다.

부록 A와 B는 신장성 운동을 통합하는 2개의 예시 8주 저항 훈련 프로그램을 제시한다. 부록 C는 스포츠별로 분류된 몇 가지 기본 운동을 제공하여 스포츠 종목별 고객과 운동선수가 훈련하는 데 도움이 될 것이다. 함께 제공되는 온라인 영상은 45가지 신장성 훈련 방법을 제공한다. 온라인 영상 콘텐츠는 선택한 운동에 대한 네 가지 다른 신장성 훈련 방법(EE, SUP 및 2UP/1DN 기술의 두 가지 변형)에 대한 시연을 제공한다. 온라인 영상에 포함된 운동은 다음 아이콘으로 강조 표시되어 있다

온라인 영상 접근 방법에 대한 정보는 xv쪽에 있다.

이러한 신장성 훈련을 위한 발전 방법은 운동전문가에게 무한한 기회를 제공한다.

온라인 영상 접근법

이 책과 함께 45개 운동의 고화질 온라인 영상을 제공한다. 영상은 운동을 수행할 때 사용할 수 있는 다양한 신장성 훈련 방법을 보여준다. 온라인 영상은 www.HumanKinetics.com/EssentialsOfEccentricTraining을 접속하여 볼 수 있다.

Essentials of Eccentric Training 웹사이트를 처음 방문할 때 필요한 접근 단계와 고유한 핵심 코드가 포함되어 있다. HumanKinetics.com에서 전자책을 구입한 경우 구입 후 전자 메일로 받은 접근 방법을 참고해야 한다.

Essentials of Eccentric Training 웹사이트에서 화면 왼쪽 상단의 보조 항목 상자에서 온라인 영상을 선택한다. 그러면 영상에 대한 설명이 있는 온라인 페이지가 표시된다. 화면 하단에서 링크를 선택하여 온라인 영상에 접속한다. 원하는 연상의 동영상 버튼을 선택한다. 플레이어의 오른쪽에 있는 영상 번호는 책의 영상 번호의 참조에 해당하고 플레이어 아래의 제목은 책의 운동 제목에 해당한다. 원하는 운동법을 찾을 때까지 클립 목록의 스크롤을 조절 하며, 보고 싶은 운동의 해당 클립을 선택하면 전체 영상이 재생된다.

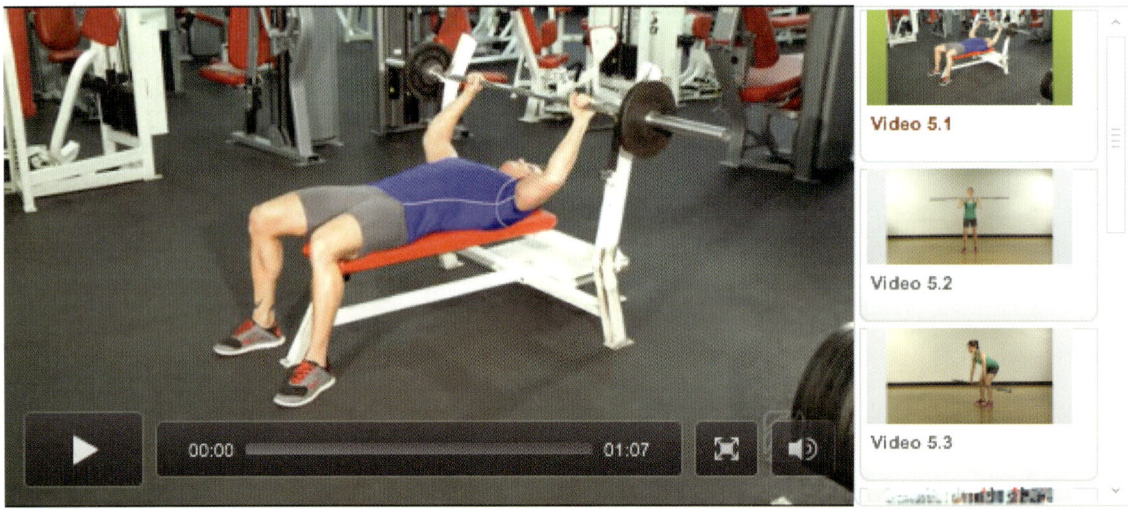

벤치 프레스

온라인 영상 접근법

신장성 훈련의 필수 요소인 책의 운동법을 보완하는 온라인 영상에 대한 접근법을 제공하게 된 것을 기쁘게 생각한다. 이 책에서는 CON/ECC, EE, SUP 및 2UP/1DN 트레이닝 방법을 사용하여 고객들의 운동 방법을 적용하는 데 도움이 되는 특이한 운동 교육 방법에 대한 43개의 영상이 포함되어 있다.

온라인 자료에 접근하는 방법은 간단하다!
책을 구입하였다면 다음과 같은 단계를 따르면 된다.

1. 접속: www.HumanKinetics.com/EssentialsOfEccentricTraining
2. 책 표지 옆에 있는 링크를 클릭한다.
3. 페이지 왼쪽 또는 상단에 있는 로그인 링크를 클릭한다. 'Human Kinetics' 계정이 없는 경우 '계정을 만들라'는 메시지가 표시된다.
4. 구매한 온라인 상품이 페이지 왼쪽의 보조 항목 상자에 나타나지 않으면 해당 상자에서 키 코드 입력 옵션을 클릭한다. 모든 부호를 포함하여 키 코드를 입력한다. 제출 버튼을 눌러 온라인 잠금을 해제한다.
5. 키 코드를 처음 입력한 후에는 이 제품에 접속하기 위해서 다시 입력할 필요는 없다. 잠금이 해제되면 제품에 대한 링크가 왼쪽 메뉴에 영구적으로 나타난다. 향후 방문을 위해 책 웹사이트에 로그인하고 왼쪽 메뉴에 나타나는 링크를 따라가기만 하면 된다.

키 코드: KRAVITZ-EAEN6P-COURSE

1

단축성 및 신장성 근육 작용의 구조와 생리적 메커니즘의 이해

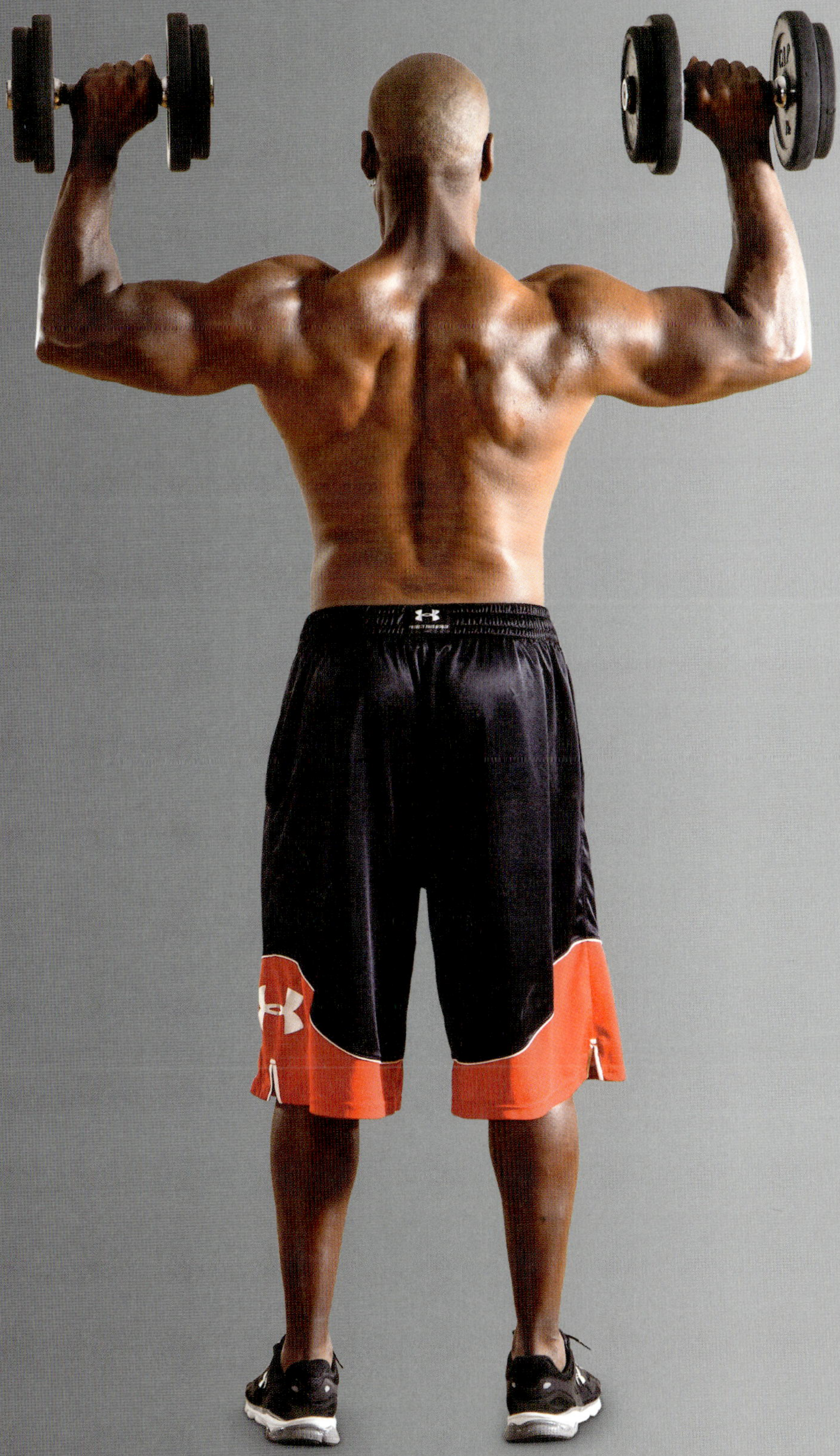

트레이너와 운동전문가로서 현장에서 단축성Concentric과 신장성Eccentric 훈련을 적절하게 사용하기 위해서는 근육계의 기능과 구조에 대한 지식과 이해는 필수이다. 근육계는 인체가 신체 활동을 수행할 수 있도록 하는 힘을 공급하며, 신진대사를 조절하는 데 있어 필수적인 역할을 한다. 이 장에서는 근섬유의 종류와 기능, 근육의 거시적 구조부터 미시적 구성까지의 해부생리학에 대해서 다룰 것이며, 또한 단축성과 신장성 근활동의 기전에 대해 설명할 것이다.

근육 조직

인체는 심근, 평활근, 골격근 세 가지 유형의 근육 조직으로 구성된다. 심근은 심벽을 구성하고 있으며 자체적인 자동리듬 시스템Authorythmic System을 가지고 있기 때문에 의식적으로 조절이 불가능한 불수의근이다. 위와 장 같은 내부 장기를 이루는 평활근 또한 불수의근이다. 반면 골격근은 힘줄을 통해 골격에 부착되며 신경계에 의해 의식적으로 수축-이완의 조절이 가능해 힘의 생성과 신체의 움직임을 만드는 수의근이다. 골격근은 인체를 구성하는 가장 풍부한 조직으로 인체에는 600개 이상의 근육이 있고, 이는 전체 체중의 약 40%를 차지한다(Janseen, Hyemsfield, Wang, & Ross, 2000).

근육은 인체가 강하며, 빠르고, 효율적으로 움직일 수 있도록 그룹을 이루어서 함께 일한다. 몸통과 상지, 그리고 하지의 근육군 대부분은 서로 반대되는 쌍으로 작용하기 때문에 한 근육(주동근)이 의도한 움직임을 시작하게 되면 반대쪽 근육(길항근)이 길어지거나 늘어난다. 예를 들어, 똑바로 선 자세에서 바이셉스 컬을 수행할 때, 이두근육군(상완이두근, 상완근)이 주동근 역할을 하고, 삼두근육군(장두, 내측두, 외측두)은 길항근의 역할을 한다.

골격근은 탄력성Elasticity, 신장성Extensibility, 흥분성Excitability, 수축성Contractility과 같은 특성들을 가지며. 탄력성과 신장성은 근육이 당겨지면 탄성이 있는 고무밴드와 같이 늘어나게 하고, 당기는 힘이 줄어들어 없어지면 본래 근육의 안정 시 길이로 되돌아가게 하는 성질을 지닌다. 흥분성은 근육 세포의 수축을 유발하는 전류 생성에 자극을 받고 반응하는 능력이다. 수축성은 근육의 길이가 짧아지게 하거나, 말단과 근위부가 함께 긴장을 생성하게 하는 근육의 고유한 능력이다.

대부분의 골격근은 안정 시 길이의 50%만큼 수축할 수 있고 170%만큼 늘어날 수 있으며(Herrel, Meyers, Timmermans, & Nishikawa, 2002) 단축성, 신장성, 등척성Isometric의 세 가지 주요 근육 활동을 만들어 낼 수 있다. 단축성 활동은 그림 1.1에 표시된 바이셉스 컬 동작과 같이 근육이 하중을 극복하면서 길이가 짧아지는 활동을 말한다.

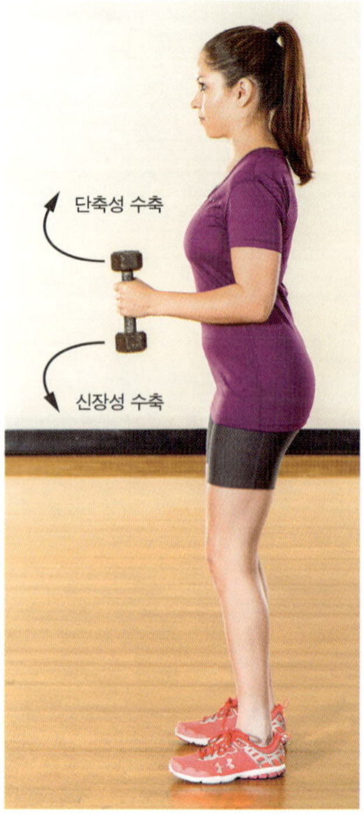

그림 1.1 바이셉스 컬의 단축성과 신장성 근활동

반면, 신장성 근활동은 근육의 길이가 증가하면서 장력이 발생하는 근활동이다(그림 1.1 참조). 예를 들어, 계단을 내려갈 때 무릎의 구부림을 늦추기 위해 대퇴사두근의 신장성 근활동이 활성화된다.

따라서 단축성과 신장성 근활동은 근육이 관절을 움직이기 위해 짧아지고 길어지는 동적인 과정을 포함한다. 반면에 등척성 근활동에서 근육은 저항에 대항하는 힘을 발생시키지만 하중을 극복하지는 못하며 근육의 길이 변화나 관절 움직임을 만들지는 않는다. 예로는 자세 유지를 담당하는 많은 근육들이 중력에 대항해서 골격을 올바르게 유지하기 위해 등척성 근활동을 한다.

근육의 구조

근육은 근외막이라고 불리는 결합 조직의 근막에 싸여 있다(그림 1.2 참조). 이 두꺼운 보호막은 힘줄에 부착된다. 근육 내 근섬유는 제각각 크기를 지닌 다발, 또는 근섬유다발로 분류되며 근섬유다발은 최대 150개의 근섬유로 구성되어 있다. 각 근섬유다발은 또 다른 결합 조직인 근육다발막으로 둘러싸여 있다. 실질적으로 골격근을 구성하는 것은 근섬유이며 때때로 근육 세포라고도 불린다. 근섬유는 각각 수백 개의 핵을 포함하는 원통형 모양의 세포이며, 밀리미터 단위의 안구 근섬유부터 10cm 이상의 팔다리의 근섬유까지 다양한 크기를 가지고 있다. 또한, 각각의 근육 세포는 근육속막이라고 불리는 결합 조

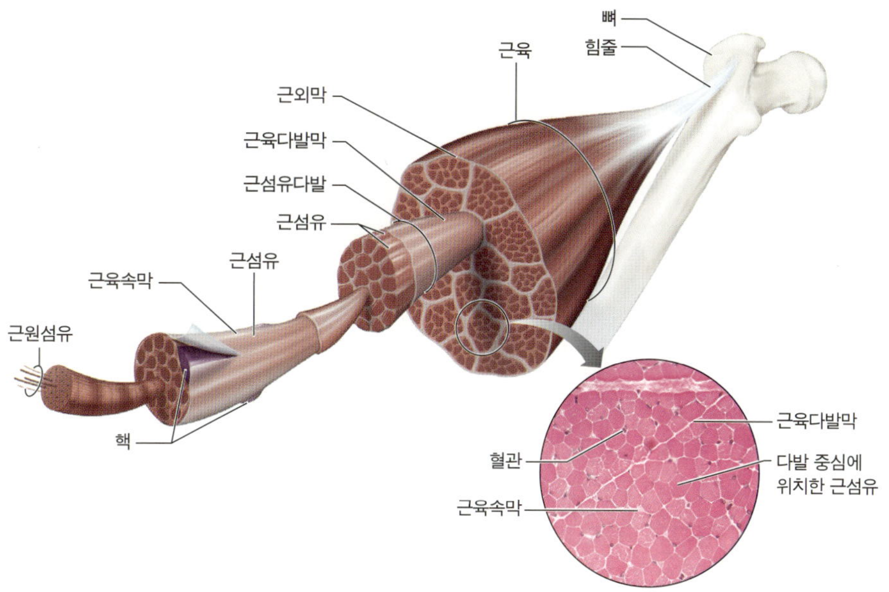

그림 1.2 근육의 거시적 구조

직의 피복으로 덮여 있다.

근육 세포의 구조와 조직

근육속막 안에서 각 근섬유는 근초Sarcolemma라고 불리는 얇은 원형질막으로 둘러싸여 있으며, 근초는 근육속막과 융합된다(그림 1.3 참조).

근초의 주요 기능은 활동전위의 전기화학적 탈분극을 수행하는 것인데, 즉, 신경 축삭돌기(조직과 연결되는 신경세포의 말단 부위)로 보내진 신호를 근섬유에 전달하는 것이다. 이 신호는 근초와 연결된 T-세관T-tubule을 통해서 근섬유로 들어가게 되며 근육 세포의 중심 부위로 포도당

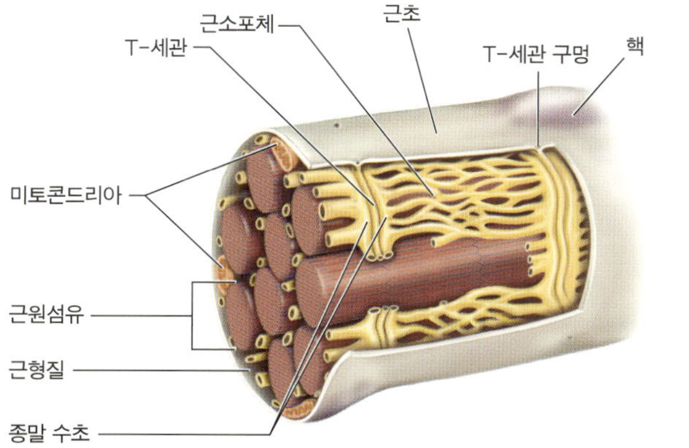

그림 1.3 근육 세포의 초미세 구조

과 같은 물질과 함께 전달된다(Dohm & Dudek, 1998).

근육 세포를 광학 현미경으로 관찰하며 근육 초미세 구조를 살펴볼 수 있는데 이때 세포 소기관의 구조와 구성 요소까지 살펴볼 수 있다. 근초 안에서는 근육 세포의 성장과 손상 회복을 위한 재생 기능을 하는 기저막Basal lamina(또는 기저판)을 찾아볼 수 있으며 기저막 안에는 세포 성장에 중요한 조절 기능을 하는 위성 세포satellite cell가 있다(Zammit, Partridge, & Yablonka-Reuveni, 2006).

근섬유 내의 공간은 세포의 일부이며 젤라틴 같은 액체 형태를 띠는 근형질Sarcoplasm로 채워져 있다. 근형질은 지질, 글리코겐, 효소, 핵, 미토콘드리아 및 기타 세포 소기관들을 둘러싸고 있으며 다른 세포의 세포질들과는 달리, 근형질은 에너지 사용을 위해 저장된 글리코겐과 산소 결합을 위한 미오글로빈을 다량 함유하고 있다. 추가로, 근형질 내에는 T-세관들이 광범위하게 연결되어서 네트워크를 형성하고 있다.

근섬유 내에는 칼슘 이온의 저장소 역할을 하며 고도로 전문화된 도관 시스템인 근소포체Sarcoplasmic reticulum가 있으며 근소포체는 이 장의 후반부에서 설명된 근육 수축 이론에서 중요한 역할을 한다.

근섬유의 단백질 구조

각각의 근섬유는 수백 또는 수천 개의 근원섬유로 만들어지며 근원섬유들은 서로 평행하게 배치되어 있으며 골격근의 수축성 요소 역할을 한다. 근원섬유 속에는 얇은 액틴과 굵은 마이오신으로 불리는 두 가지의 근잔섬유(근육 필라멘트Myofilament)와 트로포닌Troponin, 트로포마이오신Tropomyosin, M-선 프로틴과 티틴Titin과 같은 단백질도 위치하고 있다(그림 1.4 참조).

광각 현미경으로 근섬유의 표면을 관찰하면, 액틴과 마이오신 섬유는 독특하게 명암을 띤 줄무늬 패턴으로 배열되어 있다. 근섬유는 전반적으로 줄무늬 형태를 띠며 이로 인해 골격은 종종 횡문근이라고도 불린다. 줄무늬의 어두운 부분은 'A대A-band', 밝은 부분은 'I대I-band'로 명명되며, 액틴 단백질은 I대를 이등분하는 'Z선Z-line'에 부착되어 있고, Z선은 근초에 붙어있으며 근육 조직의 안정성을 담당한다.

Z선들은 서로 연결되어서 근섬유분절sarcomere을 형성하고 근섬유분절은 골격근의 기능적 단위이며 근원섬유들은 근섬유분절들의 합으로 구성된다. Z선의 양쪽에는 액틴 단백질만을 포함하는 밝은색의 I대가 위치하는 반면, 어두운색의 A대는 액틴과 마이오신을 둘 다 가지고 있다. 그러나 A대의 중심부에는 H존H-zone이라고 불리는 마이오신만 존재하는 작은 구간이 있으며, H존의 정가운데에는 좀 더 어두운 색깔을 띠는 M선이 위치하는데, M선은 근섬유분절의 중심이며 인접한 마이오신 단백질을 연결한다.

액틴과 마이오신

근육의 단축성과 신장성 수축을 이해하기 위해서는 액틴과 마이오신의 생물학적 구조를 자세히 알아야 한다. 액틴은 두 가닥이 서로 꼬여 있는 것처럼 보이는 이중나선 모양의 두 개의 얇은 미세섬유로 구성된다(그림 1.5 참조). 액틴에는 액틴의 기능을 돕는 트로포마이오신과 트로포닌이 부착되어 있다. 트로포마이오신은 액틴 이중나선 주위를 돌고 액틴 가닥에 의해 형성된 홈에 있는 긴 끈 모양의 단백질이다. 트로포마이오신은 근육이 힘을 만들어내지 않을 때, 액틴-마이오신 결합을 위한 결합 부위를 차단하는 것으로 여겨진다. 반면, 트로포닌은 트로포마이오신에 일정한 간격으로 부착된 구체분자이며 칼슘이온(Ca^{2+})에 강한 친화력을 지니고 있다. 칼슘이온과의 생화학적 결합은 근육 활동에서 중요한 기능을 한다.

마이오신은 마이오신머리Myosin head 또는 마이오신 가교Cross-bridge로 불리는 두 개의 구형 머리를 가지며(그림 1.6 참조) 가교가 있는 부분은 '헤비체인Heavy chain'이라고도 불리며, 단백질 가닥들이 꼬여져서 '꼬리Tail' 또는 '라이트 체인Light chain'이라고 불리는 긴 줄기 부분들을 형성한다. 수백 개의 마이오신분자들은 다발로 묶여 있으며 서로 반대 방향으로 교차하면서 배치되어 있다.

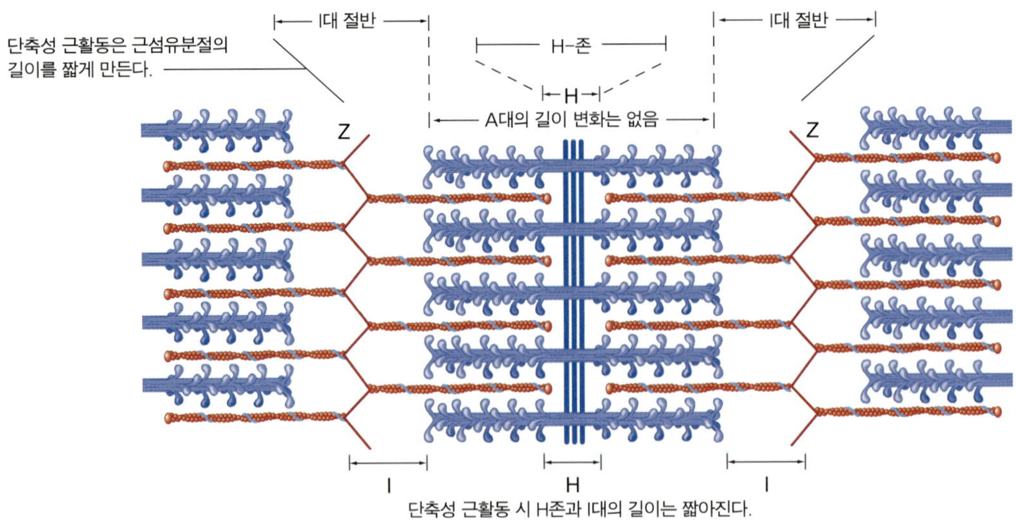

그림 1.4 근섬유분절은 근원섬유의 가장 기초적이며 기능적인 단위이다.

Reprinted, by permission, from L. Kenney, J. Wilmore, and D. Costill, 2012, *Physiology of sport and exercise*, 5th ed. (Champaign, IL: Human Kinetics), 35.

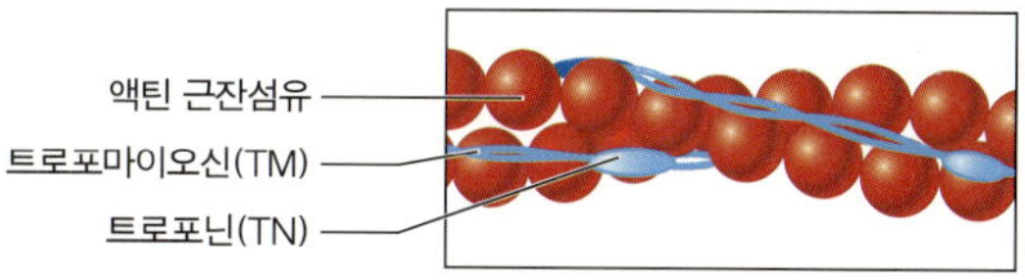

그림 1.5 액틴 근잔섬유와 액틴의 하부 단위인 트로포마이오신과 트로포닌.

Reprinted, by permission, from L. Kenney, J. Wilmore, and D. Costill, 2012, *Physiology of sport and exercise,* 5th ed. (Champaign, IL: Human Kinetics), 32

마이오신 구형 머리가 없는 다발의 중심부는 마이오신을 세로축을 따라 안정화시키며 티틴이 풍부한 M선 M-line이 위치하고 있다. 근활동 시에는, 마이오신 구형 머리들은 가교를 통해 액틴섬유에 결합되고 섬유 간의 구조적이고 기능적인 연결고리를 형성한다.

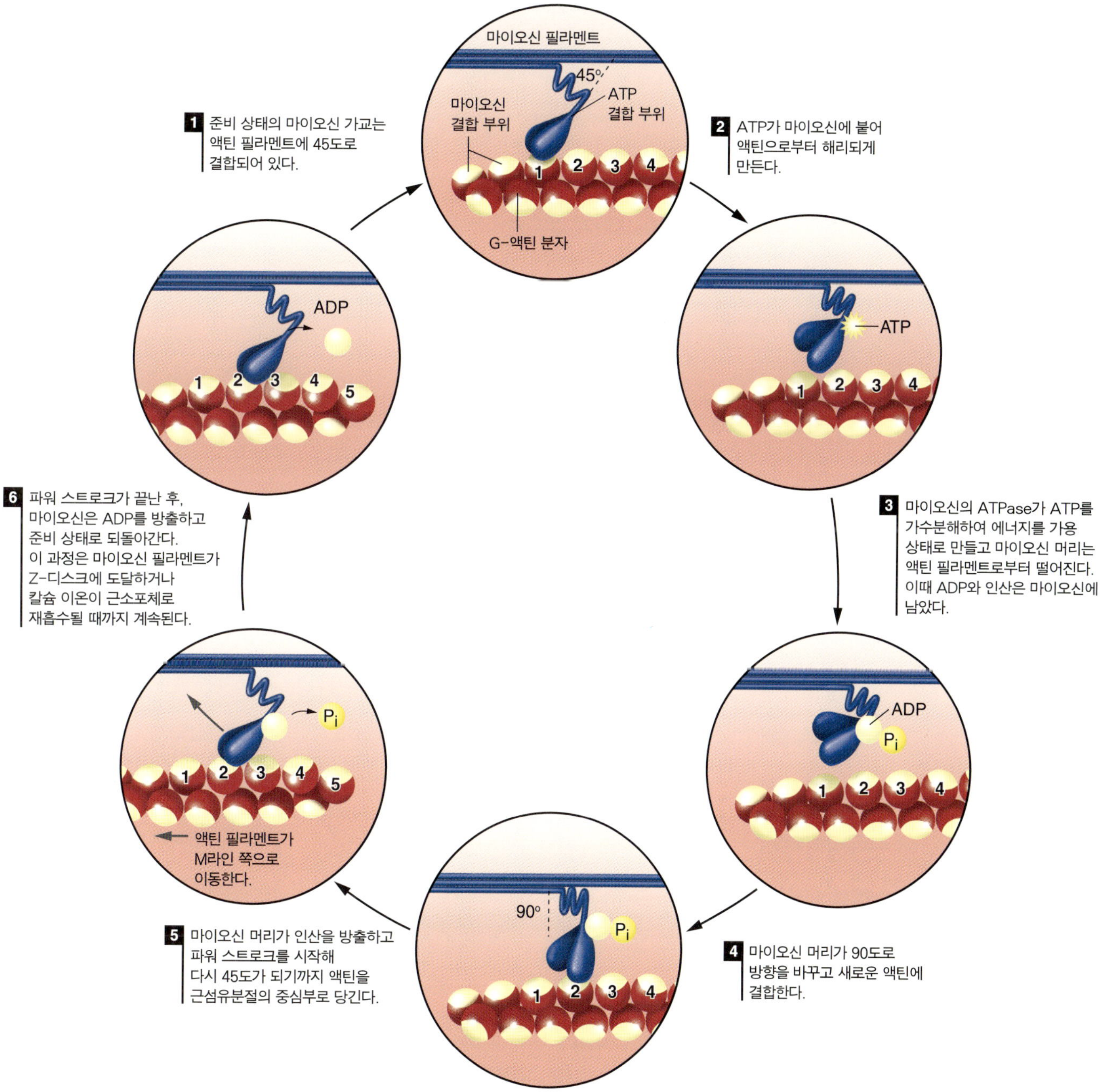

그림 1.6 근수축 주기 중 마이오신과 액틴 단백질 분자

SILVERTHORN, DEE UNGLAUB, HUMAN PHYSIOLOGY: AN INTEGRATED APPROACH, 4th Edition, ©2007, p. 405. Reprinted by permission of Pearson Education, Inc., Upper Saddle River, NJ.

근수축의 근세사 활주 이론

근수축의 근세사 활주 이론Sliding filament theory of muscle contraction은 근육 길이의 변화가 마이오신과 액틴 근잔섬유가 서로 미끄러지면서 발생한다고 한다(그림 1.7 참조). 근잔섬유 자체의 길이는 변하지 않고, 근섬유분절의 짧아짐과 길어지는 기전으로 힘이 생성된다. 길이 변화는 마이오신이 액틴의 접합부에 교차결합하고 회전해 근잔섬유가 미끄러지는 활동으로 이루어진다. 액틴섬유는 마이오신 교차결합이 마치 노를 젓는 듯한 당기는 힘을 발생시킬 때, 마이오신 위로 미끄러지듯이 이동하게 된다.

단축성 근활동의 작용으로 근섬유분절의 Z선들이 당겨지면서 I대와 H존의 영역은 감소하게 되지만, A대의 길이에서 볼 수 있듯 마이오신의 길이에는 변화가 없다. 반면, 등척성 근활동 시에는, I대와 H존의 영역은 변화가 없다는 특징을 띠게 된다. 위와 같은 분자 운동들에 사용되는 에너지는 아데노신삼인산(ATP Adenosine Triphosphate)의 분열로부터 공급된다.

단축성, 신장성, 등척성 근활동에 대한 근세사 활주설의 순서는 다음과 같다.

1. 모든 근활동 이전, 근육 세포는 운동 뉴런으로부터 활동전위 신호를 받다.
2. 신호가 근육 세포의 근초에 도달하면, 신호는 전류자극의 형태로 T-세관을 통해 근소포체에 도달하게 된다.
3. 전하에 의해 근소포체는 칼슘 이온(Ca2+)을 근형질 내로 빠르게 방출한다.
4. 안정 시 트로포마이오신은 액틴섬유의 결합 부위를 덮어서 액틴-마이오신 결합을 차단한다. 그러나 근소포체에서 방출된 칼슘이 친화력이 강한 트로포닌과 결합하게 되면서 트로포마이오신의 위치를 바꾸어서 액틴-마이오신 결합 부위를 노출시킨다.
5. 마이오신의 머리가 액틴의 결합 부위에 부착된다.

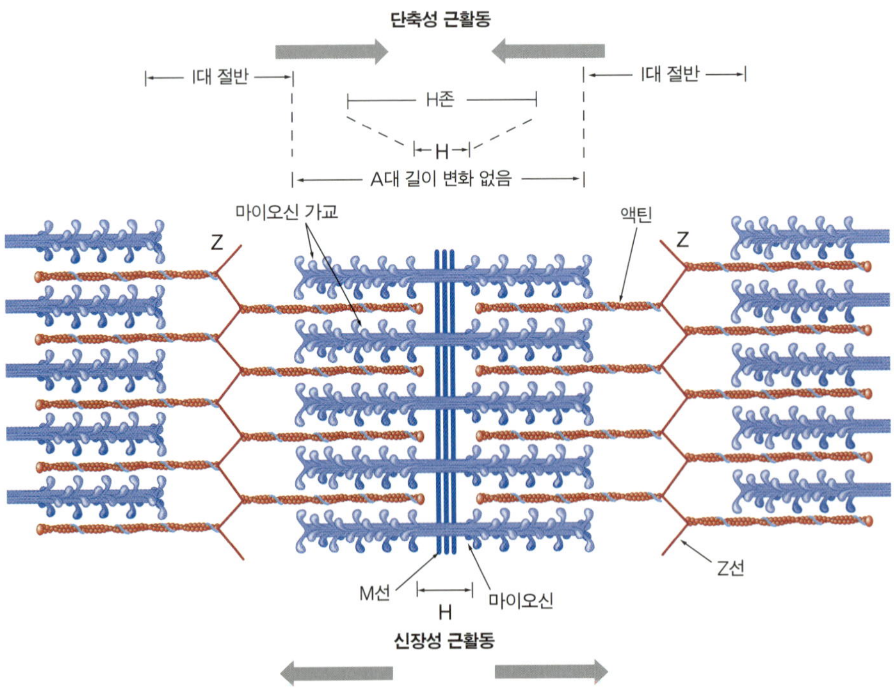

그림 1.7 근섬유분절의 구조: 단축성과 신장성 근활동의 기전. 단축성 근활동 시, 마이오신 가교는 액틴과 결합해 당겨서 근섬유분절을 짧아지게 만든다. 반면에, 신장성 근활동 시, 마이오신 가교는 액틴과 결합하지만 근육이 생성하는 힘보다 하중이 더 강력해, 액틴섬유는 서로 멀어지는 현상이 발생하며 결과적으로 근섬유분절은 길어진다.

Reprinted, by permission, from L. Kenney, J. Wilmore, and D. Costill, 2012, *Physiology of sport and exercise,* 5th ed. (Champaign, IL: Human Kinetics), 35.

6. 마이오신 가교가 활성화되면, 액틴과 결합하여 파워 스트로크Power stroke라고 불리는 고정된 위치를 중심으로 호를 그리며 회전하여 당기는 움직임을 만든다.
7. 파워 스트로크는 액틴섬유가 마이오신 섬유 위로 미끄러지게 혹은 당겨지게 하고, 이때 근육은 짧아지게 되는데 이를 단축성 근활동(혹은 근수축)이라고 한다.
8. 마이오신의 구형 머리에는 아데노신삼인산 분해효소(ATPase)가 풍부하여 단축성, 신장성, 등척성 근활동의 에너지 공급원인 ATP를 아데노신이인산(ADPAdenosine Diphosphate), 무기 인산(Pi)과 에너지로 분열시킨다.
9. 파워 스트로크 직후, 마이오신 가교는 수용체 부위에서 분리되어 원래 위치로 다시 회전한다. ATP는 액틴과 마이오신의 해리에 필요한 에너지를 제공한다.
10. 가교가 분리된 후, ATP가 남았다면 ATP는 가수분해하여 마이오신 가교를 다시 액틴섬유의 새로운 결합 부위에 부착하고, 파워 스트로크를 거쳐 다시 액틴이 마이오신 위로 미끄러지도록 한다. 한 사이클의 가교 교차결합 또는 분리를 위해서는 1개의 ATP 분자 분열을 필요로 한다(Herzog, Leonard, Joumaa, & Mehta, 2008).
11. 등척성 근활동에서 마이오신 가교는 결합, 회전, 분리를 같은 위치에서 반복하며 근섬유 분절에서의 움직임은 일어나지 않는다.
12. 신장성 근활동(그림1.7 참조)에서 마이오신 가교는 결합, 파워 스트로크, 분리, 재결합을 하지만 동시에 Z선은 중심으로부터 멀어지게 되며 근육 길이가 늘어나는 근활동을 만든다.

근육 작용의 종료

근육의 활동은 근육 자극이 멈출 때까지 계속되며, 근육 자극이 끝나는 동시에 근소포체에서 칼슘 이온이 방출되지 않게 한다. 근형질 내의 칼슘 이온은 ATP 매개 칼슘 펌핑 시스템에 의해 저장을 위해 근소포체로 재흡수된다. 칼슘 이온이 제거되면 트로포닌이 비활성화되어 원래 위치로 복귀하여 액틴의 마이오신 교차결합 부위를 덮다. ATP의 가수분해는 중단되며, 근섬유는 이완된 상태로 돌아간다.

근섬유의 유형

근섬유는 지근(I형)과 속근(II형) 두 가지 유형으로 나뉘며 각기 다른 대사 및 수축 특성을 가지고 있다. 속근은 특수한 대사인자들로 인해 빠르고 강력한 근활동을 생성할 수 있는데, 대사인자들의 예로는 칼슘이온의 빠른 방출을 담당하는 고도로 발달된 근소포체와 ATP를 ADP, Pi와 에너지로 분해하는 고농도의 마이오신 ATPase의 보유 등을 포함한다. 속근의 수축 속도와 힘 생성률은 지근보다 약 3~5배 정도 더 빠르며 속근섬유는 주로 혈당과 근육 글리코겐을 연료로 사용하기 때문에 주로 무산소성 활동인 웨이트 트레이닝, 야구, 배구, 테니스와 같은 운동에서 주로 활용된다.

나아가서 속근섬유는 IIa형과 IIx형으로 세분화될 수 있다. IIa형 섬유는 무산소성과 유산소성 에너지 생산 두 가지 다 가능해 중간체 섬유로 여겨지며 빠른 산화-해당(FOGFast oxidative-glycolytic) 섬유로도 불린다. IIx형 섬유는 강한 무산소성 능력을 지니고 있으며 빠른 해당과정 섬유(FG fiberFast glycolytic fiber)로 지칭된다.

반면에 지근 섬유 또는 I형 섬유는 장기간 지속되는 유산소성 활동을 위한 에너지 생산에 특화된 성질을 가지고 있으며 피로에 대한 저항성이 강하다. I형 섬유는 II형 섬유의 근소포체가 덜 발달되어서 칼슘 이온의 처리 속도가 느리고 마이오신 ATPase 활성 수준이 낮아 ATP의 가수분해 속도를 늦춘다. 그러나 I형 섬유는 세포의 유산소성 대사 능력을 증가시키는 미토콘드리아(세포의 에너지 발전소)와 미토콘드리아 효소를 다량 함유하고 있어 종종 느린 산화성Slow Oxidative 섬유로도 불린다. SO섬유는 더 많은 산소 공급의 필요성에 대한 구조적이고 기능적인 적응으로 많은 혈류량을 수용할 수 있는 특성을 가지고 있다. 이외에 섬유 유형별 특성은 표 1.1에 나열되어 있다.

표 1.1 인간 근섬유 유형별 특성

특성	I형	IIa형	IIx형
에너지 시스템	유산소성	혼합	무산소성
두께	작음	보통	큼
글리코겐 함유량	낮음	높음	높음
수축 속도	느림	빠름	빠름
미오글로빈 함유량	높음	중간	낮음
모세혈관	많음	보통	적음
횡단면적별 힘 생성률	낮음	중간	높음
지구력	높음	중간	낮음

근섬유 분포 비율

인간의 팔과 다리 근육의 근섬유 비율은 거의 동일한다. 한 가지 예외로는 보행에 관여하는 저측굴곡근 중 하나인 가자미근Soleus인데, 가자미근은 주로 지근섬유로 구성되어 있다. 통상적으로, 대부분의 남성, 여성 및 어린이는 상대적인 I형과 II형 섬유의 비율이 크게 다르지 않으며(Kraemer, Fleck, & Deschenes, 2012) 절대적인 근육량만 차이가 나는 경향만을 보인다.

그러나 세계적인 수준의 운동선수들에게는 근섬유 유형에 따른 비율의 차이가 존재한다. 단거리 달리기 선수들에게는 속근의 양이 우세한 반면 마라톤 선수들은 지근 섬유의 양이 압도적으로 많으며 중거리 달리기 선수들은 지근과 속근의 비율이 적절히 섞여 있다고 보고되었다. 종목별 선수들의 근섬유 비율상의 차이는 분명히 존재하나, 운동선수의 수행능력은 수많은 변수의 결과물이므로 근섬유 유형은 선수의 수행능력을 예측할 수 있는 유효한 예측 변수가 되는 것으로 입증되지 못했다(Kraemer et al., 2012).

지근과 속근의 비율은 생후 몇 년 안에 빠르게 유전적인 요인으로 결정되며, 늦은 나이까지 거의 변하지 않지만, 나이가 들며 노화가 진행됨과 동시에 신체 활동이 줄어들기 때문에 속근섬유의 손실을 겪는 경향이 있다.

핵심 요약

트레이너와 운동전문가들로서 고객에게 올바른 운동 기술을 지도하는 것은 모든 유형의 근육 운동 프로그램 설계에 있어 핵심적이다. 이를 달성하기 위해서 해당 장에서는 단축성, 편심성, 그리고 등척성 근활동을 통해 힘을 생성하는 골격근의 고유한 능력에 대한 이해를 제공한다. 또한, 골격근의 구조와 기능, 근섬유 유형 간의 특징적인 차이를 설명함으로써 신체가 어떻게 움직임을 생성하고 조절하는지에 대해 쉽게 이해할 수 있게 풀어냈다. 거시적 구조와 미시적 구성과 근 활동 기전에 대한 지식은 인체의 움직임에 대한 풍부한 통찰을 제공한다.

2

신장성 훈련 방법의 발견

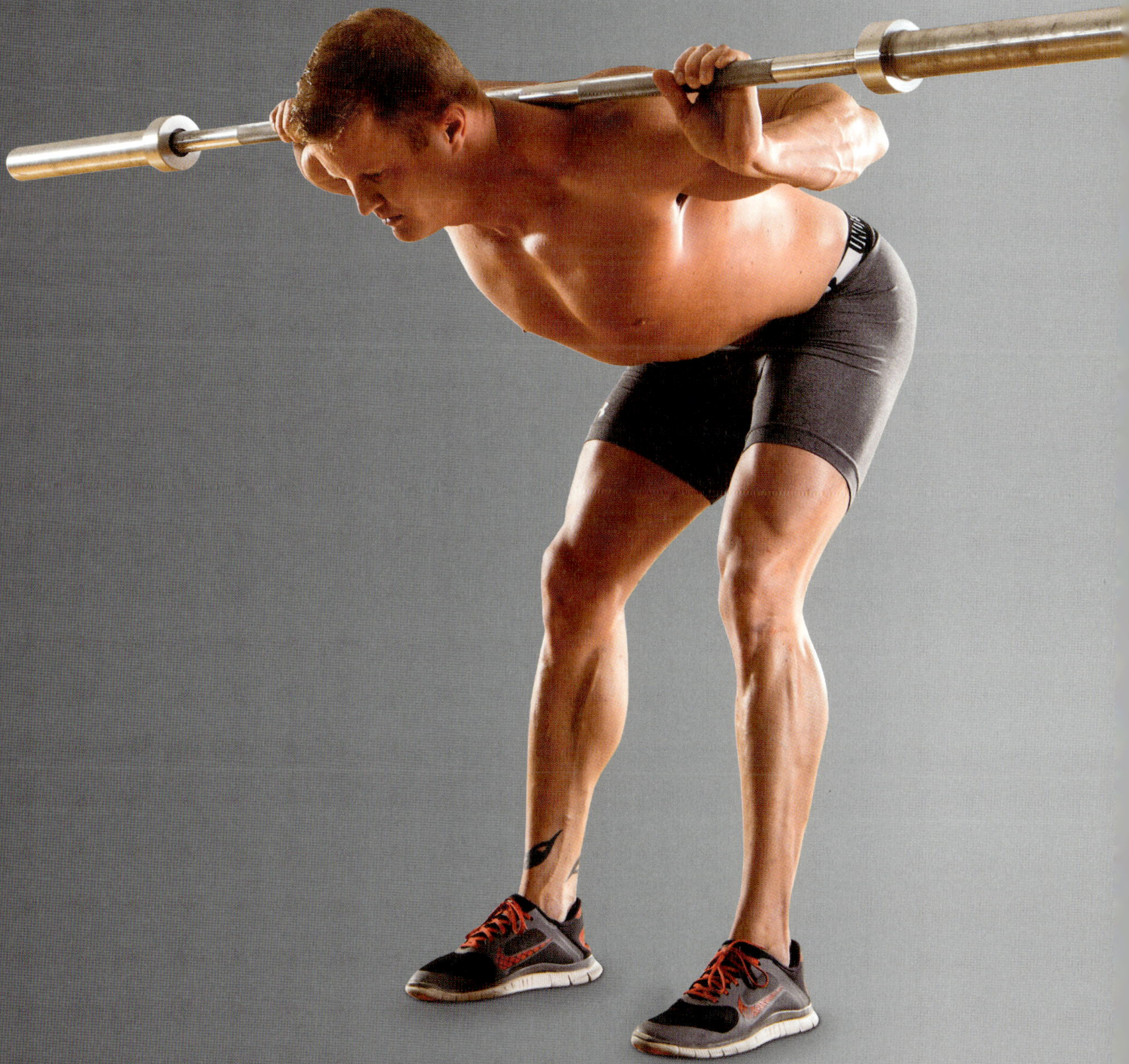

이 본문 전체에서 퍼스널 트레이너와 운동전문가는 고객에게 저항성 운동 전 근육과 관절이 적절한 전신 웜업을 할 수 있도록 정보를 제공한다. 적절한 웜업은 운동에 필요한 순환계와 근신경계 시스템에 도움을 준다. 특히 초보자에게 웜업은 매우 중요하다.

저항성 운동을 통해 얻는 건강과 체력의 향상은 개개인에 따라 다르고 광범위하다. 그러나 일반적으로 피트니스에서 꾸준한 트레이닝 자극을 통한 체계적인 운동은 근육의 장기적인 변화와 개선을 가지고 온다. 개개인이 운동을 통해 적응을 한 후에는 점진적으로 더 큰 자극을 필요로 한다. 이를 위해 이 책에서는 3가지의 차별화된 신장성 트레이닝 방법을 설명하고자 한다(신장성 강조, 초최대치 신장, 투업/원다운).

사람들은 운동 수행 또는 건강증진을 위해서 훈련 계획의 차별화나 운동의 다양한 변화 또는 저항 훈련을 통한 점진적인 자극을 활용하여 훈련을 한다. 우리의 목표는 고객들이 매우 효과적인 신장성 훈련 기술을 쉽게 사용할 수 있도록 하는 것이다.

저항성 운동은 일반적으로 근피로 지점까지 수행하는 것을 말한다(즉, 실패지점). 이것은 부하에 대해 극복할 수 있는 충분한 힘의 발휘가 되지 않는 것을 말한다. 예를 들어 10RM의 의미는 고객이 10번을 수행할 수 있으나 11번을 완벽하게 수행할 수 없는 것을 말한다. 비록 부하를 통한 근력 향상은 매우 중요하지만 여전히 근피로를 통한 운동 수행은 비판적으로 연구되고 있고 분석되고 있다.

저항성 운동에서 특히 신장성 운동의 다른 구성 요소는 움직임 속도 또는 종종 템포라고 언급한다. 저항성 운동의 템포는 무게를 들어 올리고 내리는 속도를 의미한다. 이것은 반복속도 또는 들어 올리는 속도, 들어 올리는 템포라고 말한다. 본질적으로는 주어진 세트 안에서 반복하는 비율이다. 전통적인 웨이트 트레이닝은 1~2초의 구심성(즉, 들어 올리는 단계), 1~2초의 원심성(내리는 단계)으로 이루어져 있다. 신장성 트레이닝 방법에서 『신장성 훈련의 정수』의 증명된 것을 기반으로 신장성 트레이닝은 생리학적 향상과 대사적 변화를 가져온다고 나타났다.

신장성 강조 훈련법

신장성 강조 훈련 방법은 운동 중 신장성 부하 단계 또는 하강 단계에서 천천히 움직이는 것으로 유일한 외적 부하 방법론으로 규정하고 있다. 훈련 자극에서 긴장 지속시간의 증가는 근육의 크기, 기능, 강도를 향상시키고 변화시킨다. 사실 최근 연구에 따르면, 긴장 지속 시간이 길어지면 근육 훈련 자극 24~30시간 이후에 단백질 동화와 대사과정이 촉진된다.

이 훈련 방법은 초보자 고객을 특별히 훈련할 때 점진적 과부하를 적용하는 방법이다. 그리고 모든 체력 수준에서 지속적인 근육 성장 및 발달을 위해서는 특별한 운동 자극이 필요하다는 것을 보여준다. 이 본문에서 보여주는 모든 신장성 운동은 강력한 과학적인 증거를 제공한다.

왜 신장성 부하가 근력을 증가시키는지에 대한 이론은 다음에 나타난다. 근육의 근비대 향상과 높은 탄성에너지, 신경 자극의 향상이 일어난다. 이러한 요소들은 모두 5장에서 자세히 설명한다. 이장에서는 세 가지의 신장성 운동 방법의 특별한 기술 단계를 중점으로 둔다. 신장성 강조 기술을 사용할 때 운동전문가는 고객들이 이 운동 방법에 익숙해지기 위한 시간을 가져야 한다. 그림 2.1에서 신장성 강조 기술에 대한 운동 방법을 보여준다.

신장성 강조 트레이닝을 위한 단계

1. 건강을 목표로 하는 고객이 일반적으로 사용하는 무게로 시작한다.
2. 예를 들면 고객이 세트당 최대 8번 반복(8RM)할 수 있을 때 이것은 8번째 반복 후 순간적으로 근피로가 발생하게 된다.
3. 고객은 단축성 수축을 실행한다. 즉 1초 동안 부하를 들어 올려 움직이는 동안 근육이 짧아지는 단계이다.
4. 고객이 신장성 수축을 실행한다. 이것은 근육이 길어지는 단계이다. 이 단계에서는 3~4초 동안 부하를 내려놓으면서 신장성 단계에 중점을 둔다(이 훈련 방법을 '신장성 강조'라고 한다). 세트를 반복하는 동안 고객은 1~2초 단축성 수축을 하고 3~4초 동안 내려놓는 신장성 수축을 한다.
5. 고객이 8회 반복을 완료하면 순간적으로 근피로가 유발된다. 운동전문가는 근피로가 유발되는 시점에서 무게를 들어 올릴 때 고객을 도와주어야 한다.

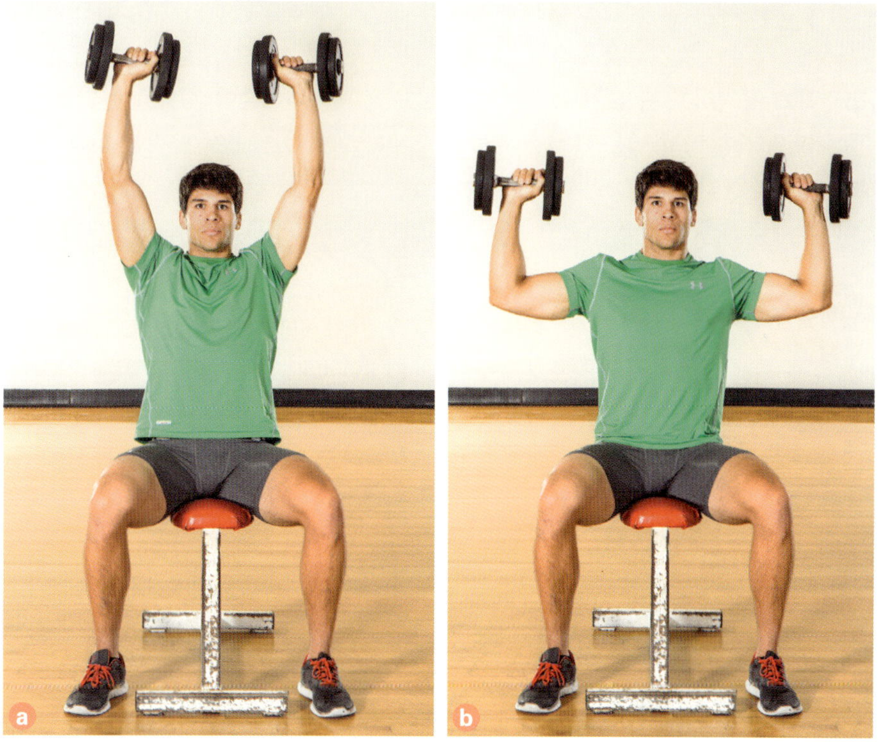

그림 2.1 씨티드 숄더 덤벨 프레스. (a) 시작 자세, (b) 신장성 강조 방법과 함께 천천히 하강하는 단계

6. 고객의 목표에 따라 세트수를 개별화해야 한다.
7. 고객의 훈련 목적에 따라 각 세트 및 반복횟수는 결정된다. 근력, 파워, 지구력, 체중 감량, 근비대, 재활 등. 반복횟수는 최소 2개에서 20개 이상이 될 수도 있다. 모두 1~2초 동안의 단축성 움직임과 3~4초 정도의 하강 움직임으로 진행된다.

구체적인 예로, 앉은 자세에서 상방밀기 어깨 운동을 6개 반복하는 고객을 생각해보자. 고객에게 적절한 덤벨 무게를 주고 신장성 강조 트레이닝을 하도록 준비시킨다. 그런 다음 트레이너는 고객에게 다음과 같이 진행하도록 지시한다.

1단계: 덤벨을 단단히 잡고 어깨 위로 가져온다. 상완을 몸통 옆으로 유지한다. 덤벨을 상방으로 1~2초간 팔이 완전히 펴질 때까지 밀어 올린다.

2단계: 하강할 때 팔을 몸통 옆으로 3~4초간 가져오며 신장성 운동을 강조한다. 신장성 강조 트레이닝 기술을 세트에서 지속한다.

초최대치 신장성 훈련법

초최대치 신장성 훈련법은 근비대와 근력의 변화를 이끌어내는 데 매우 효과적인 것으로 나타났다(Schoenfeld, 2011). 부하 운동의 종류, 운동 사이의 회복, 세트 사이의 휴식 간격, 움직임의 속도, 세트의 반복수에 따라 근력 훈련을 위한 계획을 만들 수도 있고 원하는 변화를 만들어 낼 수도 있다. 개인의 운동수행 목적 또는 목표에 따라 반복횟수, 세트수, 운동 종류, 저항값, 힘의 크기 등을 조합한다.

초최대치 신장성 훈련법은 점진적 과부하의 원리와 이론적 개념이 유사하다. 근력의 발달을 위해 근골격은 새로운 자극과 자연적 적응 과정을 통해 변화한다. 점진적 과부하 훈련에 참여하는 사람들은 근육이 견디는 부하가 점차적으로 증가한다. 점진적 과부하는 운동기구, 프리웨이트, 메디신볼, 탄성 밴드, 기타 다른 운동기구를 사용함으로써 창의적으로 접근할 수 있다. 점진적 과부하는 단지 근력과 근비대만을 발달시키지 않으며 관절연골과 건, 인대, 뼈의 발달에도 기여하며 골격 시스템을 보호하는 역할도 한다.

근력과 파워를 위한 운동선수들은 1RM의 향상에 목적을 둔다. 이를 통해 힘의 증가나 감소를 측정한다. 최대 근력의 증가는 광범위하게 움직이는 속도, 힘을 생산해내는 능력의 향상을 나타낸다. 따라서 높은 1RM은 운동하는 사람이나 운동선수의 높은 최대하 훈련량을 수행 가능하게 하며 이는 최대하 근육 수행 향상을 이끌어낸다.

초최대치 신장성 훈련법을 위한 단계

1. 건강 체력 목표를 위해 고객이 일반적으로 사용하는 무게로 시작한다.
2. 인클라인 벤치 프레스를 130파운드(약 59kg)를 고객이 10RM 수행한다고 가정해보자. 고객이 130파운드를 10번 반복할 수 있지만 11번은 할 수 없는 무게를 말한다. 초최대치 신장성 훈련은 고객인 평소 사용하는 무게의 약 105%로 시작한다. 이 경우 135파운드(약 61kg)가 된다.
3. 고객이 무게를 들어 올리는데 이것은 인클라인 벤치 프레스에서 무게를 1초 안에 들어 올리는 것을 의미한다.
4. 하강 단계에서 3~4초 정도로 천천히 신장성 단계를 강조하면서 내려온다. 이러한 방법은 초최대치 훈련법 안에 신장성 강조 테크닉이 포함된다. 고객이 성장해감에 따라 초최대치 부하를 점진적으로 증가시킨다(예: 107%, 109%, 111%~ 최대 125%). 일부 운동을 좋아하는 사람들은 초최대치 부하기술이 피로를 유발할 수 있다. 따라서 트레이너는 들어 올리는 단계(단축성)에서 고객을 도와줄 준비를 해야 한다.
5. 고객의 목표에 따라 세트수를 개별화해야 한다.

예를 들면 일반적으로 고객이 인클라인 벤치 프레스를 8번 반복할 수 있는 부하를 설정한다. 초최대치 신장성 테크닉의 사용을 위해 트레이너는 5% 더 많은 무게를 부여하고 후에 더 많은 부하를 추가한다. 트레이너는 다음과 같은 과정으로 고객을 지도한다.

1단계: 벤치에 등을 대고 눕는다. 어깨너비보다 3~4인치(8~10cm) 넓게 오버핸드 그립으로 바를 잡는다. 바를 랙에서 꺼내고 천천히 팔을 구부려 목의 제일 아래쪽에 가깝도록 가슴 위쪽으로 바를 내린다. 팔을 뻗을 때 흔들리지 않도록 가슴 위에 바가 닿으면 1~2초의 움직임으로 단축성 수축을 실행한다.

2단계: 바가 목에 천천히 가까워질 수 있도록 3~4초의 움직임으로 신장성 수축을 한다. 움직이는 동안에는 신장성 단계에 집중한다.

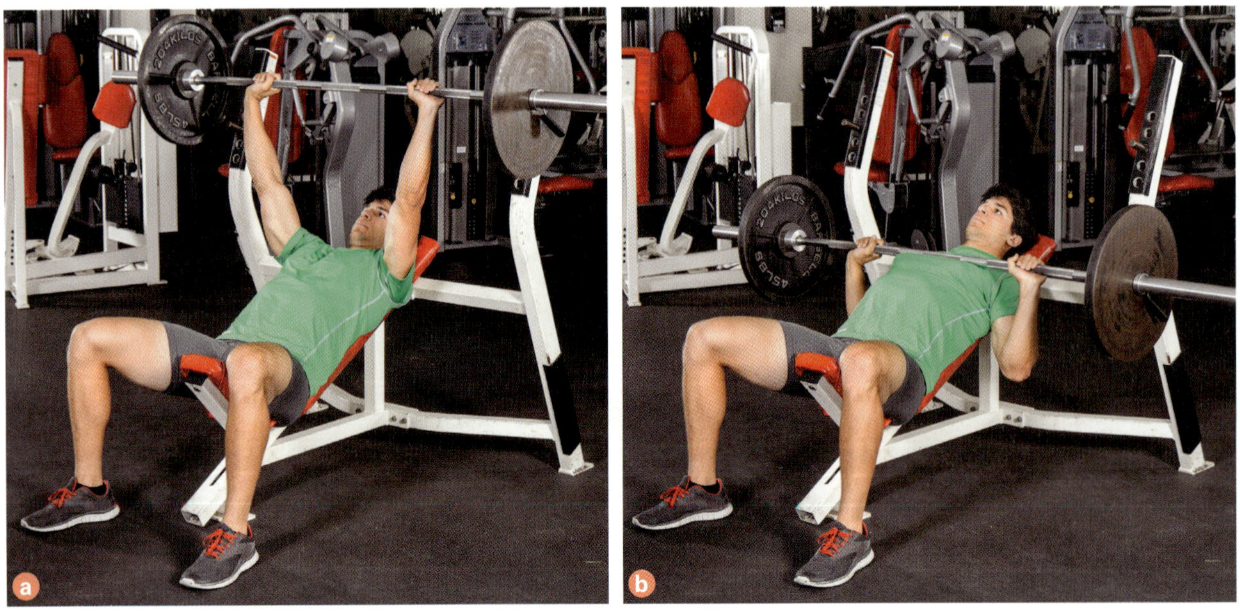

그림 2.2 인클라인 벤치 프레스. (a) 시작 자세, (b) 초최대치 신장성 테크닉과 함께 천천히 하강하는 단계

평소보다 5%만 무게를 올려도 고객은 피로해지기 시작할 것이다. 세트의 마지막에 몇 번 더 반복할 때 고객의 움직임을 보고 트레이너는 도와주어야 한다. 때로는 하강할 때 고객의 템포를 늦추고 천천히 바를 내리도록 3~4초 숫자를 세주는 것도 도움이 된다(즉, 신장성 강조).

투업/원다운 신장성 훈련법

과학적 연구자들은 근육의 과부하에 신체가 어떻게 반응하여 근육의 성장과 근력, 근지구력을 변화시키는지 연구하고 있다. 그러나 우리는 이미 다양한 유형의 훈련에 의해서 근육의 다양한 기능의 몇 가지 변화 결과를 알고 있다. 하지만 수많은 운동선수들이 운동수행력, 근력, 근성장 등이 나타났지만 아직 이러한 서로 다른 프로토콜들은 통합되지 못했다.

모든 저항 훈련 프로그램의 초기 훈련 기간 동안 근력 증가는 근육의 횡단면적 변화와 직접적인 관련이 없다. 대신 근력의 증명된 변화는 처음 2~8주간의 저항 훈련은 신경적응과 관련되어 있고 근육의 신경 경로가 더 효율적으로 발달한다. 이러한 초기 훈련적응을 신경적 경로의 발달과 관련이 있다. 이러한 초기 근력 향상의 핵심요소는 운동단위가 결합하고 성장하는 신경학적 드라이브의 향상이라고 한다.

신경 드라이브를 통한 초기 근력 증가의 한 가지 핵심 요소는 운동단위(즉, 운동 신경 섬유와 이 신경 섬유가 신경을 전달하는 근육 섬유)의 증가이다(Gabriel, Kamen, & Frost, 2006). 이 본문에서 논의된 바와 같이 근육은 신경자극이 이루어졌을 때 운동단위 또는 혼합된 섬유 형태로 구성된다. 운동단위는 전반적인 근육에 다양한 기계적, 생리학적 특성을 제공한다. 근육의 부드럽고 조화로운 움직임을 만들려면 적절한 시간 동안 필요로 하는 힘을 생성하기 위해 최적의 운동단위가 활성화되어야 한다. 또한 여러 연구에서 증명된 것이 운동단위는 가장 느린 것부터 가장 빠른 것까지 순차적으로 활성된다는 것이다.

투업/원업 운동의 투업/원다운 신장성 훈련의 효과와 방법은 주로 근육에 대한 신경 자극을 증가시키기 때문일 수 있다. 근육에 대한 신경 드라이브를 증가시켜 운동단위의 모집을 향상시켜 운동단위의 증가 가능성은 더 많은 근거 기반의 연구들이 필요하다.

특히 투업/원다운 신장성 트레이닝 방법의 효과는 근육에 신경 반응을 증가시켜 운동단위의 활성을 향상시키는 것 때문일 수 있다. 위 가능성도 더 많은 증명된 연구를 필요로 한다. 트레이너는 투업/원다운 트레이닝 방법은 양쪽을 교대로 하는 기법과 같은 쪽을 수행하는 기법의 두 가지 방법으로 사용할 수 있다.

먼저 교대로 운동하는 기법에 대해 알아보자.

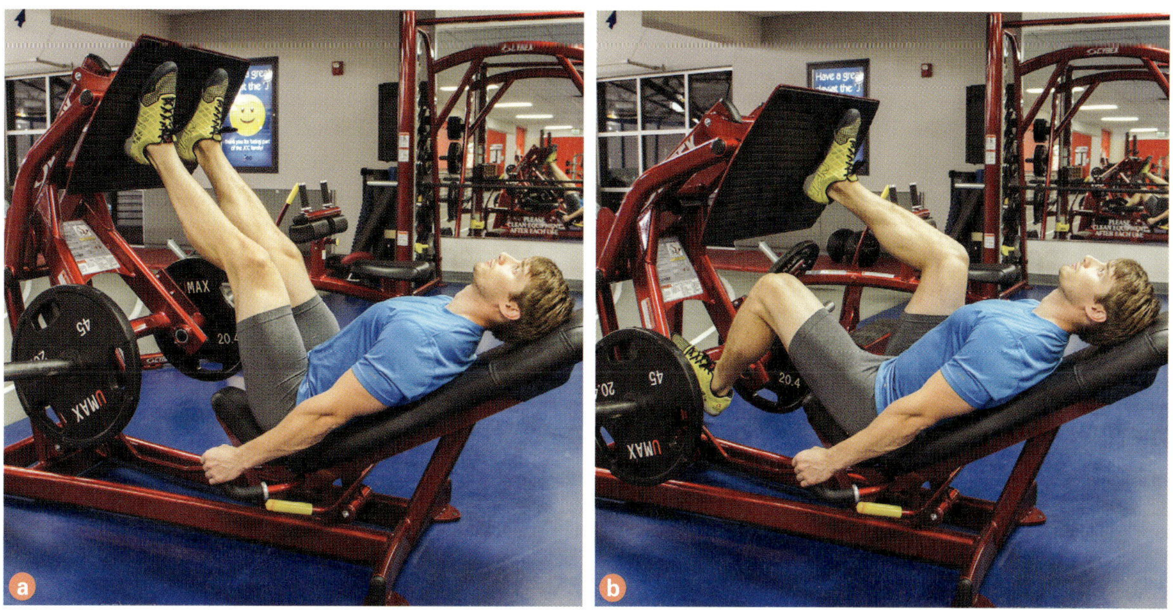

그림 2.3 45도 레그 프레스. (a) 시작 자세, (b) 천천히 하강하는 단계

반대측 테크닉을 위한 단계

1. 반대측 테크닉은 팔다리를 훈련하며 종종 고정된 웨이트 기구를 사용한다. 이러한 장비는 도르래 같은 장치 또는 부하가 미끄러지는 메커니즘으로 이루어진 부하-안정성 기술을 사용하는 장비이다. 고정된 웨이트머신(그림 2.3)으로 고객이 한쪽 팔다리로 무게를 내리기 때문에 안정성의 관점에서 주로 사용된다. 고정된 웨이트 기구를 사용하면 고객이 두 다리 운동에서 한 다리 운동으로 전환할 때 무게를 떨어뜨릴 가능성이 없다.

   고객이 일단 이 장비에 익숙해지면 조금씩 프리웨이트를 실시하여야 한다. 특정 근육을 목표로 운동을 한다면 고객이 일반적으로 사용하는 중량의 40~50%로 시작한다.

   예를 들어 고객이 이두컬 운동을 100파운드(45kg)로 10RM을 한다고 가정했을 때 이것은 100파운드로 10회 한다는 것을 의미한다. 투업/원다운 방법의 시작은 고객의 40~50%의 무게인 40파운드(10~23kg)로 운동을 시작한다.

2. 반대측 테크닉은 고객이 두 팔로 무게를 집중해서 들고 한 팔로 내려놓는다. 고객은 무게를 들 때 두 팔로 단축성 수축을 반복하면서 내려놓을 때는 반대쪽 팔로 내려놓는 것을 반복한다. 고객이 팔을 교대하면서 하강할 때 신장성 단계를 지속한다.

3. 고객은 단축성 수축이 일어날 때는 1초 정도 움직이고 하강할 때는 3~4초 정도로 움직이며 내려놓는다.

4. 고객의 목표에 따라 세트수를 개별화하여 진행한다.

5. 한 팔에 10번 정도 반복하는 것을 기억하고 이것은 좌우 합쳐서 20번을 반복해야 한다는 것이다. 왼팔과 오른팔을 하강할 때 10번씩 진행한다.

예를 들어 45도 레그 프레스 장비에서 10회 반복하는 고객을 고려해보자. 반대측 테크닉 준비를 위해 트레이너는 고객이 평소 사용하는 무게의 50%로 무게를 설정한다. 트레이너는 고객에게 다음의 과정을 지도한다.

1단계: 기울어진 등받이에 등을 대고 눕는다. 발을 어깨너비만큼 벌려 발판 위에 놓는다. 고정바를 풀고 다리를 편다. 두 다리를 곧게 펴서 단축성 단계를 완료시킨다.

2단계: 하강 동작과 함께 오른다리는 가슴에 닿을 때까지 천천히 3~4초 정도의 움직임으로 구부린다. 고객의 왼다리는 발판에서 떨어트려 놓는다(발판에 접촉하지 않음). 이것이 한 번 내리는 단계이다.

3단계: 왼발은 발판 위에 올려놓은 후 오른다리와 왼다리를 곧게 펴서 제자리로 원위치한다. 이것을 투업 단계라 한다.

4단계: 하강 동작과 함께 고객의 왼다리가 가슴에 닿을 때까지 천천히 3~4초 정도의 움직임으로 구부린다. 고객의 오른다리는 발판에서 떨어트려 놓는다.

5단계: 오른발을 발판 위에 다시 올려놓고 양다리를 펴 시작 자세로 돌아온다.

6단계: 오른다리와 왼다리를 번갈아가며 총 20회를 반복한다(오른쪽 10회, 왼쪽 10회).

정상적인 호흡을 유지하면서 운동을 하도록 고객에게 인지시킨다.

이제 투업/원다운 동측 테크닉을 알아보자.

동측 테크닉을 위한 단계

1. 동측 테크닉은 팔과 다리를 훈련한다. 특정 근력 목표를 위해 고객이 일반적으로 사용하는 무게의 40~50% 부하로 시작한다. 고객이 적응하기 시작하면 점진적으로 부하를 늘린다.

   예를 들면 레그 컬의 적절한 부하인 10RM으로 고객은 운동을 시작한다(그림 2.4). 동측 투업/원다운 방법은 고객의 40~50%의 무게로 시작하며 양쪽 다리로 다리를 구부려 단축성 수축을 한 후 한쪽 다리로 무게를 내린다. 고객은 이 순서로 10번을 반복한다. 양쪽 다리로 단축성 수축을 수행하고 같은 쪽 다리로 무게를 내려놓는다. 그런 다음 고객은 반대쪽 다리를 10회 반복한다. 이것

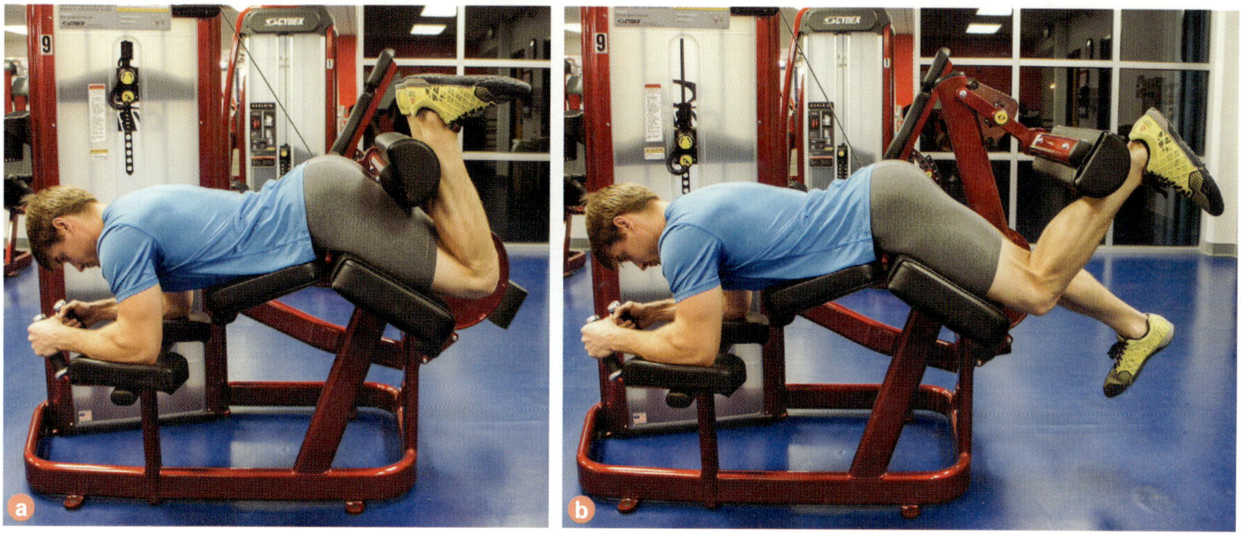

그림 2.4 투업/원다운 레그컬 운동과 동측 테크닉. (a) 시작 자세, (b) 천천히 하강하는 단계

을 투업/원다운 동측 방법이라고 한다.

2. 1~2초 정도의 움직임으로 단축성 수축을 수행하고 3~4초 정도의 움직임으로 무게를 내려놓는다.
3. 고객의 목표에 따라 세트수를 개별화한다.
4. 한쪽 다리당 10번이 목표라면 전체 20번을 해야 하는 것을 기억해라. 왼다리 10번 하강과 오른다리 10번 하강이다.

구체적인 예를 들어 고객이 레그컬 머신에서 10회 반복을 한다고 가정해보자. 동측 기술을 준비하기 위해 트레이너는 고객의 평소 사용하는 무게의 50%를 설정한다. 그런 다음 트레이너는 고객에게 다음과 같이 진행하도록 지시한다.

1단계: 무릎을 패드의 끝에 놓고 레그컬 머신 위에 얼굴이 바닥 쪽을 향하도록 엎드린다. 다리를 펴고 롤러 받침대 아래 발목 뒤쪽이 닿도록 한다. 손잡이나 가장자리를 잡고 장비의 상단 패드에 몸을 고정시킨다. 점진적으로 양쪽 다리를 1초 정도 단축성 활동이 일어날 때까지 구부린다.

2단계: 왼다리를 3~4초 정도 무릎이 다 펴질 때까지 내린다(오른다리는 롤러패드에서 멀리 떨어트려 부하 운동에 방해되지 않도록 한다).

3단계: 발뒤꿈치를 롤러 아래에 놓고 양쪽 다리를 최대한 구부릴 수 있을 때까지 구부린다. 이전과 동일한 방식으로 왼다리만 사용하여 내린다.

4단계: 위의 순서대로 10회 반복한다. 두 다리로 들어올리고 왼다리로 내리기.

5단계: 이제 하강 단계를 오른다리로 변경한다(왼다리는 롤러 패드에서 멀리 떨어트려 부하운동에 방해되지 않도록 한다).

6단계: 위 순서대로 10회 반복한다. 두 다리로 들어올리고 오른다리로 내린다.

7단계: 한쪽 다리를 움직이는 동안 몸의 나머지 부분을 단단히 고정시킨다. 그렇게 함으로써 운동 중에 몸을 돌리거나 뒤틀지 않는다.

동측 훈련과 반대측 훈련을 정기적으로 변화를 준다. 다른 형태의 과부하를 고객에게 지속적으로 도전하도록 한다.

핵심 요약

신장성 훈련이 적절하게 잘 수행될 때 다음과 같은 이점이 제공된다. 근육의 기계적, 세포적 적응, 신경학적인 변화로 근력, 근지구력의 전반적인 향상뿐만 아니라 움직임, 밸런스에도 긍정적인 영향을 미친다.

고객에게 세 가지의 특징적인 신장성 훈련을 위해 운동전문가들은 교육에 적절한 시간을 할애할 것을 권장한다(신장 강조, 초최대치 신장, 투업/원다운).

최적의 근력 훈련의 이점은 전략적인 프로그램 디자인과 수행 기술의 적절한 조화이다. 고객이 세 가지의 신장성 방법을 수행할 때 자신감을 느낄 수 있도록 점진적으로 진행한다. 일단 신장성 기법을 습득하고 고객의 근골격 목표에 따라 반복과 부하를 다양하게 도전하도록 한다.

3

신장성 운동과 대사촉진

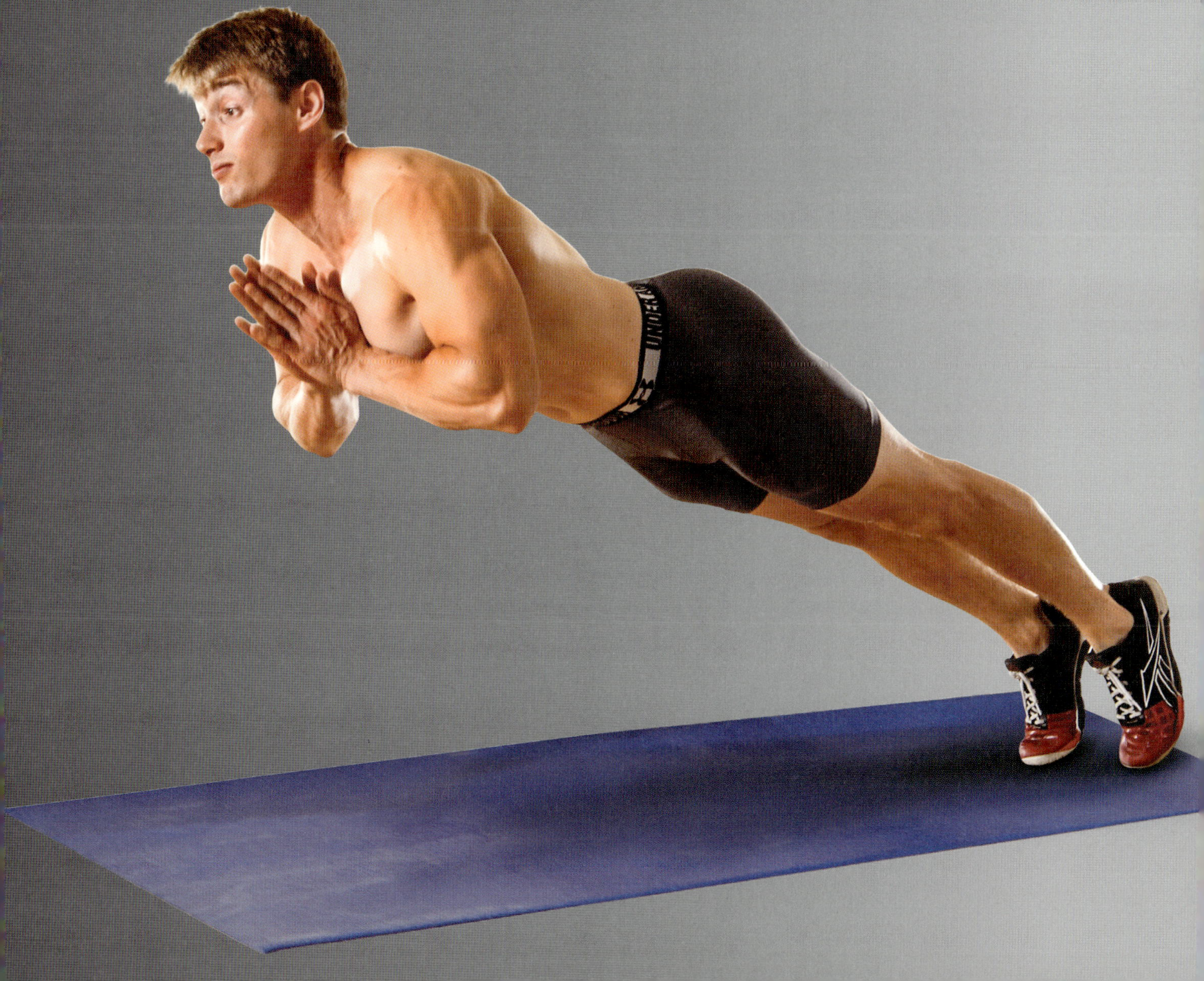

신장성 운동을 통해 대사를 촉진시키는 방법을 더 잘 이해할 수 있도록 에너지 균형에 대한 광범위한 논의를 하면서 이 장을 시작한다. 체중 관리에서 에너지 균형의 전통적인 구성 요인에는 안정 시 에너지 소비량resting energy expenditure, 식이성 열 효과(TEFthermic effect of food), 그리고 활동에너지 소비량(AEEactivity energy expenditure)이 포함된다. 안정 시 에너지 소비량(REEresting energy expenditure)은 단순히 생명을 유지하는 데 필요한 비운동 에너지이며, 우리가 이 장에서 사용하는 용어인 안정 시 대사율(RMRresting metabolic rate)이라고도 불린다. 안정 시 대사율은 인체가 필요로 하는 에너지의 약 2/3를 차지하고 있다. 24시간 동안 나타나는 에너지 소비의 주요 구성 요인에 대한 분류는 그림 3.1을 참고하면 된다.

안정 시 대사율

RMR은 개인의 신체 조성(지방 대 근육), 신체 크기(체중이 많을수록 생존을 위해 더 높은 RMR이 요구됨), 호르몬, 유전적 특성, 장기 크기, 그리고 아직 완전히 이해되지 않은 기타 요인에 영향을 받는다(Hall et al., 2012). 신기하게도 뇌, 심장, 신장, 그리고 간은 상대적으로 무게가 적지만 많은 에너지를 필요로 해서 총 RMR에 크게 기여한다. 고객이 RMR의 중요성을 알게 되면 종종 자신의 RMR을 궁금해할 수 있다.

RMR은 하루마다 킬로칼로리(kcal) 단위로 보고된다. 엄밀히 말하면, 1kcal 또는 '큰 칼로리'는 1,000칼로리에 해당한다. 그러나 식품 라벨에서 kcal는 일반적으로 단순히 칼로리라고 한다. 또한 운동 중 소비되는 에너지를 표현하는 데 사용되는 측정 단위이기도 하다.

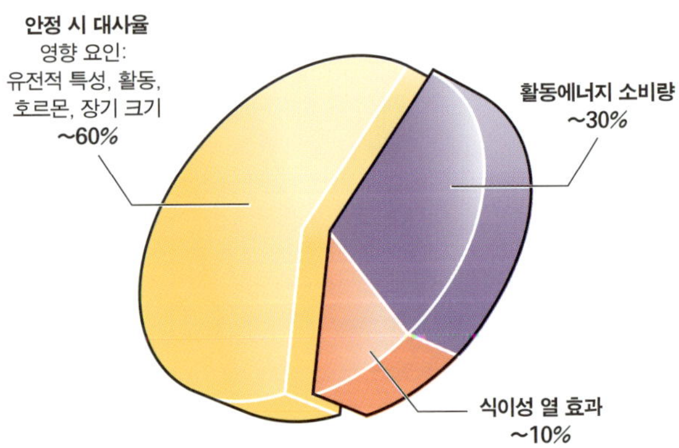

그림 3.1 24시간 동안 총에너지 소비량의 구성 요인

프랑켄필드Frankenfield, 로스 유시Roth-Yousey, 그리고 컴퍼Compher(2005)는 RMR 추정을 위해 일반적인 네 가지 방정식을 검토하였다. 그 결과, 미핀 세인트 젤Mifflin–St Jeor 방정식이 가장 정확하다는 사실을 찾아냈다(Mifflin et al., 1990). 이 방정식은 19~78세 사이 남성 약 250명과 함께 약 250명의 여성으로부터 수집된 데이터에 의해 만들어졌다. 다음과 같이 남성용과 여성용 두 가지 버전이 있다.

남성: RMR = (10 × kg 체중) + (6.25 × cm 키) − (5 × 나이) + 5

여성: RMR = (10 × kg 체중) + (6.25 × cm 키) − (5 × 나이) − 161

체중이 140파운드이고 키가 5피트 6인치(즉, 66인치)인 30세 여성 고객의 예를 들어보자. 먼저 고객의 체중을 파운드에서 kg으로 나타내려면 2.205로 나누면 된다. 우리의 예에서 고객은 다음의 괄호 안과 같이 자신의 체중을 kg으로 산출할 수 있다(140÷2.205=63.5kg). 그다음 키를 인치에서 cm로 변환하려면 인치에 2.54를 곱해주면 쉽게 산출할 수 있다. 우리의 예에서 고객은 다음의 괄호 안과 같이 자신의 키를 cm로 산출할 수 있다(66×2.54=167.64cm). 이러한 변환을 통해 다음과 같이 고객의 RMR을 추정할 수 있다.

RMR = (10 × 63.5) + (6.25 × 167.64) − (5 × 30) − 161

RMR = 635 + 1,048 − 150 − 161

RMR = 1,372 kcal/day

RMR 계산은 운동전문가들이 고객과의 업무 과정에 포함시킬 수 있는 훌륭한 교육 도구이다. 많은 사람들은 생명을 유지하기 위해 인체가 필요로 하는 kcal에 비해 하루에 얼마나 많은 kcal를 소비하는지 알지 못한다.

예상할 수 있듯이, RMR은 개인마다 꽤 다른 것처럼 보인다. 레이저Lazer와 연구자들(2010)은 7~74세 사이의 비만 참가자 8,780명을 대상으로 RMR, 성별, 나이 및 신체 조성 간의 관련성에 대해 조사하였다. 이 연구에서 RMR이 개인마다 상당한 차이가 있음이 발견되었고, 연구자들은 이러한 결과가 유전적 특성, 신체 활동 수준, 장기

무게, 그리고 호르몬 요인의 조합으로 설명될 수 있다고 제시하였다. 실제로, 이러한 개인 간 변동성 때문에 RMR 추정을 위한 Mifflin–St Jeor 방정식은 ±10%의 오차 범위를 갖고 있다.

RMR이 무엇인지 파악한 이후에는 운동전문가에게 전통적인 저항 운동의 결과로 RMR이 얼마나 변화하는지 묻는 것이 일반적이다. 이 질문에 답하기 위해 헌터Hunter와 연구자들(2000)은 좌식생활을 하는 남성과 여성(61~77세 사이)을 대상으로 26주간 저항 운동 연구를 실시하였다. 연구대상자들은 운동전문가의 감독 아래, 랫풀다운, 체스트 프레스, 시티드 로우, 엘보우 익스텐션, 엘보우 플렉션, 레그 익스텐션, 레그 컬, 시티드 프레스, 백 익스텐션, 벤트-레그 싯업(15~25회), 그리고 스쿼트 또는 레그 프레스(운동은 운동생리학자에 의해 결정)가 포함된 운동을 세트당 10회, 총 2세트(세트 간 2분 휴식 포함) 완료하였다.

연구대상자들은 1RM의 65~80% 강도로 운동을 하였고, 일일 운동일지와 3주마다 실시된 1RM 검사를 바탕으로 저항에 대한 과부하가 점진적으로 진행되었다. 6개월 동안의 연구 후, 남성과 여성 연구대상자 모두에게서 RMR이 7%, 즉 하루에 약 100kcal 증가하였다.

아직까지 장기간의 신장성 운동이 RMR에 미치는 영향을 조사한 연구는 없지만, 전통적인 저항 운동과 비교하여 이러한 유형의 운동이 갖고 있는 고유한 생리학적 차이를 고려했을 때 장기간 이후의 효과는 실제로 더 클 수 있다. 현재 헌터와 연구자들(2000)의 6개월 연구는 RMR이 지속적이고 점진적으로 증가된 저항 운동에 의해 영향을 받는 사실을 인식시키는 데 큰 기초를 제공하였다. 이 연구에서 남성과 여성이 경험한 결과는 규칙적인 저항 운동이 체중 관리 프로그램에 있어서 중요한 영향을 미칠 수 있음을 보여주었다.

식이성 열 효과

식이성 열 효과(TEF)는 섭취된 음식을 처리하고 소화하는 데 사용되는 에너지 소비이다. TEF와 관련된 생리학적 과정에는 섭취된 식품의 소화, 인체 내 세포로의 식품 운반, 에너지를 방출하기 위한 식품의 분해, 글리코겐(근육 및 간) 또는 지방(저장된 지방 조직)과 같은 일부 식품의 저장이 포함된다. 이러한 과정에는 에너지가 필요하며, 운동전문가는 인체가 운동 중 에너지 소비를 증가시킬 뿐만 아니라 음식을 분해하고 에너지를 저장하는 과정에서 하루 총에너지의 약 10%를 소비한다는 점을 고객에게 설명해야 한다(Tappy, 1996).

인체가 탄수화물, 지방, 그리고 단백질을 처리하는 방법을 비교했을 때, 태피Tappy(1996)는 단백질이 TEF에 가장 큰 영향을 미치고 탄수화물과 지방이 그 뒤를 따른다는 것을 발견했다. 초기 대사 단계에서 사용된 아데노신삼인산(ATP)과 식품의 완전한 분해 시 만들어진 ATP의 비율을 결정해서 영양소(예: 지방, 탄수화물, 또는 단백질)의 열 효과 지수를 얻을 수 있었다(Tappy, 1996). 한 가지 주의할 점이 있다. 일부 과체중 또는 비만인 사람들은 TEF가 떨어진다. 이러한 감소는 인슐린 저항성에 의한 것일 수 있는데, 이는 포도당과 글리코겐을 연료로 사용하는 인체의 비효율성과 관련이 있다.

열 효과를 유지하기 위해서 낮에는 더 자주 먹는 것이 도움이 될 수 있다(Rosenbaum & Leibel, 2010). 실제로 운동전문가는 고객이 식사를 거르기로 했을 때, 이렇게 좋지 않은 선택으로 인해 부적절한 영양 섭취와 저혈당의 위험에 처할 수 있게 되므로 걱정해야 한다. 게다가 그 결과로 생긴 상태는 뇌에 의해 위협으로 해석될 수 있어서 신체의 지방 저장량을 보존하기 위한 일련의 생리학적 반응으로 이어질 수 있다.

활동에너지 소비량

활동에너지 소비량(AEE)은 구조화된 운동과 쇼핑, 이동 및 일상적인 집안일과 같은 비운동 신체 활동을 수행하기 위해 인체가 사용하는 연료이다. AEE는 많은 사람들이 일상생활에서 움직이고 상당한 양의 운동을 하는 반면, 어떤 사람들은 주로 앉아 있는 방식으로 살아가기 때문에 사람마다 크게 다르다.

활동에너지 소비량에 관한 새로운 연구는 비운동 신체 활동이 체중 감량 시 할 수 있는 역할에 대해서 살펴보았다. 이 연구의 일환으로 연구자들은 비운동 활동 열생성(열을 생성하는 생리학적 과정)을 의미하면서 NEAT라 불리는 다소 새로운 에너지 소비 요인에 대해 이야기하였다(Levine et al., 2005). 이 요인은 개인의 일상생활에서 계획된 신체 활동이나 운동이 아닌 일상활동에서의 에너지 소비로 구성되어 있다.

NEAT는 만보계를 착용하는 것과 유사한 방식으로 엉덩이나 다리에 장착한 장비(예: 경사계, 3축 가속계)의 도움을 받아 산출할 수 있다. 이 장비들은 분당 120회 모든 이동면을 통해 신체 위치와 관련된 정보를 모을 수 있다. 여기서 얻어진 정보는 NEAT를 산출하기 위해 에너지 소비를 다룬 다른 실험실 측정과 결합될 수 있다.

연구 결과에 따르면 NEAT의 변화는 에너지 균형의 변화를 동반하며, 이는 체중 감소에 매우 유의미한 영향을 미친다(Levine et al., 2005). 레빈Levine과 연구자들은 구조화된 운동을 하지 않은 20명의 건강한 연구대상자를 모집했다. 실제로 모든 연구대상자는 자칭 '카우치 포테이토(하루 종일 소파에 앉아 TV를 보면서 감자튀김을 먹는 사람)'였다. 연구대상자 20명 중 남성 5명과 여성 5명은 체질량지수(BMI)가 23±2(연구진이 표준 BMI 분류에 따라 '정상'이라고 함)였고, 남성 5명과 여성 5명은 BMI가 33±2(약간 비만으로 분류)였다. 각 연구대상자는 경사계와 3축 가속계를 착용했고 연구원들은 10일간 0.5초마다 정보를 수집했다.

연구원들은 운동을 하지 않는 10명의 날씬한 사람들이 운동을 하지 않는 약간 비만인 10명의 사람들과 어떠한 차이가 있는지를 알 수 있는 움직임 정보를 찾으려고 했다. 연구 결과에 의하면 약간 비만한 연구대상자들은 날씬한 참가자들보다 매일 164분 더 오래 앉아 있는 것으로 나타났다. 반면에, 날씬한 연구대상자들은 서고 걷는 것으로 구성된 전신 보행 운동을 훨씬 더 많이 수행했다. 날씬한 연구대상자들의 추가 움직임은 평균 352±65kcal였으며, 이는 연간 약 36.5파운드(16.5kg)에 해당한다.

이 선도적인 연구는 사람이 하루에 깨어 있는 동안 하는 일반적인 신체 움직임의 중요성을 보여주고 있다. 연구 결과는 운동전문가들이 구조화된 운동뿐만 아니라 하루 동안 자발적인 움직임을 통해 고객의 활동에너지 소비량을 늘리도록 도와줄 수 있음을 보여주고 있다. 실제로 구조화된 운동 계획을 고수하는 것 외에도 일상생활에서 일반적인 움직임 변화의 가치를 고객에게 교육하는 것은 체중 관리 목표를 달성하는 데 크게 기여할 수 있다.

양의 에너지 균형

양의 에너지 균형은 사람이 소비하는 kcal보다 더 많은 kcal를 섭취할 때 나타난다. 시간이 지남에 따라 양의 에너지 균형은 과체중이나 비만을 일으킨다. 인체는 평균 13만 kcal의 지방을 저장할 수 있는데, 주로 중성지방의 형태이다. 홀Hall과 연구자들(2012)에 의하면, 마른 성인은 약 350억 개의 지방 세포를 가질 수 있는 반면, 심각한 비만을 갖고 있는 성인은 1,400억 개를 가질 수 있다.

양의 에너지 균형(체중 증가 유발)과 음의 에너지 균형(체중 감소 유발) 모두 REE, TEF, 그리고 AEE의 상호 작용에 영향을 미칠 수 있다. 과학자들은 현재 각각의 사람들이 체중을 조절하기 위한 설정점을 갖고 있음을 이론화하였다(Hall et al., 2012). 이 이론에 따르면, 인체는 음식 섭취와 에너지 방출을 조절하는 고도로 조직화된 피드백 제어 시스템(시상하부에 의해 뇌에서 조절됨)을 갖고 있다. 이 시스템은 약간의 주고받기가 특징이다. 좀 더 정확히 말하자면, 홀과 연구자들은 에너지 섭취량(우리가 먹는 식사)과 에너지 소비량(운동 및 기타 활동)은 매일 변화하기 때문에 인간은 에너지 불균형 상태가 정기적으로 존재하며, 이 상태에서 우리는 양의 에너지 균형과 음의 에너지 균형 사이를 왔다 갔다 한다고 하였다.

인간의 설정점과 가장 관련이 있는 호르몬은 렙틴으로 체지방의 총량에 비례하여 지방 조직에서 분비되는 단백질이다. 렙틴은 음성 피드백 루프를 통해 시상하부에 작용함으로써 인간의 에너지 섭취를 조절한다. 정상적인 식사 조건(즉, 단식하지 않는 사람)에서 지방 세포는 증가된 중성지방 침전물에 반응하여 렙틴을 방출하고, 방출된 렙틴은 시상하부를 자극해서 인간의 식욕과 식사 욕구를 감소시킨다. 반면에, 단식은 지방 조직에서 생성되는 렙틴의 감소와 그에 따른 혈청 렙틴 수준의 감소를 유도한다. 이러한 감소는 배고픔을 자극한다(Arch, 2005).

1994년에 렙틴이 발견되었을 때, 연구자들은 비만인 사람들은 낮은 렙틴 수준을 가져야 한다는 가설을 세웠지만, 현재 연구는 비만인 대부분의 사람들에게서 혈장 렙틴 수준이 높다는 것을 보여주었다(Arch, 2005). 체중이 안정적인 비만 아동과 성인의 경우, 혈장 렙틴은 지방 조직의 질량에 비례하여 마른 사람보다 4배 높은 양이 순환한다(Gutin et al., 1999). 이러한 결과를 바탕으로 현재 비만인 사람들은 중간 정도의 제2형 당뇨를 가진 비만인 사람들의 인슐린 저항성과 유사한 방식으로 렙틴 저항성을 가질 수 있다고 생각된다. 이러한 이론은 비만인 사람들에게서 혈액-뇌 장벽을 통과하는 렙틴 수송이 손상된다는 관찰에 의해 뒷받침되었다. 식사 후 혈당 증가에 따라 인슐린이 상승하는 것처럼 렙틴 수준이 증가하면 비만의 증가를 반영할 가능성이 있다.

렙틴은 단기간 또는 장기간 운동에 의해 크게 영향을 받지 않는다. 마찬가지로 렙틴 주사는 적절한 양의 렙틴을 생성하지만 이에 저항하는 비만한 사람들의 지방 분해 증가를 자극하지는 않는다. 생리학적으로 렙틴 수준은 지방 조직의 에너지 저장량을 반영하며, 에너지 항상성을 조절하는 중추신경계에 관여한다(Kelesidis et al., 2010).

신장성 운동과 근육 대사

근육 조직은 대사가 활발하며, 휴식 중에도 칼로리를 소모한다. 하지만, 지방 조직은 그렇지 않다. 그러므로 더 많은 근육 조직을 갖는 것은 특히 노인들 사이에서 안정 시 에너지 소비량을 증가시킨다. 인간은 나이가 들면서 25세 이후부터 근육 조직이 10년마다 3~5%의 비율로 손실된다(Elia, 1999). 이러한 나이와 관련된 감소는 근육량을 증가시키는 저항 운동을 수행함으로써 느려질 수 있고, 안정 시 칼로리 소모 또한 증가해서 비만의 가능성이 감소된다.

연구에 의하면, 신장성 기반 운동을 수행하면 훈련을 받지 않은 사람과 훈련 받은 사람 모두에게서 RMR을 의미 있게 높일 수 있다(Hackney, Engels, & Gretebeck, 2008). 해크니$_{\text{Hackney}}$와 연구자들은 신장성 기반으로 전신 운동(모든 운동에서 1초 단축성 단계, 그리고 3초 신장성 단계)을 한 번 수행하면 운동 후 최대 72시간 동안 에너지 소비량이 약 8% 증가한다는 사실을 발견했다. REE 증가는 두 가지 요인으로 발생할 수 있다. 첫 번째 요인은 운동 후 초과 산소 섭취량(EPOC$_{\text{excess post-exercise oxygen consumption}}$)이라고 하며, 다음을 포함하여 운동 후 몇 시간 동안 지속되는 몇 가지 생리학적 기능으로 설명할 수 있다(Borsheim & Bahr, 2003; Mole, 1990).

- 체온을 정상으로 회복시키는 것
- 고갈된 글리코겐의 재합성
- 세포 내/외 환경에 대한 전해질 농도의 회복
- 뼈와 근육에 저장된 산소 보충
- ATP 및 크레아틴 인산염(CP)의 재합성
- 체내 순환 및 환기 과정의 회복
- 운동 전 수준으로 호르몬 회복

그리고 해크니와 연구자들(2008)은 EPOC가 신장성 기반 운동 후 최대 72시간 동안 REE가 상승했음을 보여주는 연구 결과를 완전하게 설명하지 못한다는 점에 주목하면서 다음과 같은 요인들이 상승에 기여할 수 있다고 제시하였다. 첫 번째로, 지연성 근육통과 관련된 회복 및 세포 변화가 있고, 두 번째로 전반적인 근육 세포의 회복 과정 및 단백질 합성과 관련된 에너지 소비가 있다. 좀 더 구체적으로, 다음과 같은 메커니즘과의 관련성을 제안하였다.

- 근육 세포가 갖고 있는 면역체계가 분비한 염증인자(예: 호중구, 대식세포, 사이토카인, 프로스타글란딘)의 회복
- 운동 후 단백질 합성을 위해 나타나는 에너지 소비(REE의 20%를 차지하는 것으로 추정되며 저항 운동 후 현저하게 증가됨[MacDougall et al., 1995])
- 운동 후 회복 기간 동안 아미노산 가용성과 함께 인슐린 반응 증가

신장성 운동과 대사의 극대화

신장성 운동으로 대사촉진 효과를 극대화하기 위한 몇 가지 지침이 있다.

- 적어도 1주일에 한 번은 신장성 운동을 할 것
- 대사촉진을 극대화시키기 위해서는 주로 다관절 운동(예: 스쿼트, 런지, 벤치 프레스, 숄더 프레스, 로우, 그리고 광배근 랫풀다운)을 선택할 것
- 신장성 기반, 최대하 신장성, 투업/원다운의 세 가지 신장성 운동 방법을 사용하면서 운동을 다양하게 할 것
- 각 운동 시 여러 세트(2~3세트)를 완료할 것

신장성 운동과 함께 대사를 촉진하는 운동을 결합하는 방법의 예는 다음과 같다.

사례 연구: 세 가지 신장성 운동 방법을 모두 사용한 전신 대사촉진 운동

1. 벤치 프레스: 신장성 기반으로 2세트(그림 3.2a)
2. 스플릿 스쿼트: 신장성 기반으로 2세트
3. 광배근 랫풀다운: 최대하 신장성으로 2세트
4. 45도 레그 프레스: 투업/원다운으로 2세트(그림 3.2b)
5. 숄더 프레스: 투업/원다운으로 2세트

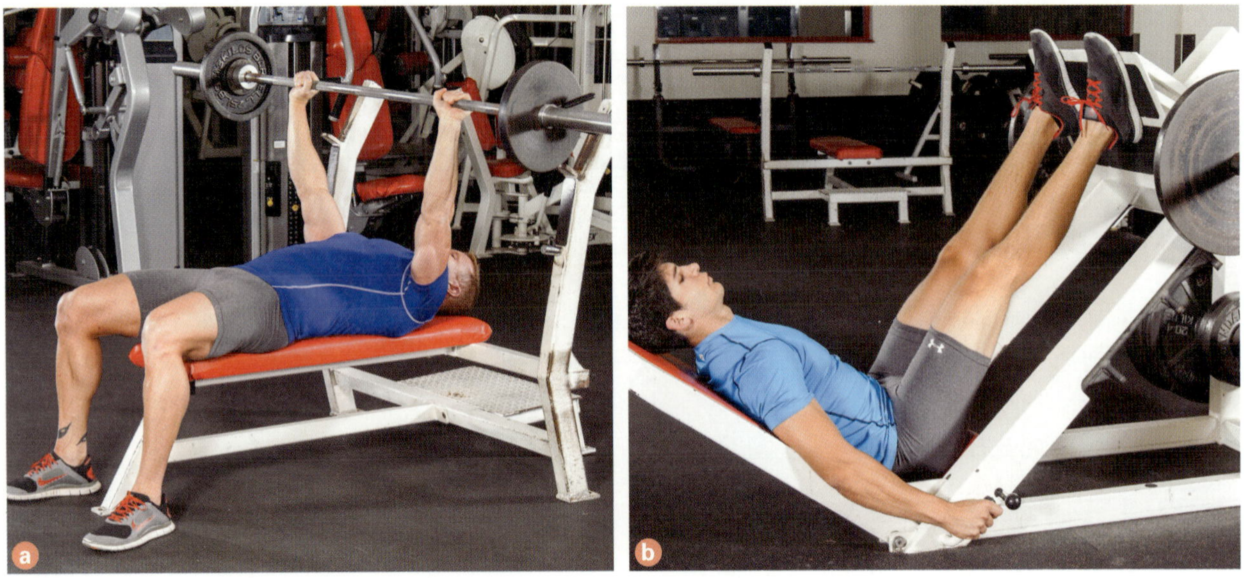

그림 3.2 (a) 신장성 기반으로 벤치 프레스, (b) 투업/원다운으로 45도 레그 프레스

6. 시티드 로우: 최대하 신장성으로 2세트

핵심 요약

운동전문가들은 두 가지 접근 방법으로 고객들의 대사촉진을 도울 수 있다. 첫째, 비운동 활동 열생성(NEAT)에 대한 연구는 매일 더 많은 자발적 움직임 참여의 놀라운 이점을 보여주었다. 둘째, 또 다른 연구는 운동 후 최대 72시간 동안 안정 시 에너지 소비량을 약 8% 증가시키는 신장성 기반 저항 운동의 잠재력을 보여주었다. 이러한 연구들은 운동전문가들에게 효과적인 비운동 신체 활동과 운동 전략을 제공하여 고객이 대사를 향상시킬 수 있도록 도와준다.

4

반복적인 운동 효과와 근육통 감소

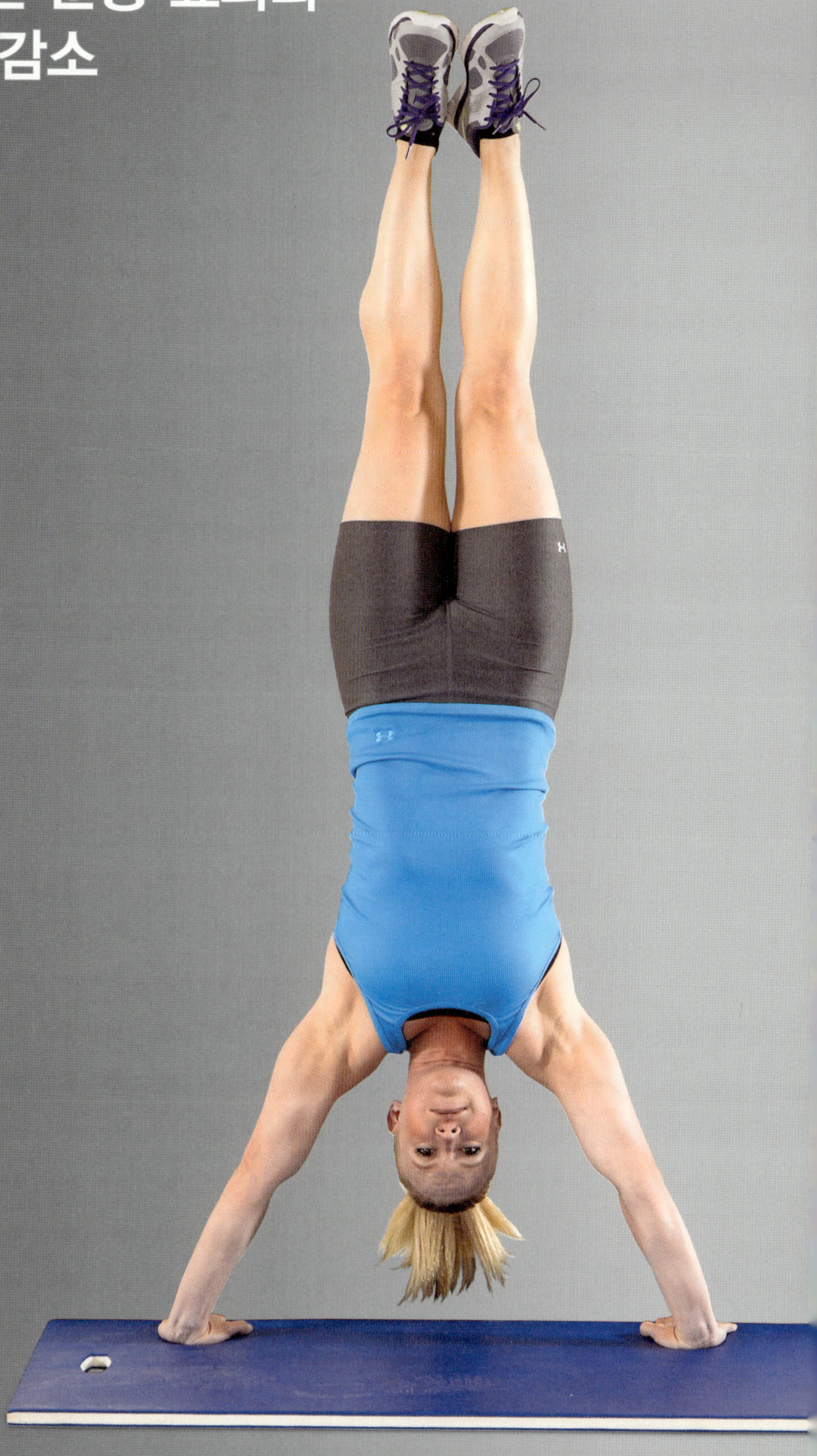

모든 유형의 근수축은 지연성 근육통(DOMS delayed-onset muscle soreness)으로 이어질 수 있고, 이는 특히 신장성 운동에서 더 두드러진다. DOMS는 전통적으로 근육통과 부종으로 특징되고, 운동 8~10시간 후에 명확해져서 24~48시간 이후에는 정점에 이른다(Balnave & Thompson, 1993). DOMS를 설명할 때, 일부 고객들은 완전한 통증보다 불편함이나 압통을 더 많이 나타낸다(Proske & Allen, 2005).

DOMS는 과학자들이 여러 이론으로 제안한 다인성 생리 현상이다. 예를 들면 결합 조직 이론은 근육 단백질을 둘러싼 결합 조직과 근형질세망과 같은 근절의 비수축성 요소의 손상을 가설로 세우고 있다(McHugh, Connolly, Easton, & Gleim, 1999). 또한 맥휴McHugh와 연구자들은 근절의 특정 구성 요소(특히 Z-라인 및 A-밴드)를 방해하는 신장성 수축 동안 근절이 경험하는 변형에 초점을 맞춘 널리 알려진 DOMS의 세포 이론에 주목하였다.

새로운 이론은 DOMS가 마이오신 교차다리가 액틴 단백질에 부착하는 흥분-수축 결합 메커니즘이 포함된 일련의 현상들에 의해 발생할 수 있다고 제안하였다(Proske & Allen, 2005). 램Lamb(2009)이 설명한 바와 같이, 파워 스트로크 운동(즉, 마이오신 단백질에 대한 액틴의 슬라이딩)을 시작하기 위해 칼슘 이온을 방출하는 근형질세망(그림 4.1)은 단축성 수축보다는 신장성 수축에 의해 과도하게 늘어날 수 있다. 램에 의하면, 과도하게 늘어난 근형질세망은 단축성 수축에서는 잘 관찰되지 않는 과도한 칼슘 방출로 이어진다고 하였다. 이렇게 높아진 칼슘 이온 농도는 근육의 신경 입력을 조절하는 근절의 전압 조절 센서에 해로운 영향을 미친다. 이러한 일련의 현상은 DOMS의 발생에 기여하게 된다.

DOMS의 원인에 대한 수많은 이론이 존재하는 것을 감안할 때, 연구를 통해 증명해야 할 것이 아직 많이 남았다고 말해도 무방하다. 그러나 논의된 기존 이론들은 운동으로 인한 DOMS가 근육에서 다양한 요인에 의한 현상임을 분명히 나타내고 있다(그림 4.2 참고).

신장성 운동의 반복효과

DOMS와 신장성 운동에 대한 유망한 연구 분야 중 하나는 운동의 반복효과(RBE repeated bout effect)라고 불리는 것을 포함하고 있다. 신장성 운동과 관련된 DOMS를 예방하거나 줄이는 한 가지 방법은 계획된 신장성 운동 일주일 전에 낮은 강도의 신장성 운동으로 근육을 자극하는 것이다(Pettitt, Symons, Eisenman, Taylor, & White, 2005). 이것을 통해 DOMS가 감소되는 것을 RBE라고 한다.

몇몇 연구들은 특정 근육을 대상으로 낮은 강도의 신장성 운동을 한 번 수행한 다음 며칠 이후 더 높은 강도로 신장성 운동을 반복하면서 감소된 DOMS에 대해 다루었다. 이것이 바로 RBE이다. RBE에 대한 연구 결과

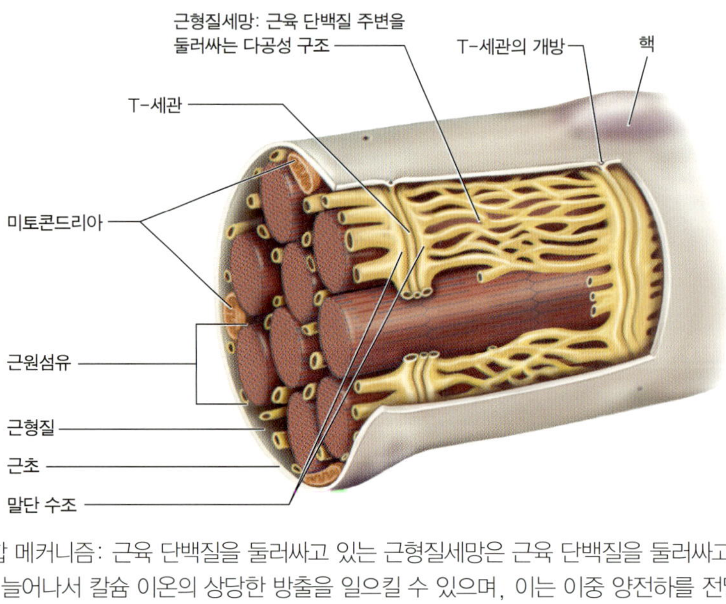

그림 4.1 흥분-수축 결합 메커니즘: 근육 단백질을 둘러싸고 있는 근형질세망은 근육 단백질을 둘러싸고 칼슘 이온을 포함한다. 신장성 수축에 의해 과도하게 늘어나서 칼슘 이온의 상당한 방출을 일으킬 수 있으며, 이는 이중 양전하를 전달하고 근육의 전압 조절 센서를 방해하여 DOMS에 기여할 수 있다.

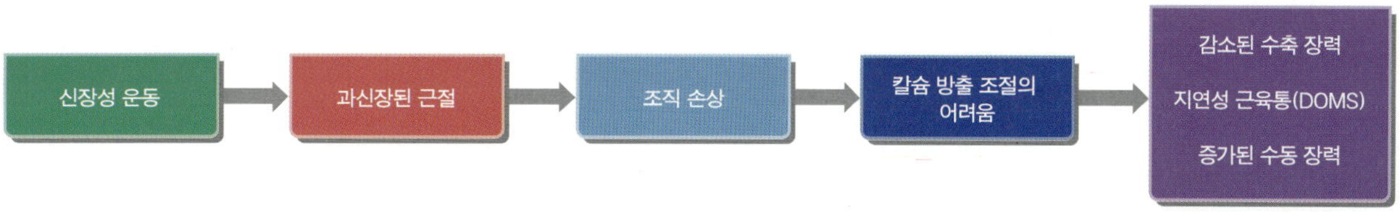
신장성 운동
과신장된 근절
조직 손상
칼슘 방출 조절의 어려움
감소된 수축 장력
지연성 근육통(DOMS)
증가된 수동 장력

그림 4.2 신장성 운동으로 인한 DOMS 메커니즘의 순서

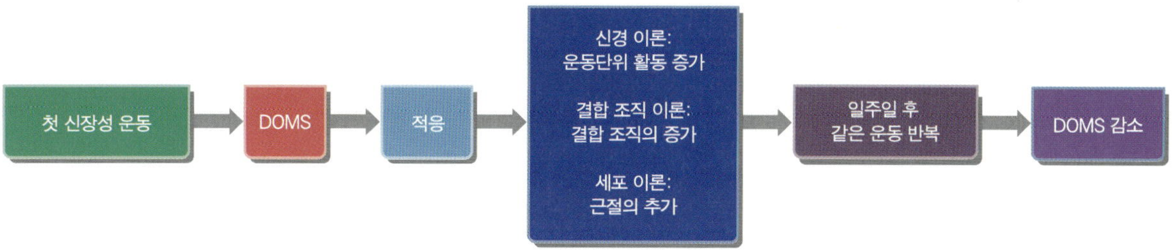

그림 4.3 운동의 반복효과와 관련되어 제시된 메커니즘

는 다음과 같다. 몇몇 연구에 의하면, 고강도 신장성 운동 후 눈에 띄게 감소된 DOMS 수준, 혈액에 순환하는 크레아틴 키나아제(근육 손상의 지표) 수준 감소, 그리고 회복 중 관절 가동범위 증가와 근력 향상이 나타났다(Nosaka, Sakamoto, Newton, & Sacco, 2001; Pettitt et al., 2005; Balnave & Thompson, 1993).

RBE와 관련되어 제시된 메커니즘은 아직 완전하게 이해되지 않았다. 메커니즘을 설명하는 이론들에는 신경 입력에서 근육으로의 적응, 근육 내 결합 조직 재구성, 근육의 세포 적응(근절의 종방향 증가)이 포함되어 있다(LaStayo et al., 2014; McHugh, 2003; McHugh et al., 1999). 그림 4.3을 참고해라.

고객을 위한 운동의 반복효과 구현

운동전문가는 보다 도전적인 신장성 운동 프로그램을 시작하기 위해 고객과 RBE를 사용할 수 있다. RBE 전략을 사용한 모든 연구는 신장성 기반 운동 방법을 사용하였다. 따라서 우리는 RBE를 위해 신장성 운동 방법을 권장한다. RBE 전략을 위해서 다음 지침을 사용한다. 새로운 신장성 운동을 완료하기 일주일 전에 고객이 세 가지 신장성 운동 방법 중 하나를 선택해서 RBE 연습을 수행할 수 있게 한다. 먼저 고객이 자신의 정상적인 운동을 위해 전통적인 단축성/신장성 저항 운동을 한두 세트 완료하게 한다. 각 운동의 마지막 세트는 RBE가 될 것이다. 고객이 단일세트 운동을 하는 경우, RBE는 첫 번째와 마지막 세트가 된다.

다시 말해, 신장성 기반 방법은 3~4초의 신장성 수축과 함께 1초의 단축성 수축을 사용하는 것을 포함한다. 신장성 기반 RBE 세트의 경우, 특정 중량을 고객이 일반적으로 들어 올리는 운동 강도의 50~60%를 선택한다. 고객에게 운동의 정상적인 리프팅 단계를 수행하게 하고 잠시 멈추게 한 다음, 3~4초 동안 매우 천천히 중량을 시작 지점으로 내리라고 설명한다. 중량을 내리면서 수축하는 근육에 집중할 수 있도록 고객을 독려한다. RBE의 도입은 고객에게 신장성 운동 방법론을 설명하기 위한 훌륭한 플랫폼을 제공해준다.

이제 사례를 통해 살펴보자. 당신이 현재 운동을 10RM(최대 강도로 10회 반복) 강도로 3세트 수행하는 고객에게 RBE를 소개하는 퍼스널 트레이너라고 상상해보자. 즉, 고객은 10회 반복할 수 있지만 11회 반복에서는 순간적으로 근피로에 도달할 것이다. 고객은 벤트 오버 로우, 인클라인 벤치 프레스, 래터럴 덤벨 레이즈, 데드리프트, 프론트 스쿼트 및 스탠딩 트라이셉스 익스텐션과 같은 6가지 운동을 수행할 것이다.

우선 고객에게 전통적인 단축성-신장성 수축 방법을 사용하여 일반적인 10RM 강도로 각 운동의 처음 2세트를 수행하게 한다. 그러나 각 운동의 3번째 세트에서는 고객이 정상 저항의 50~60%를 들어 올리고 이동의 하강 단계에서 신장성 기반 방법을 도입하게 한다. 고객이 일반적으로 인클라인 벤치 프레스를 100파운드(45kg)의 중량으로 3세트를 수행한다고 가정해보자. 3번째 세트에서 RBE를 도입하려면 중량을 100파운드의 60%, 즉 60파운드(27kg)로 설정해야 한다.

고객은 인클라인 벤치 프레스의 상승 단계를 1초 안에 완료해야 한다. 삼두근와 가슴 근육이 수축의 짧은 단계에 있기 때문에 이것은 단축성 수축이다. 그런 다음 고객에게 3~4초 동안 중량을 천천히 내리게 한다. 이것이 운동에서 나타나는 신장성 수축 또는 근육의 길이가 길어지는 단계이다. 고객은 이러한 방식으로 각각의 운동을 완료해야 한다. 1초 동안 단축성 수축을 끝내고 3~4초 동안 신장성 수축으로 이어지게 한다. 10회의 반복이 모두 완료될 때까지 고객에게 계속 진행하게 한다.

이제 고객이 최대 강도로 신장성 운동을 수행하기 위해 약 일주일을 기다려야 한다. 이 일주일의 기간은 근육이 RBE를 일으키는 분자 및 신경 적응을 가능하게 한다. 고객은 정상 부하의 60%에서 신장성 운동을 끝낸 후 가벼운 근육통을 경험할 수 있다. 고객에게 이 통증은 근육이 경험하는 새로운 자극에 대한 정상적인 반응이라고 설명한다. 그런 다음 일주일 후에 신장성 운동을 위해 고객이 10RM의 100%를 사용하여 동일한 운동을 하게 한다(즉, 1초 동안 단축성 수축과 3~4초 동안 신장성 수축).

이 예에서 고객은 6가지 운동을 각각 3세트 수행했다. 진행을 위해서는 신장성 부하가 근육에 더 힘들기 때문에 고객이 10RM의 100%에서 신장성 운동 기술을 처음 사용하는 경우 각각의 6가지 운동 시 1~2세트만 하도록 하는 것이 적절할 수 있다. 고객의 몸은 RBE로부터 적응하는 데 일주일이 걸렸기 때문에, 이제는 더 강도가 높은 신장성 운동 부하에 대비할 수 있다. 결과적으로 고객은 그렇지 않은 경우보다 훨씬 더 낮은 근육통이 나타나야 한다. 이 시점부터 RBE를 반복할 필요 없이, 이 책에 제시된 3가지 신장성 운동 방법을 사용하여 신장성 운동을 진행하고 정기적으로 고객의 운동에 포함시킬 수 있다. 그러나 고객이 일정 기간 동안 활동적이지 않았던 경우(예: 질병, 휴가), RBE를 통해 신장성 운동을 다시 도입하는 것이 현명할 것이다.

고객을 위한 운동의 반복효과 교육

퍼스널 트레이너들은 고객들로부터 신장성 운동에 대한 질문을 틀림없이 받을 것이다. RBE의 사용은 고객이 신장성 운동에 대해 처음 배우는 경우가 많기 때문에 책에서 고객과 공유할 수 있는 몇 가지 교육 팁을 제공하는 것은 적절하다.

신장성 운동은 운동의 하강 단계에 초점을 맞추고 있고, 이 단계 동안 근육은 늘어나지만 저항에 의해 여전히 많은 어려움이 나타난다. 모든 스포츠와 일상생활에서의 활동에는 근육이 늘어나고 짧아지는 움직임 모두가 필요하다(Vogt & Hoppeler, 2014). 이러한 동작을 각각 신장성 단계와 단축성 단계라고 하며, 사람은 일상생활에서의 활동뿐만 아니라 스포츠에 잘 참여하기 위해서 두 단계 모두에서 요구되는 근육을 강화해야 한다.

스포츠에서 신장성 단계는 운동 기술의 제동 동작에서 나타난다. 예를 들면 배구나 농구에서 점프를 한 이후 착지를 할 때이다. 그러므로 근육에 의한 이러한 유형의 제동 작용은 신장성 운동으로 강화될 수 있다. 연구에 의하면, 고객을 위한 프로그램 설계 시 신장성 운동을 포함하면 관절의 근력, 안정성 및 가동성이 향상될 수 있는 것으로 나타났다(LaStayo et al., 2014). 이러한 잠재적 연구 결과는 많은 스포츠 및 선수 활동에서 신장성 운동이 부상 예방에 효과적일 수 있음을 보여주고 있다.

전통적으로 대부분의 저항 운동 프로그램은 운동 시 단축성 단계에 초점을 맞췄다. 그러나 최근에는 근력 강화, 근비대, 근골격계 부상 후 재활, 스포츠 경기력에 대한 잠재적인 이점 때문에 신장성 단계가 많은 관심을 끌고 있다. 이제는 운동 시설에서 신장성 운동을 신장성 또는 네거티브 운동이라고도 한다.

몇 가지 주의 사항도 있다. 첫째, RBE가 근육통을 많이 감소시킬 수 있지만, 고객에게 신장성 운동을 실시한 후 24~48시간에도 가벼운 통증을 경험할 수 있다고 조언한다. 게다가, 만약 고객이 골관절염이나 다른 관절 관련 질환을 갖고 있다면 그것이 근골격계에 추가적인 스트레스를 주기 때문에 신장성 운동을 권장하지 않아야 할 수도 있다. 종종 퍼스널 트레이너들은 나이든 고객들에게 신장성 운동이 적절한지에 대한 질문을 받을 수 있다. 일반적인 대답은 '적절하다'이다. 라스테이요LaStayo와 연구자들(2014)에 의하면, 신장성 근수축은 가동성을 향상시킬 뿐만 아니라 낙상을 피하기 위해 재활을 필요로 하는 노인에게 도움이 될 수 있고, 일상생활에서의 활동 중 움직일 때 자신감을 향상시킬 수 있다. 신체적 쇠약, 피로, 위축을 초래하는 질환을 앓고 있는 노인들은 전통적인 DOMS 반응을 일으키지 않고 점진적으로 근육에 힘을 실어줄 수 있다. 그러나 일부 나이든 고객들은 근력이나 지구력이 낮거나 일상생활에서 관절통을 경험할 수 있다. 이러한 고객들을 위해 퍼스널 트레이너들은 매우 가벼운 부하와 매우 점진적인 진행으로 신장성 운동을 도입하기를 원할 수 있다.

근육 회복에 대한 이해

운동전문가들은 신장성 운동을 시작하는 모든 고객들과 회복의 개념에 대해 논의해야 한다. 운동으로부터의 회복은 전체 운동 프로그램의 필수 요소이다. 실제로, 회복은 최적의 향상과 성과를 위해 필수적이다. 고객의 회복 속도가 향상되면 과도한 운동에 의한 해로운 영향 없이 더 높은 운동량과 강도를 적용할 수 있다(Bishop, Jones, & Woods, 2008).

회복의 생리학적 현상을 이해하는 것은 최적의 운동 프로그램, 특히 신장성 운동을 사용하는 프로그램을 설계하는 데 필수적이다. 본질적으로 회복은 (1) 생리학적 기능의 정상화(예: 혈압, 심장 주기), (2) 항상성으로의 복귀(예: 안정 시 세포 환경), (3) 에너지 저장(혈당 및 근육 글리코겐), (4) 세포의 에너지 대사에 관여하는 효소 보충(예: 탄수화물 대사에서 중요한 효소인 포스포프룩토키나제)과 같은 과정을 포함하고 있다(Jeffreys, 2005). 근육 회복은 운동 중 및 운동 후에 발생하며, 대사 최종 산물(예: 젖산 및 수소 이온)의 지속적인 제거가 특징이다. 운동을 하는 동안 산소 전달을 위한 근육 내 혈류를 개선하려면 회복이 필요하며, 이는 ATP 재합성에 사용되는 포스포크레아틴 저장량의 보충, 근육 내 pH의 회복(산-염기 균형), 근육 세포막 전위의 회복(세포 내부 및 외부에서 나트륨과 칼륨 간의 균형)을 촉진한다(Weiss, 1991).

고객이 운동의 성과를 잘 달성하기 위해서는 운동전문가가 운동 프로그램의 일환으로 회복을 계획하는 데 있어서 적극적일 필요가 있다. 회복 전략에 대한 합의는 없지만 고객의 운동 성과를 관찰하는 것은 운동의 필수 요소를 조정하고 계획하는 데 항상 도움이 된다. 회복 과정은 여러 요인(예: 운동 상태와 피로도를 비롯하여 신체적, 정서적, 심리적 스트레스 요인을 다루는 개인의 능력 등)으로 인해 개인마다 다르다(Jeffreys, 2005). 또한 고객에게 회복의 중요성(예: 수면의 양과 질)에 대해 교육하면 운동 성과를 향상시킬 수 있는 적절한 회복 중재를 완료할 수 있다.

핵심 요약

DOMS는 오랫동안 신체 활동 증가와 연관되어 왔다. 체력 수준에 상관없이 일반적으로 모든 개인이 경험할 수 있고, 운동량 증가와 익숙하지 않은 신체 활동으로 인해 나타나는 정상적인 생리학적 반응이다. DOMS의 대표적인 증상은 근력 감소, 통증, 근육의 압통, 경직, 부종이다. 근력 감소는 보통 운동 후 처음 48시간 이내에 최고조에 도달하며, 완전한 회복은 종종 며칠이 소요되기도 한다.

통증과 불편함은 운동 능력을 감소시킬 수 있기 때문에, DOMS의 예방과 치료는 퍼스널 트레이너와 코치에게 큰 관심사이다. 한 가지 중재는 신장성 운동에 점진적으로 적응하는 RBE이다. 연구에 의하면, 처음 수행하는 고강도 신장성 운동보다 최소 1주일 전에 저강도 신장성 운동을 하면 DOMS와 운동유발성 근육 손상을 감소시킬 수 있는 것으로 나타났다. 이 전략을 RBE라고 한다. 그러므로 운동전문가들은 이러한 접근법으로 신장성 운동을 도입하는 것을 권장한다.

운동 프로그램 설계의 또 다른 구성 요소는 운동으로부터의 회복이다. 전략적으로 계획된 회복 기간은 운동선수가 스포츠와 훈련에서 최적의 수행을 가능하게 하는 더 높은 훈련량과 강도를 적용할 수 있도록 준비시킨다.

5

근력을 위한 신장성 훈련

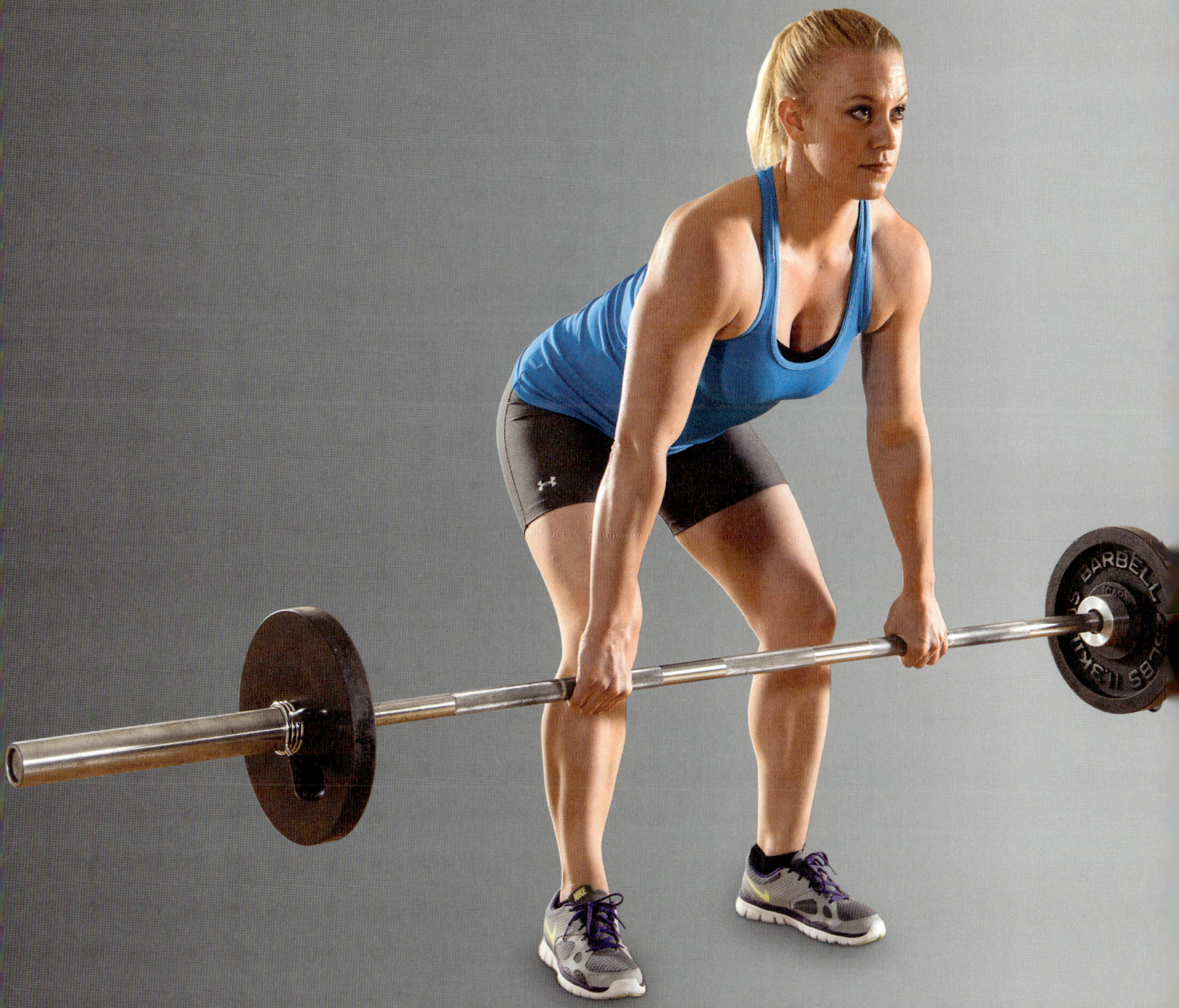

근력과 파워를 필요로 하는 선수의 경우, 근력 향상 및 감소를 측정하는 방법으로 1RM(1회 최대로 들어 올릴 수 있는 중량)을 높이는 데 초점을 맞추는 경우가 많다. 1RM이 높을수록 선수는 최대하 훈련량을 더 많이 할 수 있어 최대하 근육 능력 또한 향상시킬 수 있다. 돈Doan과 연구자들(2002)은 리프트의 신장 단계 동안 극대하중(1RM의 105%)을 사용하면 1RM이 급격히 증가할 수 있다는 걸 발견했다. 이러한 급격한 증가(1RM보다 5% 더 높음)는 모든 참여자의 1RM 수축 능력을 5~15파운드(약 2~7kg)를 향상시켰다.

신장성 부하 후 근력이 증가하는 이유에 대한 이론에는 근육 내부 및 근육 내 신경 자극 강화, 근육에 저장된 탄성에너지 증가, 근비대의 전반적인 증가 등이 있다. 신장성 운동으로 인한 근육 내 신경 자극은 근방추를 더 신장한다. 근방추는 수축성 단백질(액틴과 미오신)과 평행하게 놓인 신장 수용체이다. 이는 근육이 늘어나는 양과 속도에 반응한다. 증가된 근방추의 신장은 발화 운동신경(근육으로 이동하는 신경)을 증가시켜 잠재적으로 근섬유의 단축성 수축력을 증가시킨다(Deitz, Schmidtbleicher, & Noth, 1979).

돈 등(2002)은 또한 극대 신장성 트레이닝이 정체 현상을 겪고 있는 선수 또는 고객이 이를 돌파할 수 있도록 도와줄 수 있는 훌륭한 도구라고 제안했다. 그 이유는 신장성 운동을 통해 더 무거운 중량을 들어 올릴 수 있다는 것을 깨닫기 때문일 수 있다. 다시 말해, 연구원들은 움직임의 신장성 단계에서 더 무거운 하강 자극이 강화된 단축성 근육 활동에 대한 더 큰 신경 신호 메시지로 이어진다고 설명한다. 최대 신장성 트레이닝 후 증가된 단축성 1RM 능력에 대한 또 다른 이론은 근육이 고무줄처럼 반응하는 것으로 간주한다. 돈과 연구자들은 동적 신장성 힘이 근 섬유와 건에 탄성 에너지 저장을 증가시킨다고 설명한다. 결과적으로 단축성 동작에서 더 큰 힘 생산 능력이 생긴다.

신장성 트레이닝이 근력을 증진시킨다는 추가 증거로는 메타 분석에서 단축성 트레이닝보다 더 높은 강도로 수행한 신장성 트레이닝이 더 높은 단축성 근력 증가를 가져온다는 것을 보여준다(Roig et al., 2009). 또한 신장성 근력은 단축성 근력보다 더 눈에 띄게 증가한다(Roig et al.). 게다가, 고강도로 수행되는 신장성 트레이닝은 CT, Roig 등은 신장성 수축 동안 더 높은 트레이닝 부하를 사용하는 신장성 트레이닝의 우수성을 근육에 대한 더 큰 신경 자극의 직접적인 결과로 간주한다.

신경 반응 외에도 연구에서는 Type II(속근) 근섬유 활동의 증가를 언급한다. 네덜란드 연구진은 고강도 신장성 운동을 한번 수행한 후 해당 근육의 Type II 섬유에서 위성 세포 함량이 증가한 반면 Type I 섬유는 영향을 받지 않는다는 것을 발견했다(Cermak et al., 2013). 이러한 위성 세포 증가는 더 큰 Type II 섬유가 신장성 운동으로 인해 더 높은 강도의 트레이닝에 훨씬 더 반응했다는 것을 시사한다.

운동 프로그램 설계

모든 운동 프로그램은 운동을 수행하기 전에 2가지 요소를 필요로 한다.

1. 전신 워밍업: 운동하는 사람은 일반적인 유산소 운동(예: 자전거, 로잉, 러닝, 워킹, 일립티컬 또는 기타 다관절 동작)을 5~10분간 한다.
2. 근력 트레이닝을 위한 특정 웜업: 일반적으로 평소 들어 올리는 무게의 약 50~75%까지 웜업 1~3세트(즉, 단축성 단계 다음에 신장성 단계)를 수행한다. 목표는 특히 힘줄, 인대, 결합 조직, 활액, 그리고 주변의 모든 근육과 근막을 포함하는 관절을 따뜻하게 하는 것이다.

근력 증가의 목적을 위해 3가지 신장성 트레이닝법을 단축성-신장성과 결합하는 것이 좋다. 그러나 먼저, 단축성-신장성 트레이닝을 통해 근력의 기초를 만들고, 그다음에 신장성 트레이닝 방법을 통합한 메조사이클(2~6주)을 만들 수 있다. 선수의 스쿼트와 벤치 프레스를 증가시키는 많은 근력 트레이닝 계획은 신장성을 강조하는 방법을 사용하는 메조사이클을 포함한다.

근력을 증가시키기 위안 운동 설계는 고객들이 각 운동을 1~6번 반복하여 2~6세트를 완료하도록 요구한다. NSCA(2008)의 지침은 1RM의 85% 강도에서 운동하고 세트 사이에 2~5분간 휴식을 취할 것을 제안한다.

신장성 훈련을 위한 적용 방법

다음은 최적의 저항 훈련을 위한 몇 가지 지침이다.

- 단축성-수축성(CON–ECC): 1~2초의 단축성, 1~2초간 신장성
- 신장성 강조(EE): 1초(단축성)와 3~4초(신장성)의 동작 비율
- 초최대치(SUP): 반복 최대치(1~10RM)의 105~125%
- 투업/원다운(2UP/1DN): 반복 최대치(1~10RM)의 40~50%, 판단에 따라 반대측 또는 동일측 방법을 실시한다.

트레이너들은 각 고객의 필요와 목표에 따라 트레이닝 방법을 수정하도록 권장한다. 이 목표를 염두에 두고, 트레이너들에게 다양한 선택권을 주기 위해 운동 변경 목록이 제시된다. 이 장의 뒷부분에 제시된 운동은 상체를 위한 6개와 하체를 위한 6개로, 각각의 시작과 끝 위치를 보여준다.

훈련 시 주의 사항

저항 트레이닝의 원칙은 운동자가 올바른 형태로 다른 반복을 수행할 수 없는 '고착지점'인 수의 피로 volitional fatigue로 인해 각 세트를 완료하는 것을 요구한다. 그러나 놀랍게도 모든 세트를 수의 피로를 만드는 것이 근육 건강을 최대화하는 데 필요하거나, 심지어 최적이라는 것을 증명하는 연구가 많이 없다. 따라서 일부 세트는 수의 피로로 하고 나머지 세트는 그 지점에 도달하기 전에 끝내는 것이 좋다.

고객이 신장성 트레이닝 프로그램을 시작할 때 공유할 수 있는 성공적인 저항 트레이닝을 위한 몇 가지 안전 팁은 다음과 같다.

1. 중량을 들 때 관절을 잠그지 마라. 관절에 너무 많은 스트레스가 가해져 부상을 입을 수 있다.
2. 컨트롤을 사용하여 중량을 들어 올리고 내린다.
3. 더 무거운 부하는 스포터를 사용한다.
4. 리프트 동안 올바른 자세와 몸의 정렬을 유지하여 척추를 항상 보호한다.
5. 리프트 중에 호흡을 참지 않는다.
6. 프리웨이트 바에 적절한 색상을 선택한다.

핵심 요약

최적의 근력 트레이닝 프로그램은 개인이 운동 프로그램을 수행하는 데 전념하고 일관성을 유지하는 경우에 가능하다. 따라서 동기 부여 및 영감을 주는 전략(예: 목표 작성)은 성공적인 근력 트레이닝 프로그램의 필수 구성 요소이다.

또한 근력 트레이닝 단계에서 트레이너와 마니아는 항상 근골격계에 가해지는 무거운 부하를 주의해야 한다. 무거운 부하를 들어 올릴 때 관절(특히 무릎과 팔꿈치)을 잠그는 것을 피해야 한다. 어떤 이들은 일부 관절에서 제한된 가동범위를 가지고 있기 때문에 고객별로 최적의 가동범위에서 운동을 수행해야 한다. 실제로, 고강도 근력 운동을 위한 운동 설계는 항상 부상 예방 전략을 수용해야 하며, 이는 운동자가 최적의 훈련 결과를 완전히 실현하려면 중요하다.

이 장의 나머지 부분에서는 스트렝스를 높이기 위한 운동, 운동 루틴 예시, 그리고 운동 변화 옵션에 대한 설명을 다루었다.

근력 훈련

근력 트레이닝의 요소 중 하나는 호흡 테크닉이다. 전통적으로, 운동자는 중력에 대항해 부하를 당기거나 미는 동안 호흡을 내쉬고(즉, 단축성 동작 동안), 체중을 시작 자세로 되돌릴 때(즉, 신장성 동작 동안) 호흡을 들이마시는 것으로 배웠다. 이러한 호흡 테크닉은 CON-ECC 운동을 수행할 때 권장된다.

그러나 운동자가 신장성 테크닉을 수행하면 신장성 동작이 더 오래 걸리므로 호흡을 길게 들이마시는 것이 어색하고 피곤할 수 있다. 대신, 고객들은 2~3회의 편안한 호흡(들숨, 날숨, 반복)을 하고 수축성 단계에서 힘을 가할 때 호흡을 내쉴 수 있도록 호흡 시간을 정한다. 이러한 테크닉은 사용하면 운동자가 신장성 테크닉을 사용하여 편안한 템포를 유지할 수 있다.

표 5.1은 근력을 최대화하는 운동을 제시하며, 운동에 대한 전체 설명은 다음 페이지에 나와 있다. 이러한 운동을 통해 지도하는 동안 고객에게 좋은 호흡 테크닉을 염두에 두고 필요에 따라 신호를 준다.

표 5.1 근력 운동

상체	하체
벤치 프레스	바벨 백 스쿼트
오버헤드 프레스	스탠딩 데드리프트
벤트 오버 바벨 로우	레그 프레스
와이드 그립 랫풀다운	레그 익스텐션
바벨 컬	라잉 햄스트링 컬
라잉 트라이셉스 익스텐션	스탠딩 카프 레이즈

5.1 벤치 프레스

(CON–ECC, EE, SUP)

시작 자세

1. 발을 바닥에 완전히 닿게 하고 벤치에 반듯이 눕는다.
2. 어깨너비보다 약간 더 벌려 바를 오버핸드로 잡는다.
3. 바를 랙에서 들어 올려 가슴 위에 놓는다.

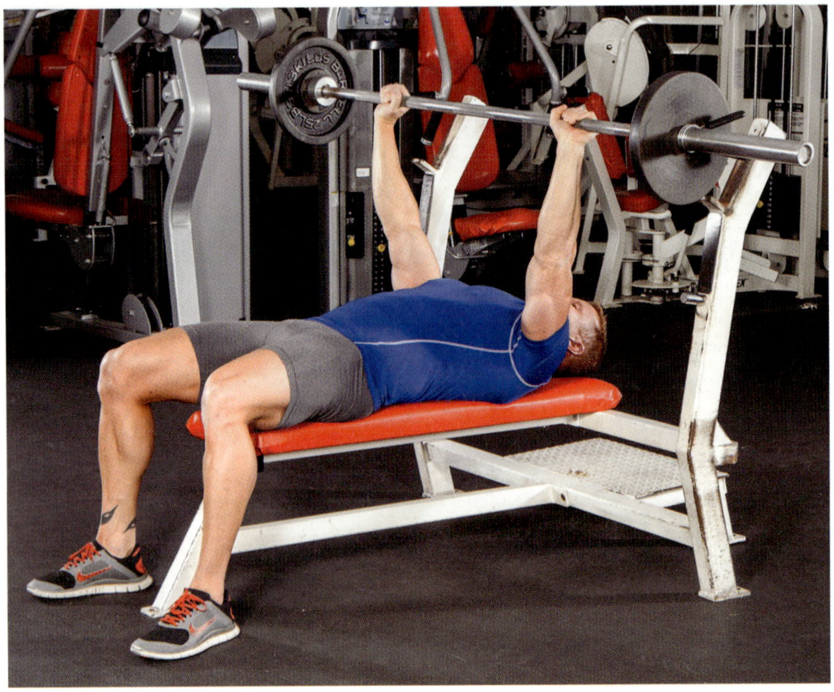

5.1a 벤치 프레스 시작 자세

트레이너 권장 사항

- 고객이 벤치 프레스를 수행할 때 고객 바로 뒤에 선다.
- 무게가 무거울 경우 리프트오프를 활용해 어깨 부상을 예방한다.
- 바와 접촉을 유지하면서 고객의 움직임을 처음부터 끝까지 따라간다.
- 어깨 부상 위험을 줄이기 위해 고객이 바를 시작 자세로 되돌릴 수 있게 보조한다.

영상 5.1
벤치 프레스의 CON-ECC, EE, SUP 방법은 온라인 영상 5.1 참조.

운동 동작

1. 바벨이 가슴 아랫부분에 닿을 때까지 내린다.
2. 팔을 뻗을 때까지 대흉근과 주변 근육을 수축시키며 바를 위로 밀어 올린다.

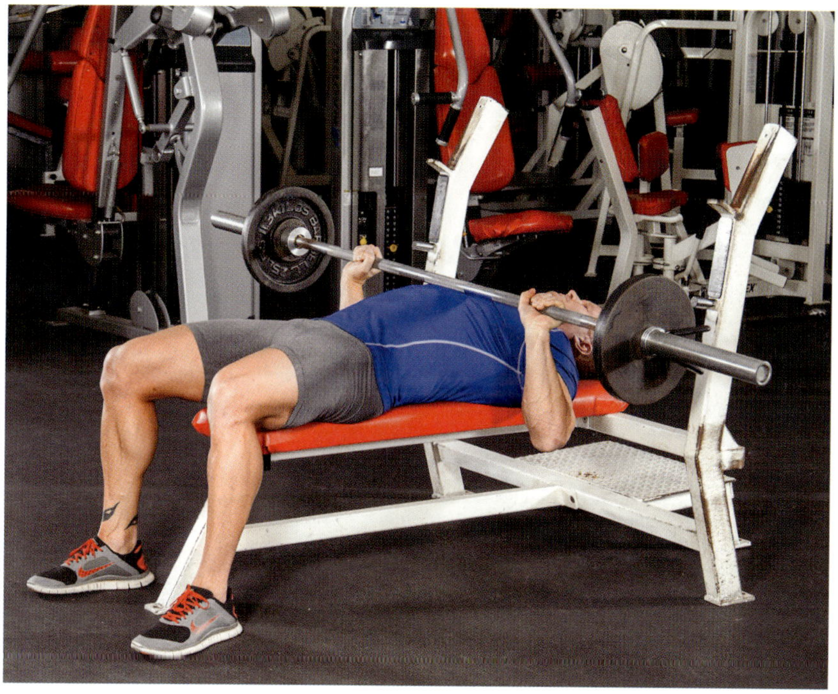

5.1b 벤치 프레스의 종료 자세

운동수행력 향상을 위한 조언

- 안정된 자세를 유지하고 가슴에서 바를 튕기지 않도록 한다.
- 팔을 배 아래에 두고 바닥에 수직으로 유지한다.
- 손의 위치를 와이드 그립에서 네로우 그립으로 조정한다. 이는 근육에 대한 부하를 변화시킬 수 있기 때문이다.

5.2 오버헤드 프레스

(CON–ECC, EE)

시작 자세

1. 오버헤드 바벨 프레스는 가슴 높이 정도의 스쿼트 랙에서 바벨로 시작한다.
2. 양손을 어깨너비보다 약간 더 벌린 상태에서 프로네이티드 그립(손바닥이 앞을 향함)으로 바를 잡는다.
3. 무릎을 약간 구부리고 바벨을 쇄골 위에 올려놓는다.
4. 바벨을 가슴에 가까이 대고 들어 올린다.
5. 한 걸음 뒤로 물러나 발을 어깨너비로 벌린다.

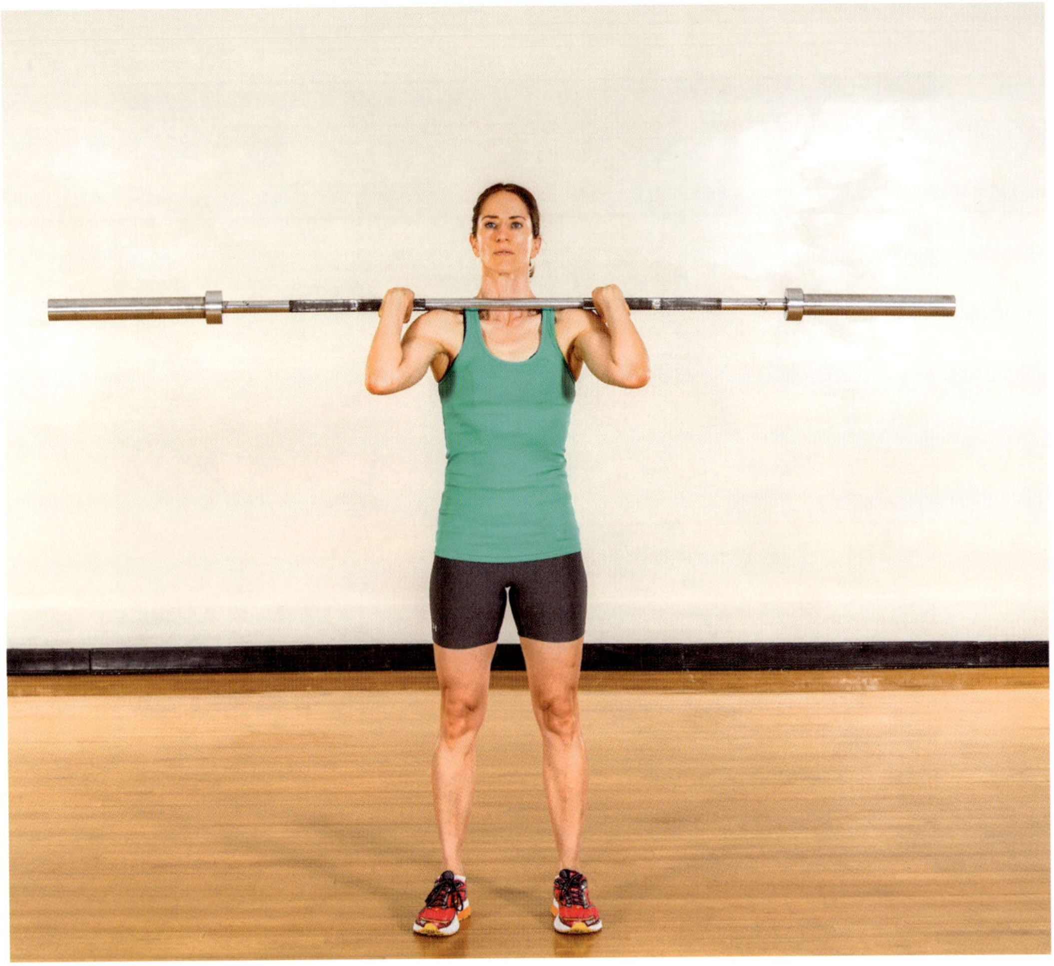

5.2a 바벨 오버헤드 프레스 시작 자세

트레이너 권장 사항

- 고객의 측면과 전면에서 관찰하여 각각의 반복을 정확한 형태로 수행하는지, 한쪽으로 기울지 않는지 확인한다.
- 고객이 팔을 머리 위로 올린 상태에서 등과 코어 근육의 수축을 유지한다.
- 신장성 트레이닝 테크닉을 사용할 때는 단축성 동작에 대한 푸시저크를 완료하는 것이 종종 도움이 된다. 이는 고객이 머리 위로 중량을 들어 올리는 것을 도와준다.

영상 5.2
바벨 오버헤드 프레스의 CON-ECC와 EE 방법은 온라인 영상 5.2 참조.

운동 동작

1. 시작 자세에서 팔을 뻗어 머리 위로 바를 밀어 올린다. 바를 오버 헤드로 프레스하기 전에 머리를 약간 뒤로 기울인다.
2. 바가 머리 위에 있으면 머리는 중립으로 돌아간다.
3. 바를 천천히 쇄골까지 다시 내린다.

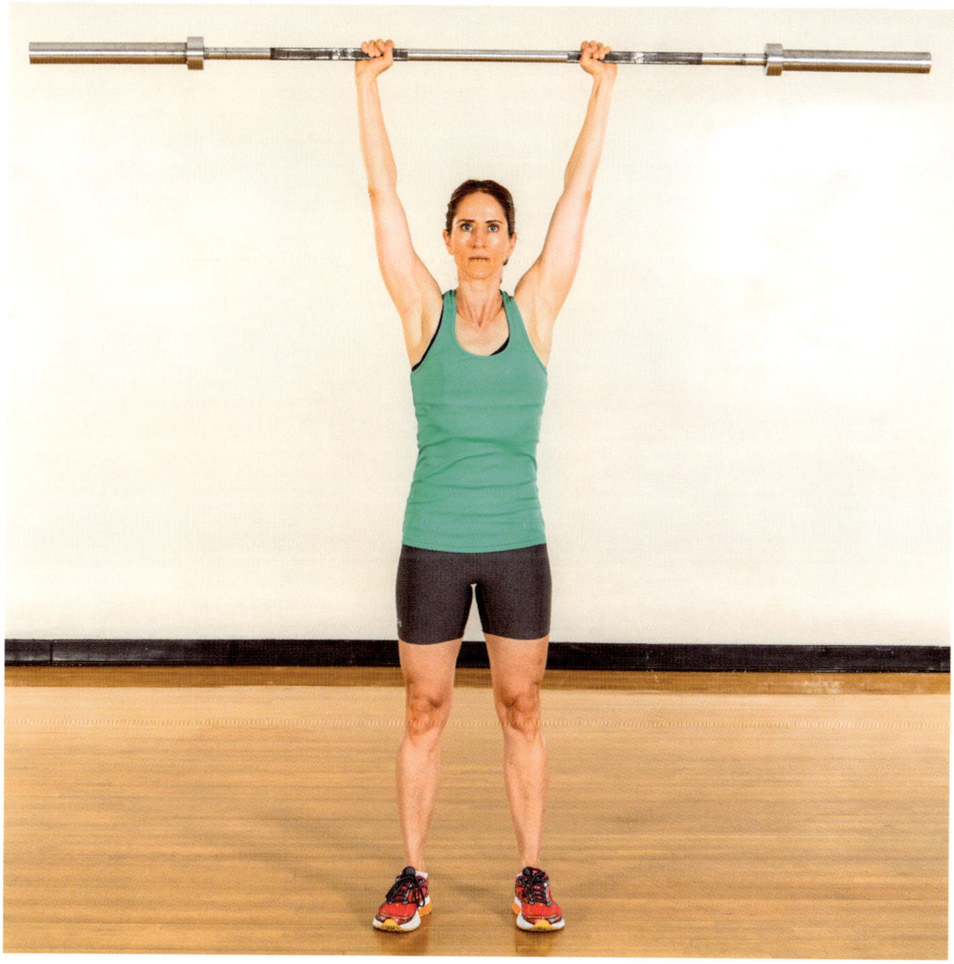

5.2b 바벨 오버헤드 프레스의 종료 자세

운동수행력 향상을 위한 조언

- 프레스 시 머리를 앞쪽으로 이동한다. 머리가 안전하게 바의 경로를 벗어나는지 확인하기 위해 프레스 하는 동안 시선은 위를 본다.
- 항상 전체 가동범위 동안에 제어할 수 있는 무게를 선택한다.

5.3 벤트 오버 바벨 로우

(CON–ECC, EE, SUP)

시작 자세

1. 회내 그립(손바닥이 아래로 향함)으로 바벨을 잡고 무릎을 약간 굽힌다.
2. 등이 바닥과 어느 정도 평행이 될 때까지 허리를 구부려 상체를 앞으로 내민다.
3. 척추를 안정적으로 유지하기 위해 아래쪽 척추의 코어 근육을 수축시켜야 한다.
4. 바벨은 팔이 바닥과 몸통에 수직으로 하여 잡는다.

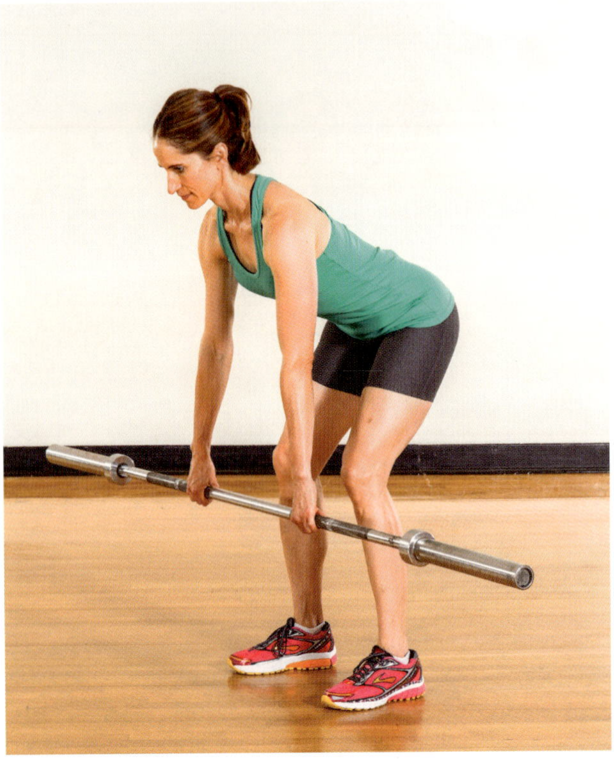

5.3a 벤트 오버 바벨 로우 시작 자세

트레이너 권장 사항

- 고객을 옆에서 관찰하고 고객이 최적의 자세로 동작을 수행하는지 확인한다.
- 고객이 등을 구부리지 않고 허리와 코어 근육을 수축시키도록 한다.
- 운동에 다양성을 부여하려면 고객의 그립에 변화를 준다. 와이드, 네로우, 오버 핸드 또는 언더 핸드 그립이 있다. 이러한 위치 변화는 수축하는 근육 그룹에 가해지는 부하를 약간 변화시킬 수 있다.

운동 동작

1. 상체 고정을 유지하면서 바벨을 흉골 바로 아래 복부 쪽으로 들어 올린다. 팔꿈치를 몸에 밀착시키고, 무게를 지탱하기 위해 등을 사용하는 데 집중한다.
2. 동작의 최대 위치에서 등 근육을 수축한다. 이 동작을 수행하는 동안 등 근육에 집중해야 한다.
3. 움직임이 정점에 도달하면 천천히 바벨을 다시 시작 자세로 내린다.

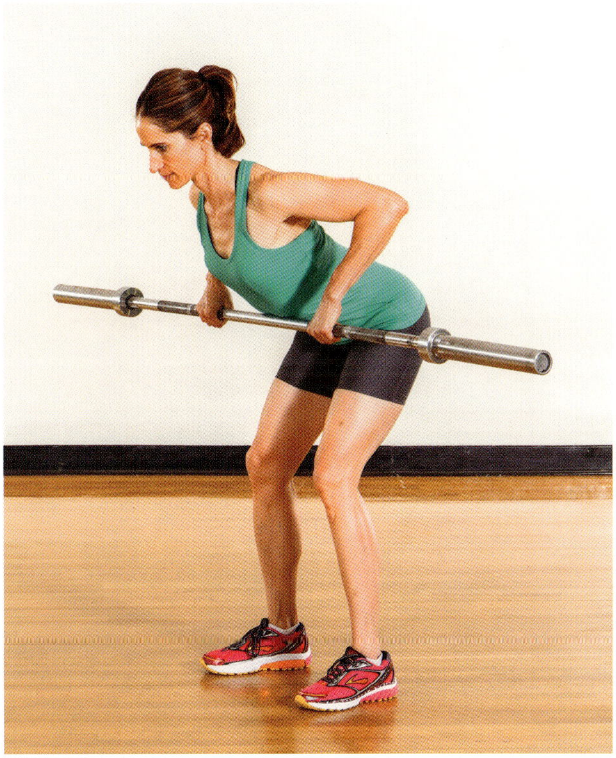

5.3b 벤트 오버 바벨 로우의 종료 자세

운동수행력 향상을 위한 조언

- 이 운동은 강력한 코어 근육의 근력이 필요하며 허리에 문제가 있는 사람은 시티드 로잉 머신을 선택하는 것이 더 좋은 선택일 수 있으므로 피해야 한다.
- 다른 동작과 마찬가지로 항상 완벽한 자세로 연습하고 부상을 입을 수 있기 때문에 절대 등을 구부리지 않는다.
- 만약 운동이 처음이라면, 더 적은 무게를 사용하고, 근육을 수축하는 데 집중한다.

5.4 와이드 그립 랫풀다운

(CON–ECC, EE, SUP)

시작 자세

1. 랫풀다운 머신에 앉는다. 무릎 보호대를 신장에 맞게 적당히 편안한 정도로 조정한다. 이 패드는 바의 저항에 의해 몸이 올라가는 것을 방지한다.
2. 손을 뻗어 손바닥이 앞을 향하도록 바를 잡는다. 와이드 그립 운동의 경우 어깨너비보다 넓게 바를 잡는다.
3. 몸통을 30도 정도 뒤로 젖으면서 허리를 약간 굽힌다. 벤치 프레스와 마찬가지로 이 자세는 과신전이 아니라 등이 자연스럽게 아치가 만들어지는 느낌이어야 한다.

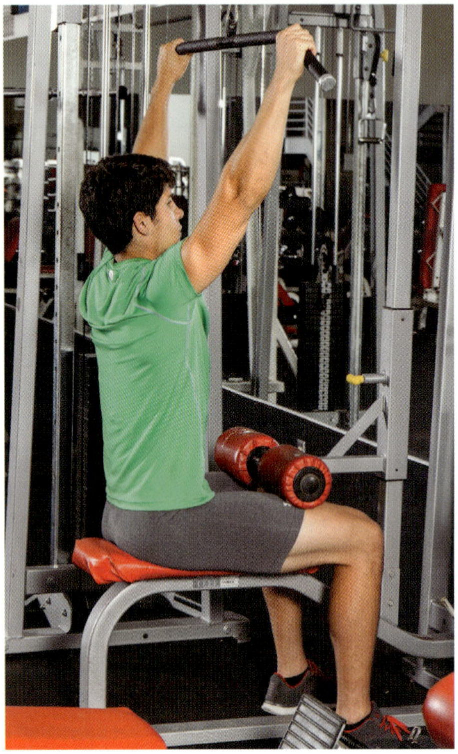

5.4a 와이드 그립 랫풀다운 시작 자세

트레이너 권장 사항

- 동작을 시작할 때 손을 고객 뒤에 놓는다. 고객이 당신의 손을 느낄 때까지 뒤로 기대게 한다. 이러한 조정을 통해서 고객은 동작을 시작하기 위한 적절한 위치를 파악할 수 있다.
- 고객의 등 중간 위쪽에 손을 대고, 고객이 등 근육을 주요 동작으로 사용하는지 확인한다.
- 고객이 각 반복의 하단에서 완전히 수축하고 상단에서 최대 이완을 하도록 격려한다. 이 범위는 고객이 동일한 테크닉을 유지하면서 보다 무거운 무게를 사용할 수 있을 때까지는 가벼운 무게를 사용하도록 해서 달성할 수 있다.
- 무게를 증량시키면, 고객 뒤에 서서 바를 고객의 가슴 아래로 내릴 수 있게 보조한다. 또한 고객이 시작 자세로 안전하게 돌아올 수 있게 보조한다.

운동 동작

1. 바가 위 가슴에 닿을 때까지 내린다. 이를 달성하려면 견갑골을 함께 수축시키며 팔을 아래로 당긴다.
2. 완전히 수축된 자세에서 등 근육을 수축하는 데 집중한다. 팔만 움직여야 하고, 상체는 움직이지 않아야 한다.
3. 스트랩이나 후크 등을 활용하고 등과 어깨의 큰 근육에서 오는 주요 당김을 인지한다.
4. 바가 가슴에 닿고 등 근육이 수축되면 바를 천천히 시작 자세로 되돌린다. 동작의 정점에서 팔을 완전히 펴고 광배근을 스트레칭한다.

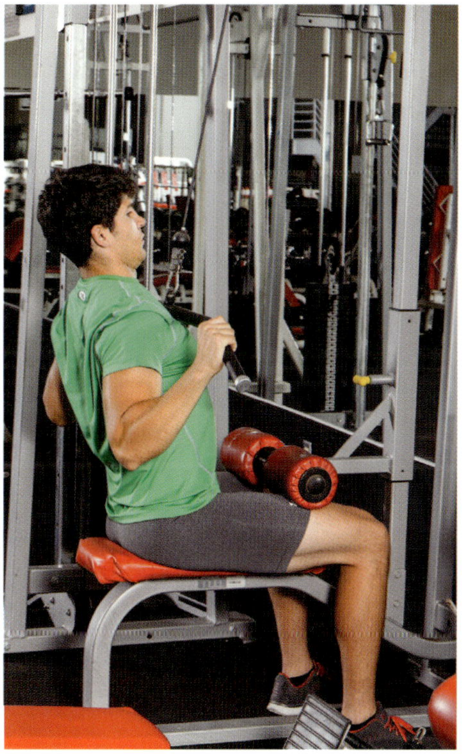

5.4b 와이드 그립 랫풀다운 종료 자세

운동수행력 향상을 위한 조언

- 항상 몸통을 똑바로 세우고, 흔들거나 하는 동작을 주의해야 한다.
- 전완이나 이두를 사용하여 당기기보다 허리 근육을 사용하여 당기는 데 중점을 둔다.
- 무거운 세트를 할 때 후크 그립 사용을 고려한다. 후크 그립은 운동 중에 등 근육에 완전히 부하를 주면서 바를 계속 잡을 수 있도록 도와준다.

5.5 바벨 컬

(CON–ECC, EE, SUP)

시작 자세

1. 어깨너비로 바벨을 잡고 몸통을 똑바로 세운다.
2. 손바닥은 앞을 향하고 팔꿈치는 옆구리에 바짝 붙인다.

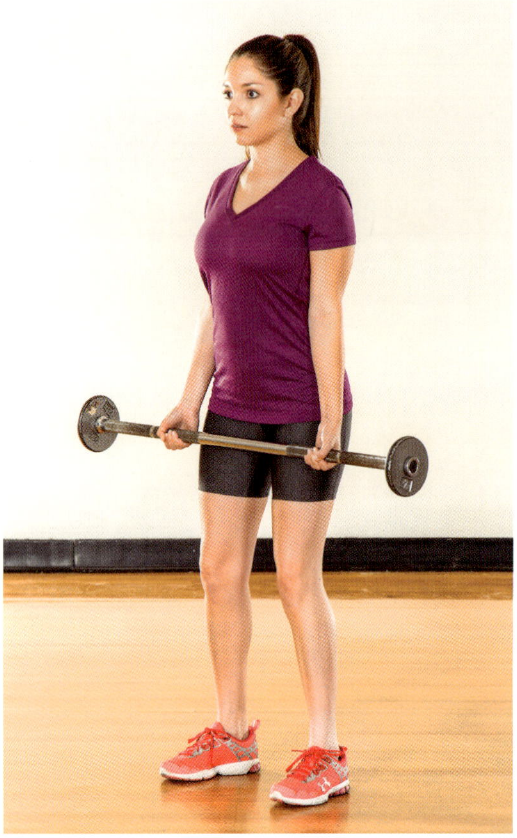

5.5a 바벨 컬 시작 자세

트레이너 권장 사항

- 고객이 측면에 서고, 컬을 수행하는 동안 전체 가동범위에 걸쳐 팔꿈치가 올바른 위치에 유지되는지 확인한다.
- 고객이 올바른 자세를 유지하는 데 있어, 특히 고객의 허리가 휘지 않는 범위의 무게를 사용하는지 확인한다.
- 무게가 무거워지면 고객 앞에 서서 각 반복 동안 바가 시작 자세에서 끝 위치로 움직일 수 있게 보조한다. 이렇게 하면 고객이 지칠 때 자세가 무너지는 것을 크게 줄여준다. 다양한 움직임을 위하여 고객에게 다양한 손 위치(예: 와이드, 네로우, 스탠다드) 또는 리버스 그립(오버핸드 또는 회내)을 시도한다. 그립과 손 위치의 변화는 전완의 다른 주변 근육들을 활성화한다.
- 상완을 고정한 상태에서 이두근을 수축시키면서 컬을 한다. 모든 움직임은 팔꿈치 관절 축을 중심으로 이루어져야 한다. 팔꿈치는 움직이는 동안 항상 어깨 관절 및 엉덩이와 일직선을 유지한다. 이두근이 완전히 수축되고 바가 어깨 높이에 올 때까지 컬을 하고, 바를 천천히 시작 자세로 되돌린다.

운동 동작

1. 상완을 고정한 상태에서 이두근을 수축시키면서 컬을 한다. 모든 움직임은 팔꿈치 관절 축을 중심으로 이루어져야 한다. 팔꿈치는 움직이는 동안 항상 어깨 관절 및 엉덩이와 일직선을 유지한다.
2. 이두근이 완전히 수축되고 바가 어깨 높이에 올 때까지 컬을 한다.
3. 바를 천천히 시작 자세로 되돌린다.

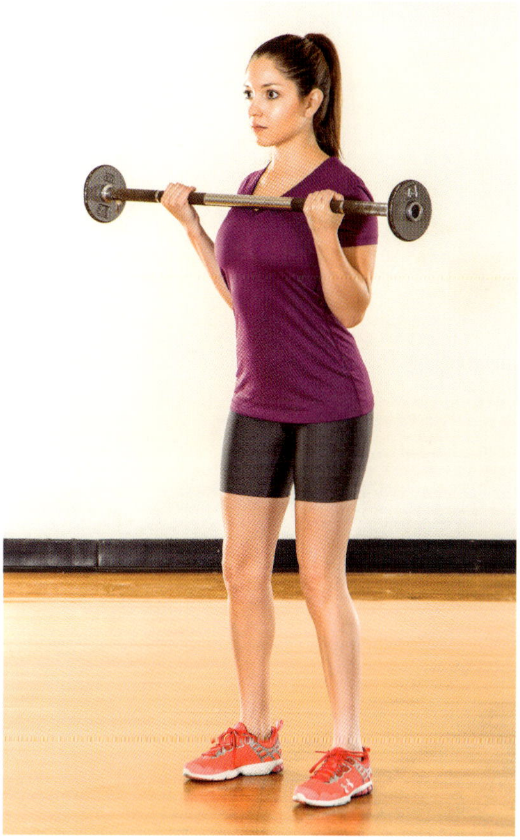

5.5b 바벨 컬의 종료 자세

운동수행력 향상을 위한 조언

- 무릎을 약간 구부리고 척추를 중립으로 유지한다. 척추 중립은 척추의 자연스러운 만곡이며 가장 스트레스가 없는 위치이다.
- 팔꿈치는 항상 고정된 위치에 있어야 하며 어깨 및 고관절과 일직선을 이룬다.
- 반동이나 보상 작용이 없는 완벽한 형태를 허용하는 중량을 선택한다.

5.6 라잉 트라이셉스 익스텐션

(CON–ECC, EE)

시작 자세

1. 평평한 벤치에 누워 EZ바(즉, 아치가 있는 바벨)를 바로 앞에 놓는다.
2. 팔은 몸통과 바닥에서 90도로 완전히 뻗어야 한다. 손바닥은 반대쪽을 향하고 팔꿈치는 서로 평행해야 한다.

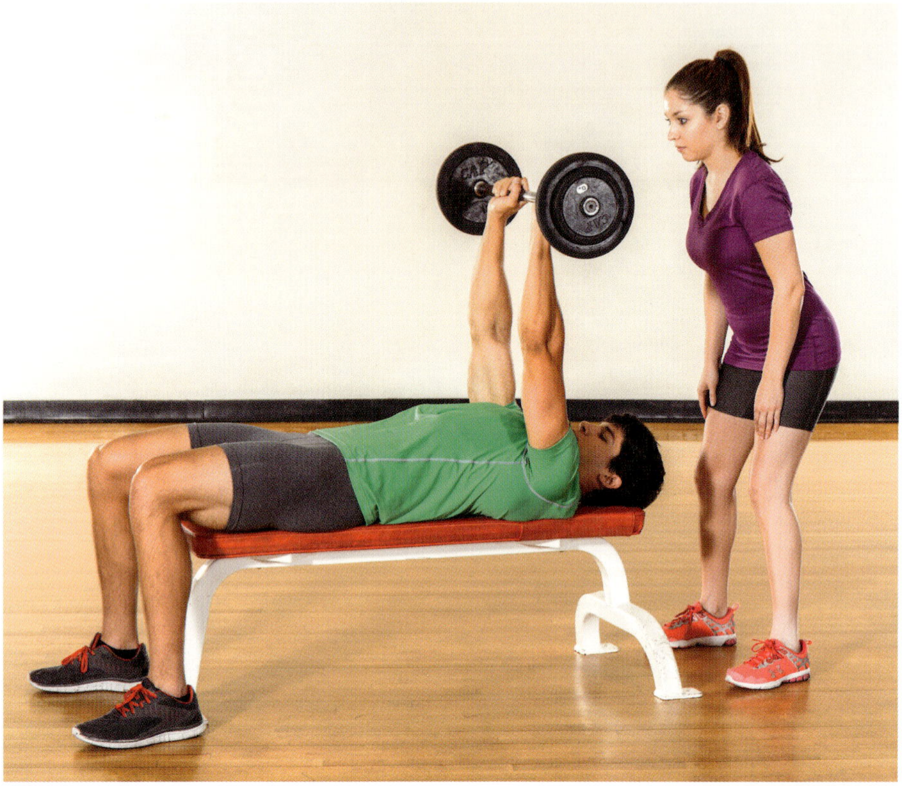

5.6a 라잉 트라이셉스 익스텐션 시작 자세

트레이너 권장 사항

- 고객 뒤에 선 후 바벨을 머리 쪽으로 내릴 때 무게를 보조할 수 있도록 바에 손을 가볍게 놓는다.
- 고객에게 어깨 관절에서 상완의 움직임을 허용하지 않고 팔꿈치 관절에서만 움직이는 데 집중하도록 한다.
- 고객이 지치면 벤치에서 팔을 가슴 위로 뻗은 상태로 두고, 바를 고객의 손에 올려 운동을 준비한다.

운동 동작

1. 호흡을 들이마시면서 바벨이 머리 바로 위에 위치할 때까지 천천히 바벨을 내린다. 동작 내내 상완을 고정하고 팔꿈치를 안쪽으로 유지한다.
2. 팔꿈치를 안쪽으로 유지하고 상완을 고정한 상태에서 삼두근을 사용하여 바벨을 다시 시작 자세로 들어 올린다.

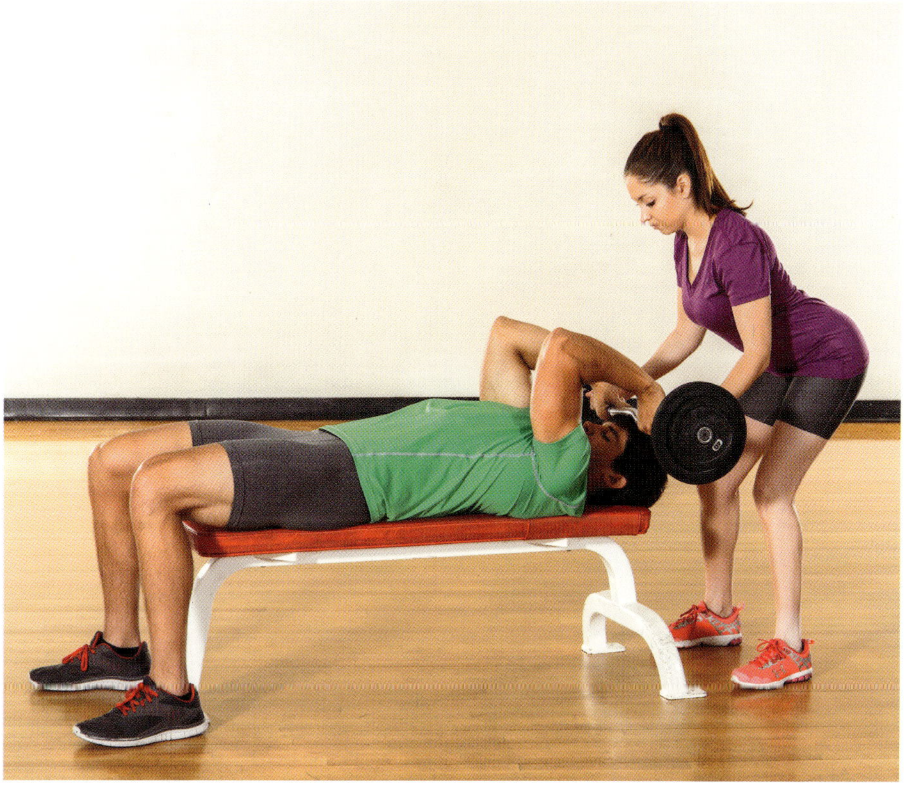

5.6b 라잉 트라이셉스 익스텐션 종료 자세

운동수행력 향상을 위한 조언

- 코어 근육을 수축하고, 뻗은 팔을 내린다. 척추를 향해 복부와 허리 근육을 수축한다.
- 코어 근육의 수축을 유지하고, 호흡을 내쉬면서 바벨을 머리에서 멀어지게 팔을 편다.
- 바벨을 이마에 대지 말아야 한다. '스컬 크러셔'라고 하는 동작에서 흔히 볼 수 있는 이러한 변형 동작은 부상 위험을 증가시키고 팔꿈치 관절에 더 큰 스트레스를 줄 수 있다.
- 후크 그립을 사용하면 바가 손에서 미끄러지는 것을 방지하여 부상 위험을 줄일 수 있다.

5.7 바벨 백 스쿼트

(CON–ECC, EE, SUP)

시작 자세

1. 스쿼트 랙 안에 있는 바벨로 시작한다. 바벨을 어깨에 걸쳐 위치를 잡는다. 바는 견갑골 바로 위 승모근 바로 위에 둔다.
2. 바벨을 어깨에 걸치고 선 자세에서 발을 엉덩이 바로 아래에 두고 자세를 취한다. 또는 더 넓은 자세를 취하려면 엉덩이를 약간 바깥쪽으로 회전(20~30도)하여 발을 엉덩이보다 약간 넓게 벌린다.
3. 체중은 발목 바로 위에서 균형을 잡는다.

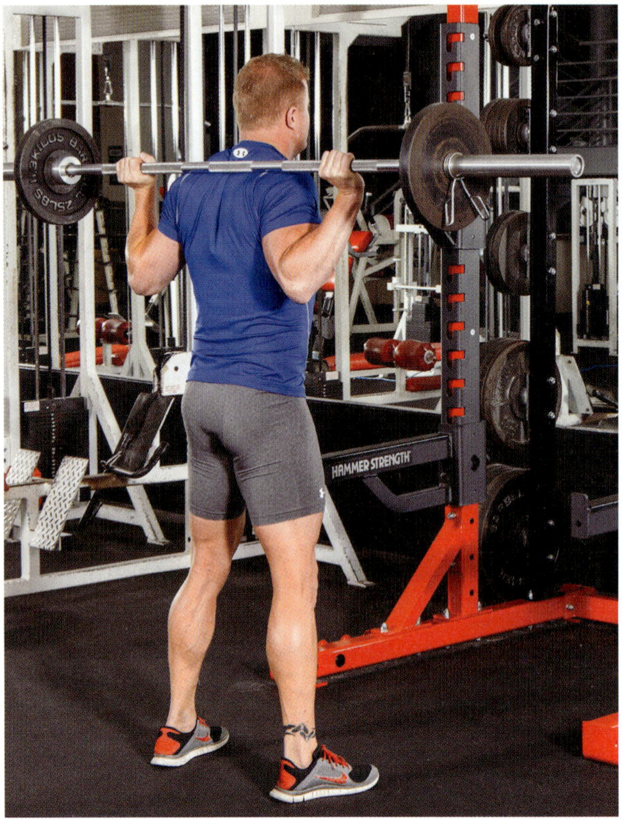

5.7a 바벨 백 스쿼트 시작 자세

트레이너 권장 사항

- 고객을 스쿼트 랙의 안전에 유의하여 시작 위치로 안내한다.
- 고객 뒤에 와이드 스탠스로 서서 스쿼트 시작을 보조한다.
- 고객의 몸통 아래에 손을 두고 고객이 안전하게 스쿼트를 할 수 있게 보조할 준비를 한다.
- 고객이 스쿼트 동작 중에 같이 앉았다 일어선다.
- 고객의 체력 수준에 적절한 무게를 선택할 수 있게 도와준다. 고객 스스로 동작을 할 수 있어야 하며, 부상을 방지하기 위해 고객을 엄격하게 관찰한다.

영상 5.7
바벨 백 스쿼트의 CON-ECC, EE 및 SUP 방법은 온라인 영상 5.7 참조.

운동 동작

1. 무릎을 구부리고 다리를 90도 또는 최대 가동범위에 도달할 때까지 내린다. 하강하는 동안, 허리 커브를 자연스럽게 유지한다. 과도하게 뻗거나 앞으로 기울이는 것을 피한다. 앉았을 때 햄스트링이 약간 늘어나는 것을 느껴야 한다.
2. 일단 저점에 다다르면 둔근, 햄스트링, 그리고 대퇴사두 근육을 사용하여 운동의 시작 자세로 돌아간다.
3. 움직임을 하는 동안 항상 발뒤꿈치가 바닥에 밀착하여 닿도록 한다. 그러면 발목 위에 체중이 유지된다.

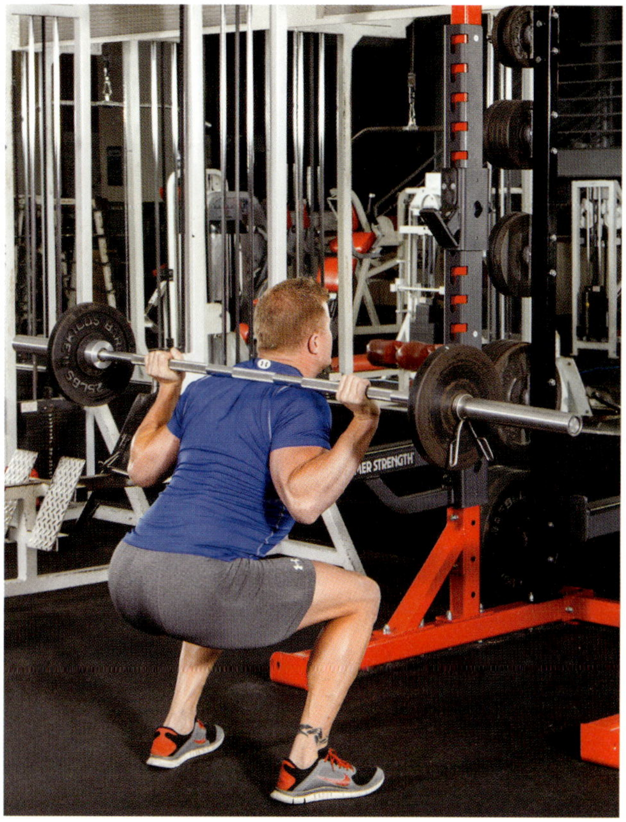

5.7b 바벨 백 스쿼트 종료 자세

운동수행력 향상을 위한 조언

- 스쿼트를 하는 동안 발뒤꿈치를 바닥에 단단히 고정한다.
- 무릎을 발목과 일직선으로 유지한다.
- 머리와 목을 중립 위치에 유지한다.
- 코어 근육의 수축을 강하게 유지한다.

5.8 스탠딩 데드리프트

(CON–ECC, EE, SUP)

시작 자세

1. 양발을 어깨너비로 벌리고 바벨 앞에 선다.
2. 등을 최대한 안정적으로 유지한 상태에서 무릎을 구부린 다음 미들(어깨너비) 오버핸드 그립을 사용하여 바를 잡는다. 이 그립으로 바를 잡는 것이 어렵다면 얼터네이트 그립(하나는 오버핸드, 다른 하나는 언더핸드)을 사용하거나 손목 스트랩을 사용한다.

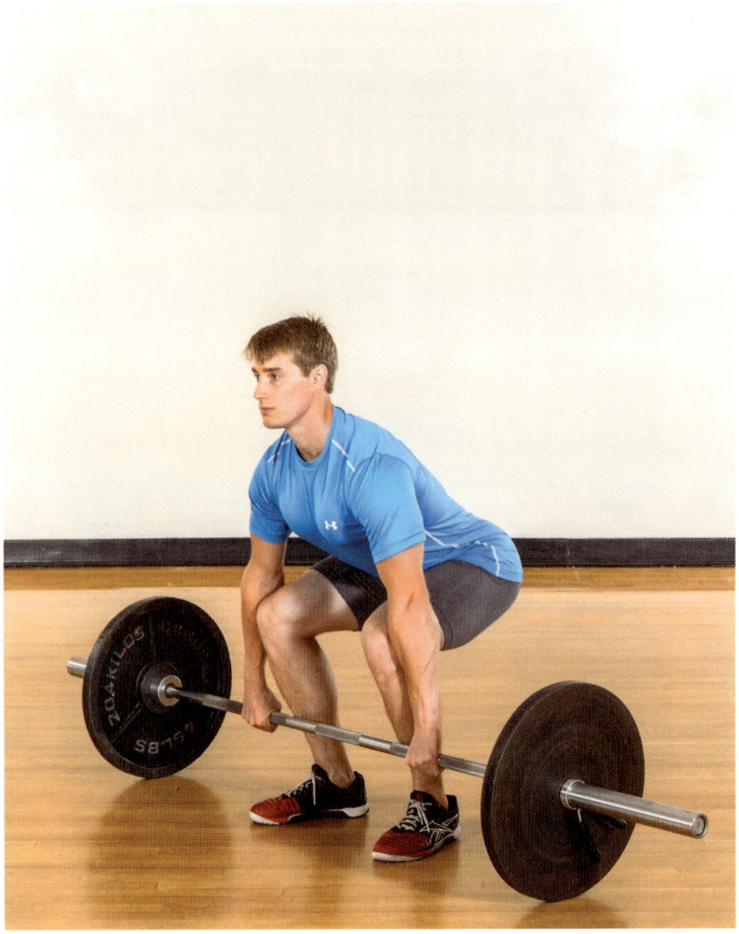

5.8a 스탠다드 데드리프트 시작 자세

트레이너 권장 사항

- 들어 올리는 동안 고객이 적절한 위치를 유지하는지 확인하기 위해 관찰한다.
- 등이 말리는지, 움직임의 정점에서 과신전이 일어나는지 면밀히 관찰한다.
- 고객이 무거운 무게로 늘리기 전에 가벼운 무게를 사용하여 자세와 테크닉을 연마하도록 권장한다.

영상 5.8
스탠다드 데드리프트 CON-ECC 및 EE 방법은 온라인 영상 5.7 참조.

운동 동작

1. 상체를 곧게 세우고 다리를 밀어 리프트를 시작한다. 똑바로 선 자세에서 가슴을 내밀고 견갑골을 뒤로 가져와 등을 수축한다.
2. 무릎을 구부리면서 시작 자세로 돌아가고 동시에 허리에서 상체를 앞으로 기울이고 등을 똑바로 유지한다. 바의 웨이트가 바닥에 닿으면 시작 자세로 돌아간다.

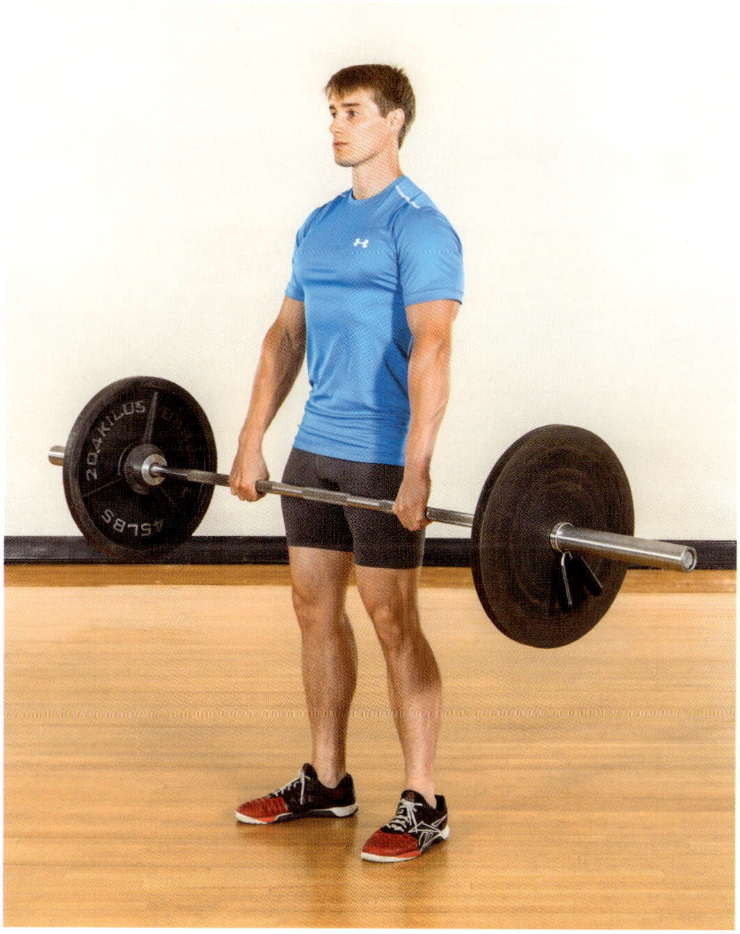

5.8b 스탠다드 데드리프트 종료 자세

운동수행력 향상을 위한 조언

- 본 운동은 가볍게 할 운동이 아니다. 허리 문제가 있을 시 로잉 동작으로 대체한다.
- 등 건강이 좋아도 올바른 자세를 유지하며, 허리 부상이나 부상을 입을 수 있기에 등을 굽히지 않는다. 또한 사용하는 무게에 주의한다. 무게에 대한 확신이 없는 경우 무겁게보다는 가볍게 놓고 운동을 한다.

5.9 레그 프레스

(2UP/1DN, CON-ECC, EE, SUP)

시작 자세

1. 최대의 가동범위와 편안한 자세를 취하기 위해 등받이를 조정한다. 다리 길이와 움직임에 따라 적절한 자세가 달라진다.
2. 자리에 앉아 허리와 어깨를 등받이 패드에 단단히 댄다. 허리는 자연스럽게 아치가 되도록 한다. 목은 편안하고 중립을 유지해야 한다.
3. 발을 발판에 놓고 적당한 높이로 조정한다. 개인의 신체 구조에 따라 발을 높게 또는 낮게 설정할 수 있다. 적절한 발 위치를 통해 각 반복의 전체 가동범위 동안 대퇴골과 경골을 90도(또는 그 이상)로 유지할 수 있어야 한다.
4. 발은 어깨너비로 벌리거나, 서로 가깝게, 또는 어깨너비보다 넓게 벌릴 수 있다. 각각의 발 위치는 대퇴사두근 및 기타 주요 움직임에 약간의 부하를 준다. 목표에 따라 발을 조정한다.

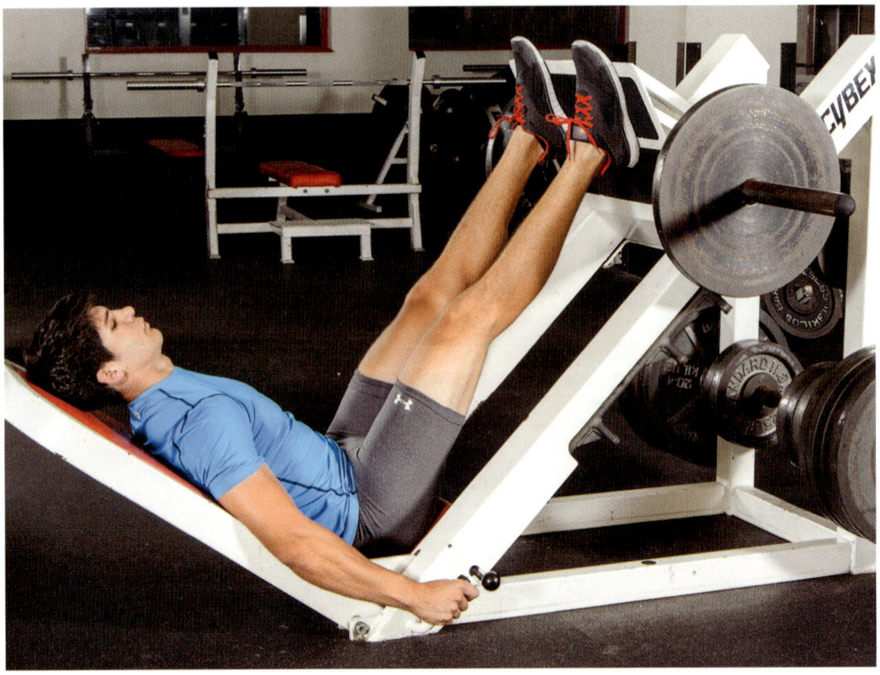

5.9a 레그 프레스 시작 자세

트레이너 권장 사항

- 고객의 신체 정렬을 확인한다.
- 고객이 동작을 시작할 준비가 되면 무릎을 꿇고 런지 자세를 취하고 한 손은 고객이 올바른 신체 자세를 유지할 수 있도록 보조한다. 다른 손은 발판에 놓는다.
- 고객이 지치고 무게가 무거워지는 것처럼 보이면, 일어나서 두 손으로 발판에서 자리를 잡도록 보조할 수도 있다. 고객을 주의깊게 관찰하고 있어야 한다.

영상 5.9
레그 프레스의 2UP/1DN, EE 및 SUP 방법에 대한 것은 온라인 영상 5.9 참조.

운동 동작

1. 무릎을 90도로 굽히거나, 최대 가동범위에 도달할 때까지 다리를 내린다. 허리와 어깨는 전체 가동범위 중에 등받이에 계속 닿아 있어야 한다. 발뒤꿈치를 항상 발판에 닿게 한다. 햄스트링이 늘어나는 것을 느껴야 한다.
2. 동작의 맨 아래 부분에서 햄스트링, 대둔근, 대퇴사두근을 사용하여 발판을 다시 시작 자세로 올린다.

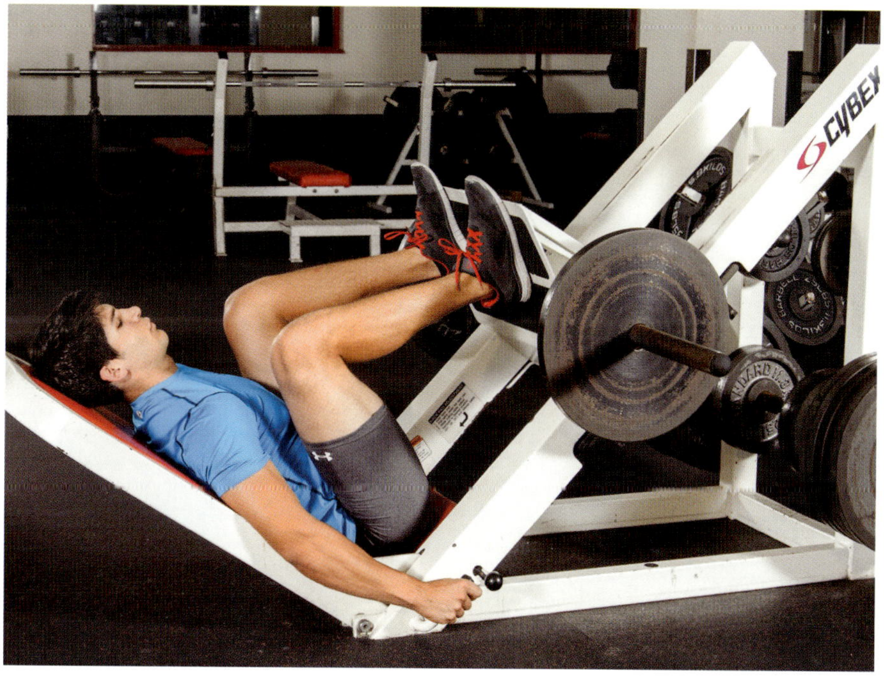

5.9b 레그 프레스 종료 자세

운동수행력 향상을 위한 조언

- 머리와 목을 중립 위치에 유지한다.
- 무릎을 발목과 일직선으로 유지한다.
- 반복할 때마다 발꿈치를 발판에 고정한다.
- 항상 어깨와 허리를 등받이에 대고, 허리는 자연스럽게 아치를 유지하며, 과신전을 피해야 한다.

5.10 레그 익스텐션

(2UP/1DN, CON–ECC, EE, SUP)

시작 자세

1. 원하는 경우 다리를 패드 아래에 놓고 손으로 사이드바를 잡고 앉는다. 발바닥은 정강이를 따라 발목 바로 위까지 내려와야 한다.
2. 다리는 무릎 관절을 축으로 90도가 되게 한다.

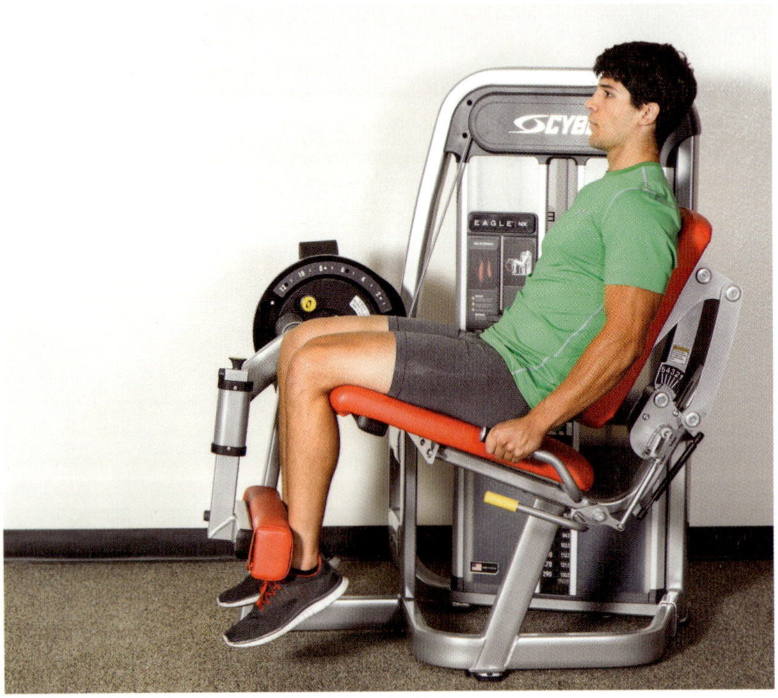

5.10a 레그 익스텐션 시작 자세

트레이너 권장 사항

- 운동 시작 전에 고객이 풋패드의 위치를 올바르게 했는지 확인한다.
- 고객이 등받이에 완전히 지탱할 수 있게 적절하게 조정되었는지 확인한다.
- 가동범위가 적절한지 관찰한다. 다리를 과신전하거나 무게추를 강하게 내리치는 것을 피하도록 고객을 지도한다.
- 다양성을 위해 고객의 발 위치를 변화해서 사용할 수 있다(예: 바깥쪽, 안쪽, 표준).

운동 동작

1. 대퇴사두근육을 사용해 다리를 완전히 편다. 무릎은 부드럽게 유지하거나 중립 자세를 취한다. 무릎 관절을 잠그거나 과신전하지 않는다.
2. 시작 자세로 천천히 내린다. 근육에 일정한 긴장을 유지하려면 스택에 무게를 싣지 않는다.

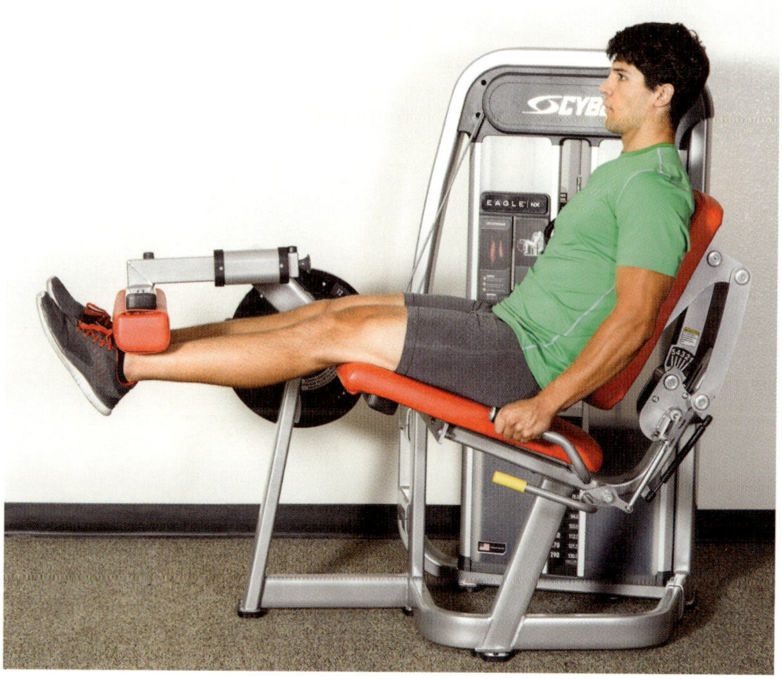

5.10b 레그 익스텐션 종료 자세

운동수행력 향상을 위한 조언

- 가벼운 무게로 시작한다.
- 레그 익스텐션은 고립 운동이다. 따라서 큰 부하를 줘서 움직이는 것보다 전체 가동범위로 근육을 수축하는 데 더 집중해야 한다.
- 무릎을 과신전하거나 관절을 잠그지 않는다.

5.11 라잉 햄스트링 컬
(2UP/1DN, CON–ECC, EE)

시작 자세

1. 머신을 키에 맞게 조정하고 풋패드 레버가 발목 바로 위에 있는 상태에서 엎드려 눕는다.
2. 벤치에 배를 평평하게 유지하고 다리를 완전히 펴고 머신의 측면 손잡이를 잡는다.
3. 배측굴곡을 사용하여 발을 구부려 햄스트링 근육의 참가를 증가시킨다.

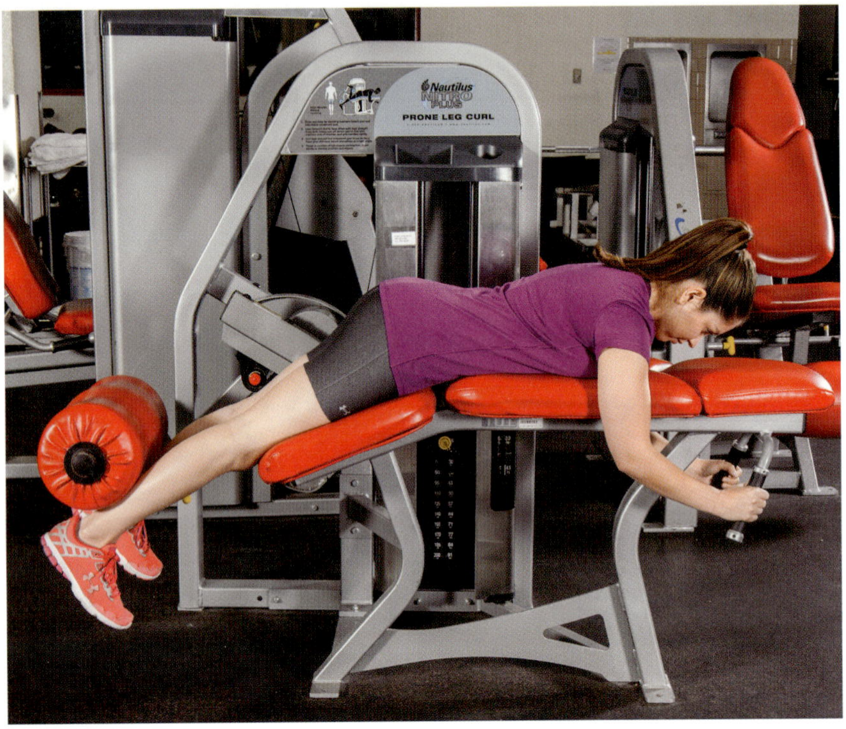

5.11a 라잉 햄스트링 컬 시작 자세

트레이너 권장 사항

- 고객이 운동을 시작하기 전에 풋패드가 발목에 적절한 위치에 있는지 확인한다.
- 고객이 움직임의 상단에서 햄스트링을 완전히 단축하고 하단에서 길게 하면서 최적의 가동범위를 수행하는지 확인하기 위해 관찰한다.

운동 동작

1. 햄스트링을 수축하며 다리를 완전히 굴곡하여 최대한 수축한다. 허벅지 위쪽과 복부는 머신 패드에 완전히 밀착된 상태를 유지한다.
2. 햄스트링을 늘리면서 다리를 시작 자세로 다시 신장시킨다.

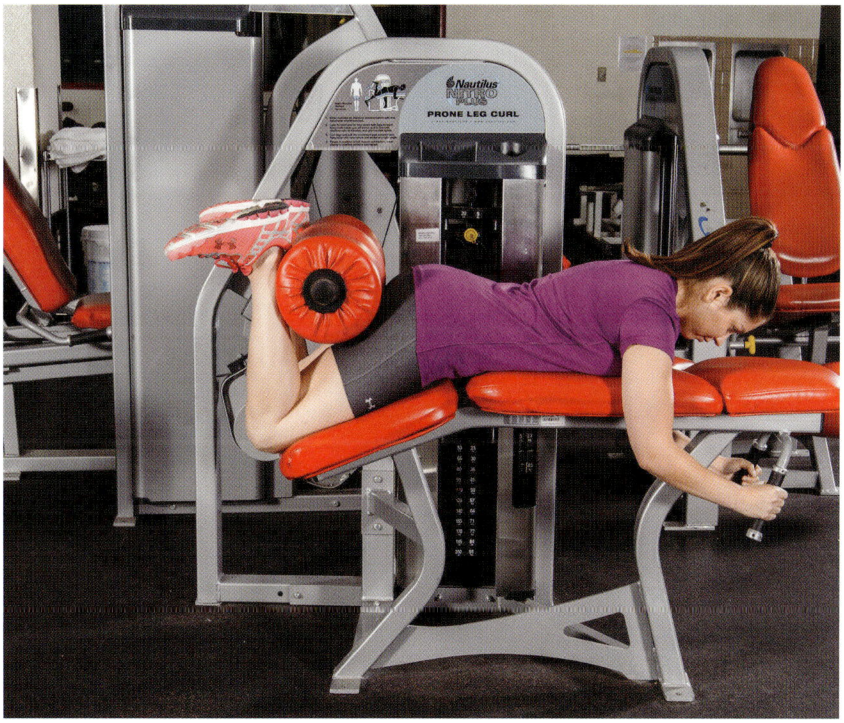

5.11b 라잉 햄스트링 컬 종료 자세

운동수행력 향상을 위한 조언

- 햄스트링 수축을 증가시키기 위해 발목을 배측굴곡한다.
- 허리의 반동을 하지 않고, 햄스트링으로만 들어 올릴 수 있는 중량을 사용한다.

5.12 스탠딩 카프 레이즈

(2UP/1DN, CON-ECC, EE, SUP)

시작 자세

1. 카프 레이즈 머신의 패드레버를 키에 맞게 조정한다.
2. 패드 아래에 어깨를 대고, 발끝이 앞을 향하도록 한다. 발볼은 발판 위에 두고 발뒤꿈치는 가장자리 밖에 놓는다.

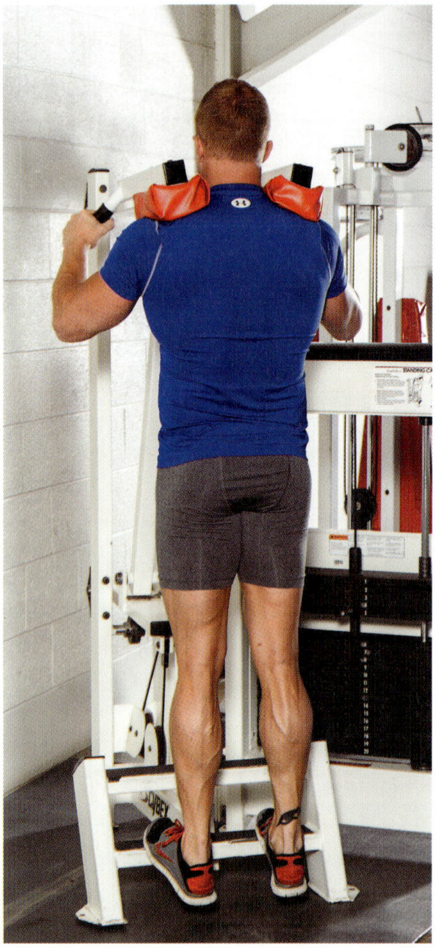

5.12a 카프 레이즈 시작 자세

트레이너 권장 사항

- 카프 레이즈는 허리에 내재된 위험을 수반하기 때문에 운동하는 동안 고객은 상체를 곧게 펴고 무릎을 구부린 상태를 유지하는지 면밀히 관찰한다.
- 고객에게 허리 문제가 있는 경우 시티드 카프 레이즈 또는 시티트 카프 익스텐션이 더 나은 선택일 수 있다.
- 고객이 가동범위 전체를 사용하는지 확인한다. 중량이 너무 무거우면 움직임이 종종 짧아지고 목표 근육에 효과가 적어진다.

운동 동작

1. 어깨를 패드에 대고 종아리 근육을 수축시켜 발끝으로 올라간다. 무릎은 약간 구부린 상태를 유지해야 하며 잠기지 않아야 한다.
2. 올라갈 때 발목을 최대한 편다. 상체와 무릎은 항상 고정된 상태를 유지한다. 모든 움직임은 발목 관절에서만 일어나야 한다.
3. 천천히 시작 자세로 돌아가 종아리를 최대한 늘린다.

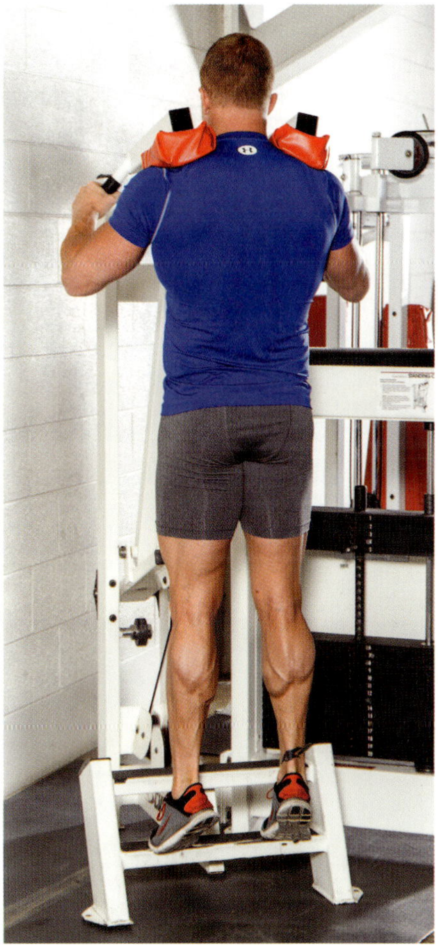

5.12b 스탠딩 카프 레이즈 종료 자세

운동수행력 향상을 위한 조언

- 동작을 하는 동안 등을 둥글게 하고 무릎을 완전히 펴는 것을 피한다. 이러한 위험을 피하려면 적절한 무게를 선택한다.
- 각 반복에서 완전한 수축과 완전한 이완을 시켜야 한다.
- 종아리 바깥쪽을 더 자극을 주기 위해 발가락을 안쪽으로 기울여 운동하거나 안쪽 종아리를 자극하기 위해 발가락을 짚은 상태에서 운동할 수 있다.

근력 트레이닝을 위한 상지와 하지 운동 루틴

스트렝스 트레이닝 루틴 예시는 완전한 상체 및 하체 근력 트레이닝을 제공하도록 설계되었다. 각 방법의 휴식은 48~72시간을 해야 한다. 따라서 본 프로그램은 월요일과 수요일에 상체 루틴을 적용하고 화요일과 목요일에 하체 루틴을 적용할 때 가장 효과적이다. 세션 사이에 더 많은 시간이 필요하다면 월요일과 목요일에 상체 루틴을 수행하고 화요일과 금요일에 하체 루틴을 수행하는 것이다.

근력 증가를 목적으로 더 무겁고 강도 높은 3가지 신장성 트레이닝 방법을 사용하는 것을 권장한다. 비록 이러한 테크닉들이 의미 있는 과부하 자극을 제공하지만, 이들이 생성하는 더 큰 힘(더 높은 외부 부하로 인해)이 과도할 수 있어 고객에게 과도한 근육통 또는 과잉 훈련 증후군의 전조가 될 수 있다. 힘든 운동 사이에 항상 충분한 회복을 계획한다. 근력의 과부하 메조사이클 동안 피로의 기본적인 징후를 관찰하는 것이 도움이 된다. 피로는 신체적 또는 정신적 성능의 감소로 나타날 수 있다.

하나의 근력 트레이닝 프로토콜은 3가지 신장성 트레이닝 방법을 2~4주 후에 1~2주 동안 전통적인 CON-ECC 트레이닝을 할 수 있다.

사례 연구: 고객 프로파일과 목표

마이클은 30세 공무원으로 하루 8시간 동안 책상에서 업무를 본다. 신장은 188cm, 체중은 81.6kg이며, 대학 시절 럭비, 농구, 야구와 같은 스포츠 활동을 했었다. 그는 스포츠를 시작한 이후 계속 활동하고 있으며, 주에 2~3번 저항 트레이닝을 한다. 마이클의 목표는 전반적으로 스트렝스를 향상시키는 것이다. 때문에 트레이너와 트레이닝을 하기 위해 주 2회 시간을 배정했다. 마이클은 부상이나 신체적인 제한이 없는 상태이다. 그리고 전통적인 CON-ECC로 기초 저항 트레이닝 프로그램 메조사이클을 완료했다. 트레이너는 마이클의 전반적인 신체 스트렝스를 결정하고 약점을 파악하기 위해 주요 근육군의 1RM을 측정하였다.

신장성 트레이닝을 강조하는 스트렝스 프로그램 3주 메조사이클

요일	운동	세트	반복	테크닉
월	벤치 프레스	4~5	2~3	SUP(보조를 위해 스포터 사용)
	오버헤드 프레스	4~5	3~6	EE
	라잉 트라이셉스 익스텐션	4~5	5~6	EE
	바디웨이트 싯업	4~5	15~20	CON-EE
화	와이드 그립 랫풀다운	4~6	5~6	EE
	벤트 오버 바벨 로우	4~6	5~6	EE
	바벨 컬	3~5	2~3	SUP(보조를 위해 스포터 사용)
	플랭크	4~6	30~60초	
수	바벨 백 스쿼트	4~6	1~3	SUP(보조를 위해 스포터 사용)
	레그 프레스	4~6	5~6	EE
	스탠다드 데드리프트	4~5	3~5	EE
	시티드 햄스트링 컬	4~6	5~6	2UP/1DN
목	오프			

요일	운동	세트	반복	테크닉
금	인클라인 스미스 머신 프레스	4~6	4~6	2UP/1DN
	시티드 숄더 프레스	4~6	4~6	2UP/1DN
	풀업(바디웨이트 또는 중량)	4~6	5~6	EE
	트라이셉스 케이블 프레스 다운	4~6	5~6	EE
	덤벨 해머 컬	4~6	5~6	EE
토	바벨 프론트 스쿼트	4~6	3~6	EE
	워킹 런지	4~6	5~6 한쪽당	EE
	레그 익스텐션	4~6	5~6 한쪽당	2UP/1DN
	스탠딩 카프 레이즈	4~6	5~6 한쪽당	2UP/1DN
	레그 레이즈	4~5	6~10 반복	EE
일	오프			

메인 운동 루틴으로 전환하기 전에 고객의 운동에 다양성을 추가하는 데 사용할 수 있는 운동 변경 목록이 있다. 이러한 운동은 체력 수준 적응, 근골격계 고려 사항 또는 운동수행능력 향상과 같은 고객의 다양한 요구 사항과 목표를 충족하기 위한 옵션을 제공한다. 운동 변경은 근육에 다른 자극을 제공하며, 일부 고객의 근골격계 체력을 향상시키거나 트레이닝 정체 현상을 극복하는 데 필요할 수 있다. 이러한 운동들은 또한 저항 트레이닝을 설계할 때 유연성과 창의성을 발휘할 수 있다. 효과적인 운동과 저항 트레이닝 프로그램은 각 고객의 체력 상태를 다루기 위해 주기적으로 변경해야 한다.

운동	운동 변경 목록
상지 근력 트레이닝 운동	
벤치 프레스	인클라인 벤치 프레스, 덤벨 벤치 프레스
오버헤드 프레스	머신 시티드 숄더 프레스, 덤벨 숄더 프레스
벤트 오버 바벨 로우	원암 덤벨 로우, 시티드로우
와이드 그립 랫풀다운	클로즈그립 랫풀다운, 풀업
바벨 바이셉스 컬	덤벨 바이셉스 컬, 해머 컬
라잉 트라이셉스 익스텐션	머신 트라이셉스 익스텐션, 트라이셉스 스트레이트 바 프레스 다운
하지 근력 트레이닝 운동	
바벨 백 스쿼트	바벨 프론트 스쿼트, 오버헤드 스쿼트, 스미스 머신 스쿼트
스탠딩 데드리프트	루마니안 데드리프트, 덤벨 데드리프트
레그 프레스	런지, 한 번에 한 발씩
레그 익스텐션	한 번에 한 발씩
라잉 햄스트링 컬	시티드 햄스트링 컬, 원레그 햄스트링 컬
스탠딩 카프 레이즈	시티드 카프 레이즈, 원레그 카프 레이즈

루틴 A

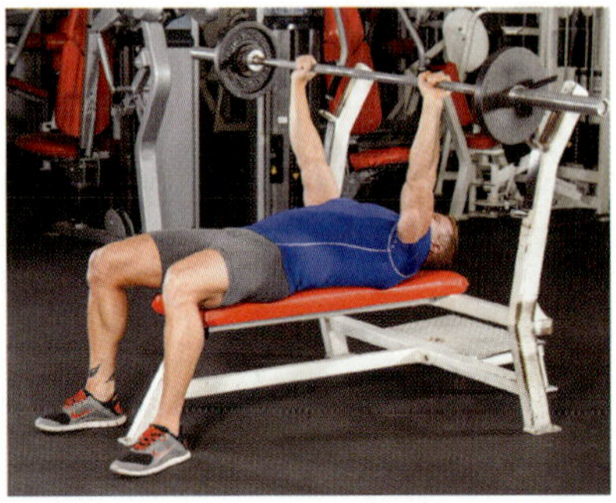

1 벤치 프레스

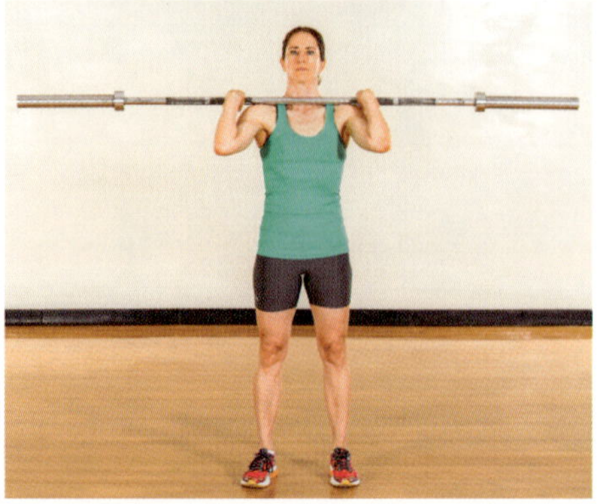

2 오버헤드 프레스

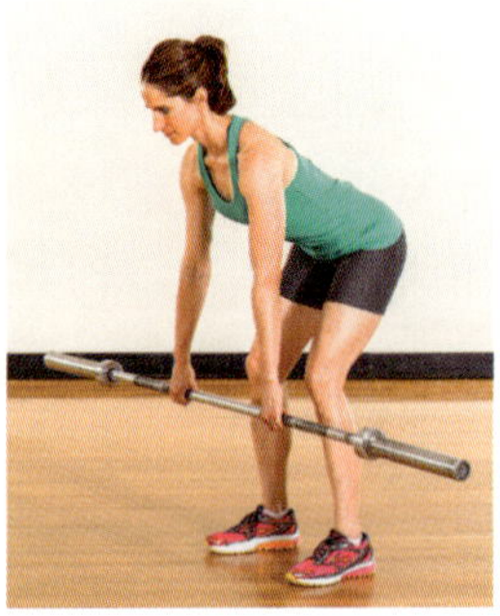

3 벤트 오버 바벨 로우

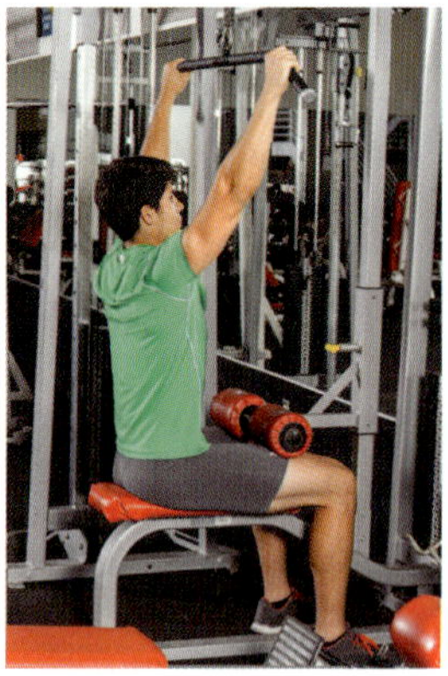

4 와이드 그립 렛풀다운

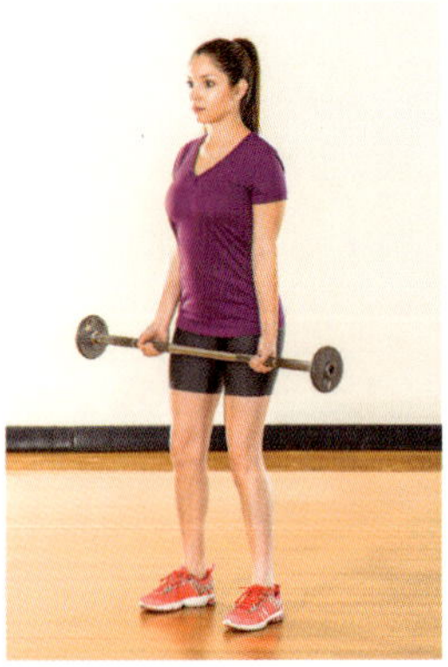

5 바벨 컬

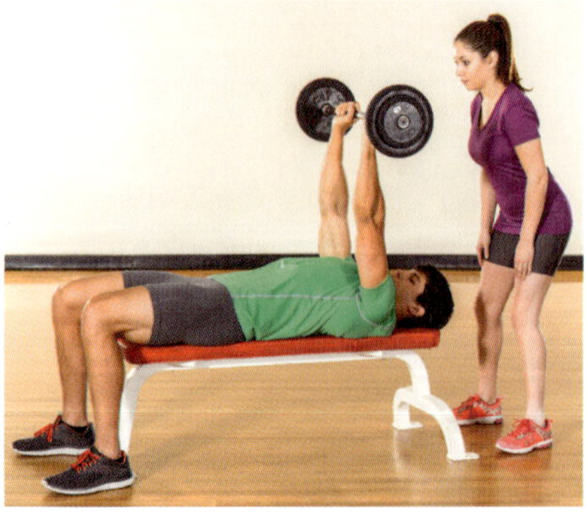

6 라잉 트라이셉스 익스텐션

루틴 B

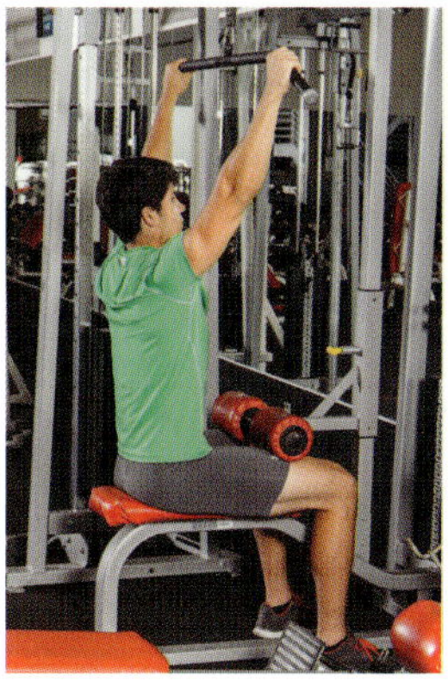

1 와이드 그립 렛풀다운

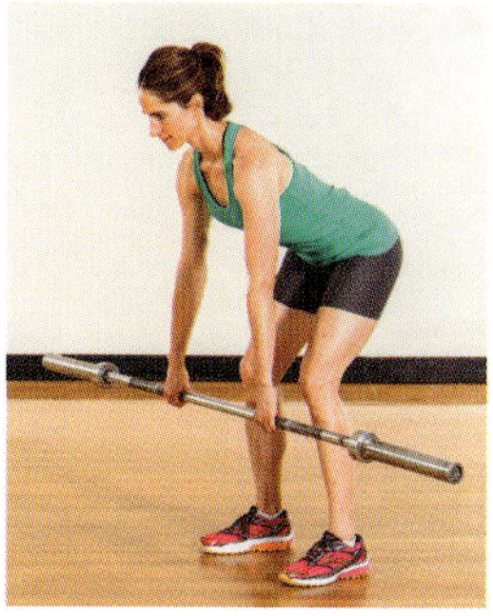

2 벤트 오버 바벨 로우

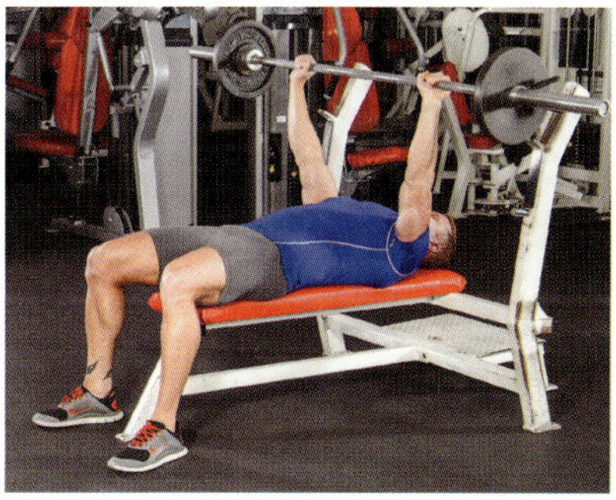

3 벤치 프레스

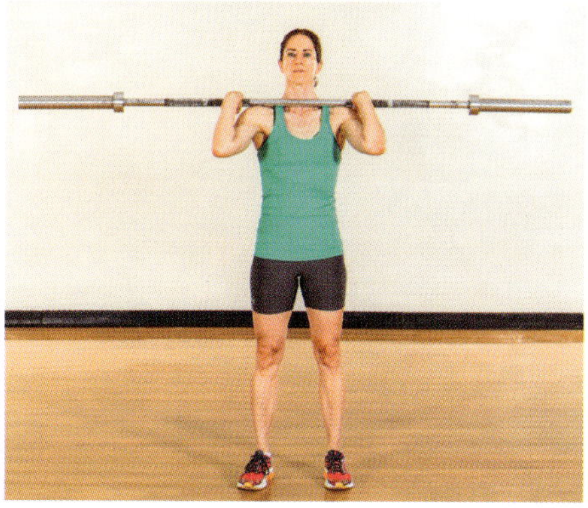

4 오버헤드 프레스

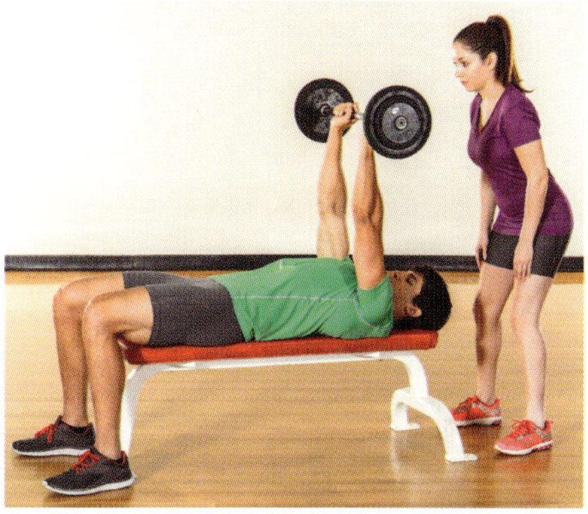

5 라잉 트라이셉스 익스텐션

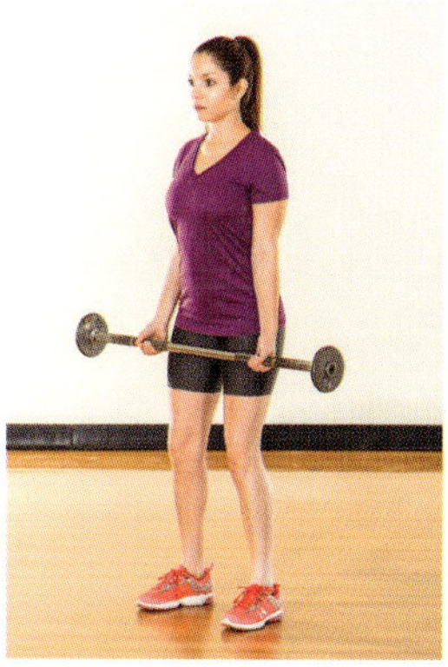

6 바벨 컬

From L. Kravitz and A. Bubbico, 2015, *Essentials of Eccentric Training* (Champaign, IL: Human Kinetics).

하지 근력

루틴 A

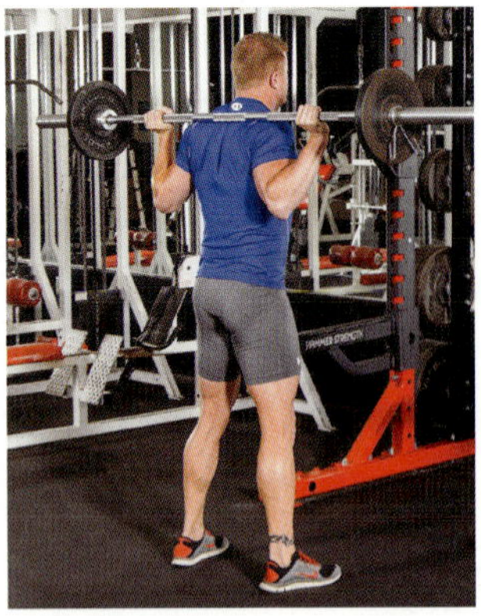

1 바벨 백 스쿼트

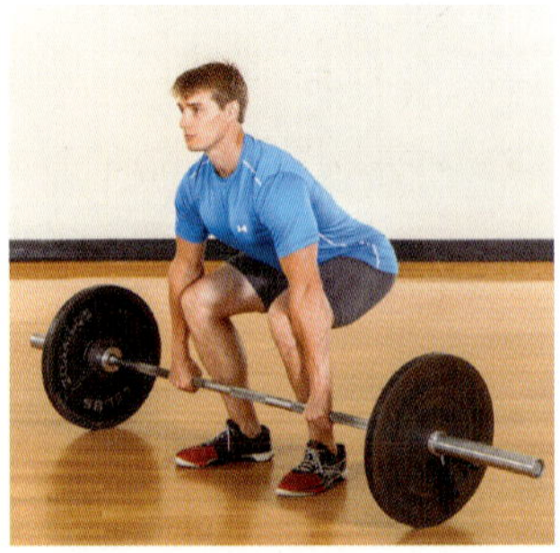

2 스탠딩 데드리프트

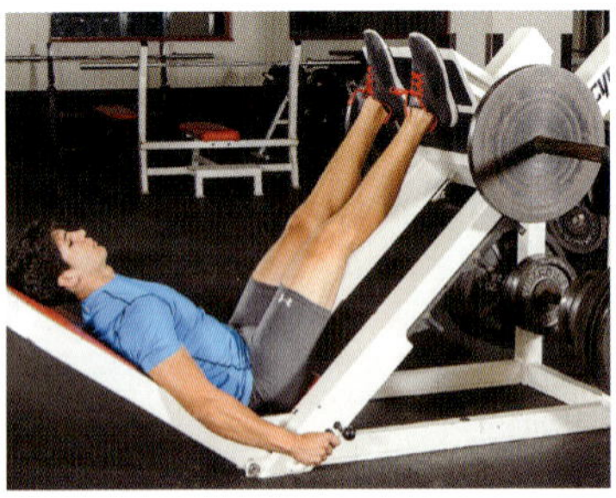

3 레그 프레스

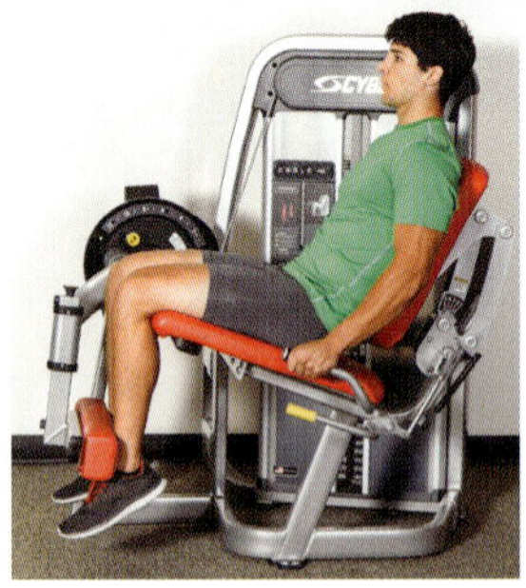

4 레그 익스텐션

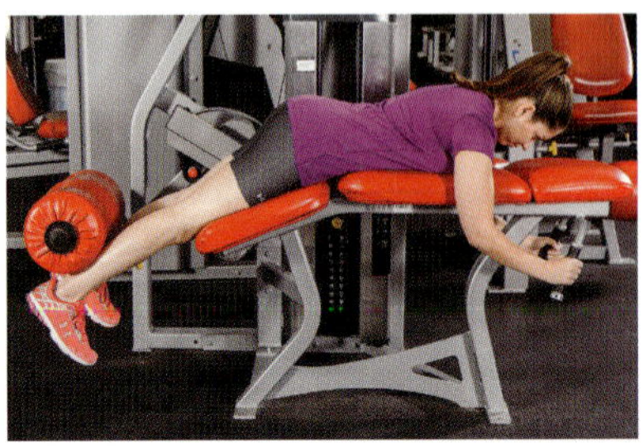

5 라잉 햄스트링 컬

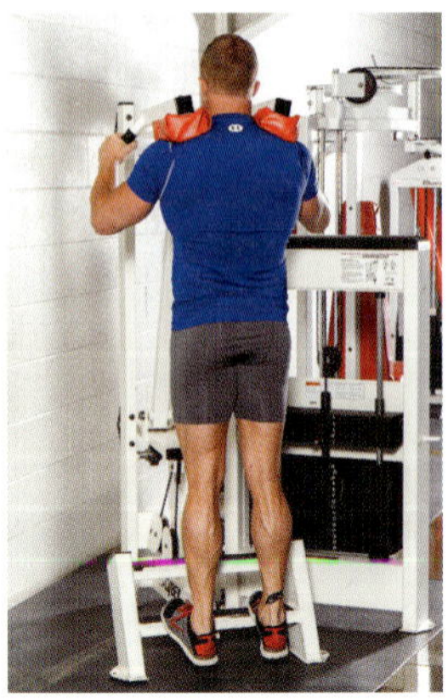

6 스탠딩 카프 레이즈

From L. Kravitz and A. Bubbico, 2015, *Essentials of Eccentric Training* (Champaign, IL: Human Kinetics).

하지 근력

루틴 B

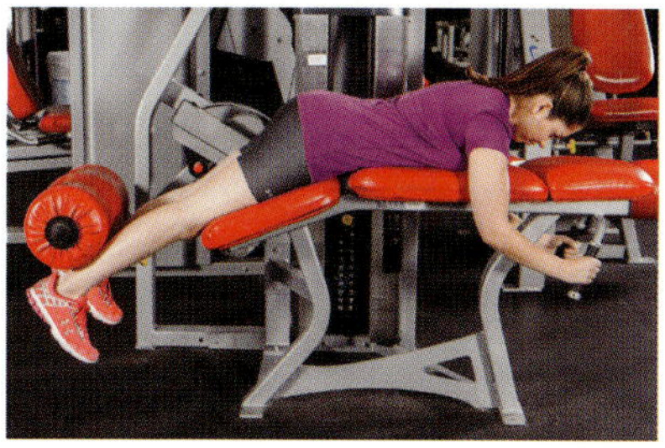

1 라잉 햄스트링 컬

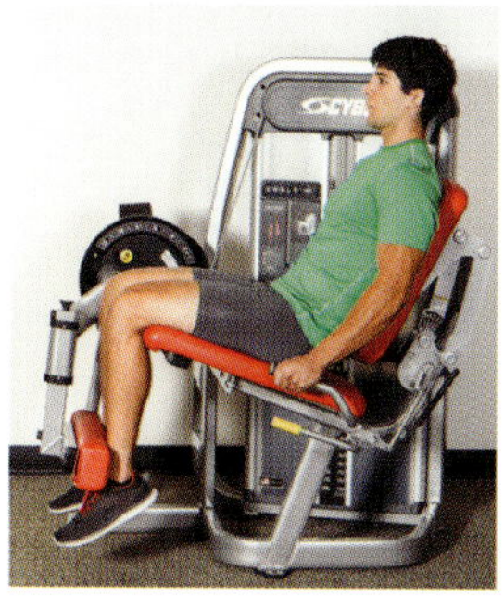

2 레그 익스텐션

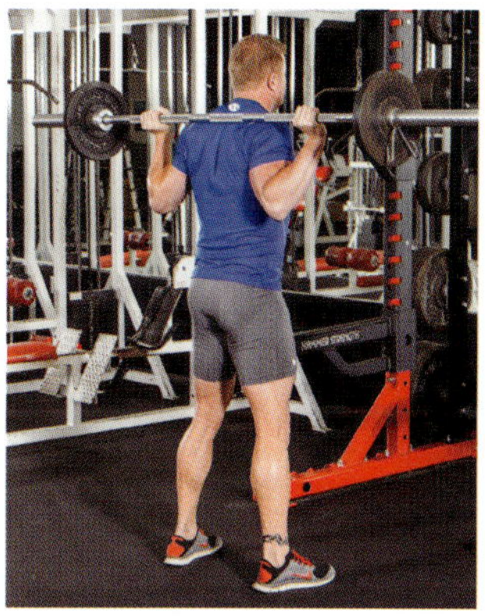

3 바벨 백 스쿼트

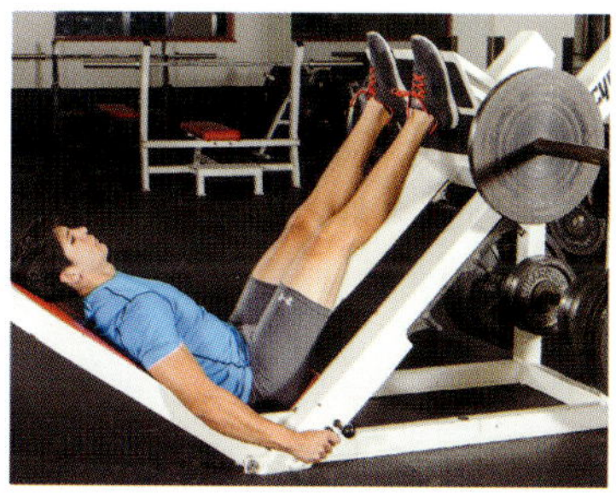

4 레그 프레스

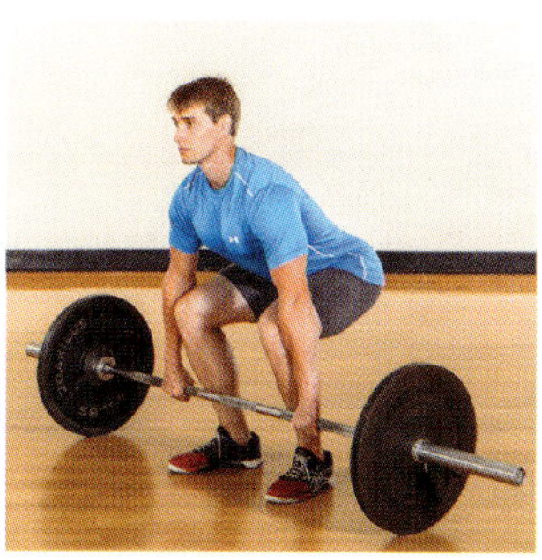

5 스탠딩 데드리프트

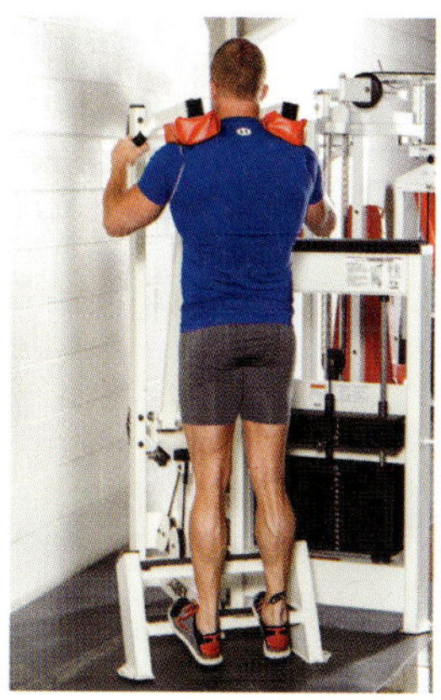

6 스탠딩 카프 레이즈

From L. Kravitz and A. Bubbico, 2015, *Essentials of Eccentric Training* (Champaign, IL: Human Kinetics).

6

지구력을 위한 신장성 훈련

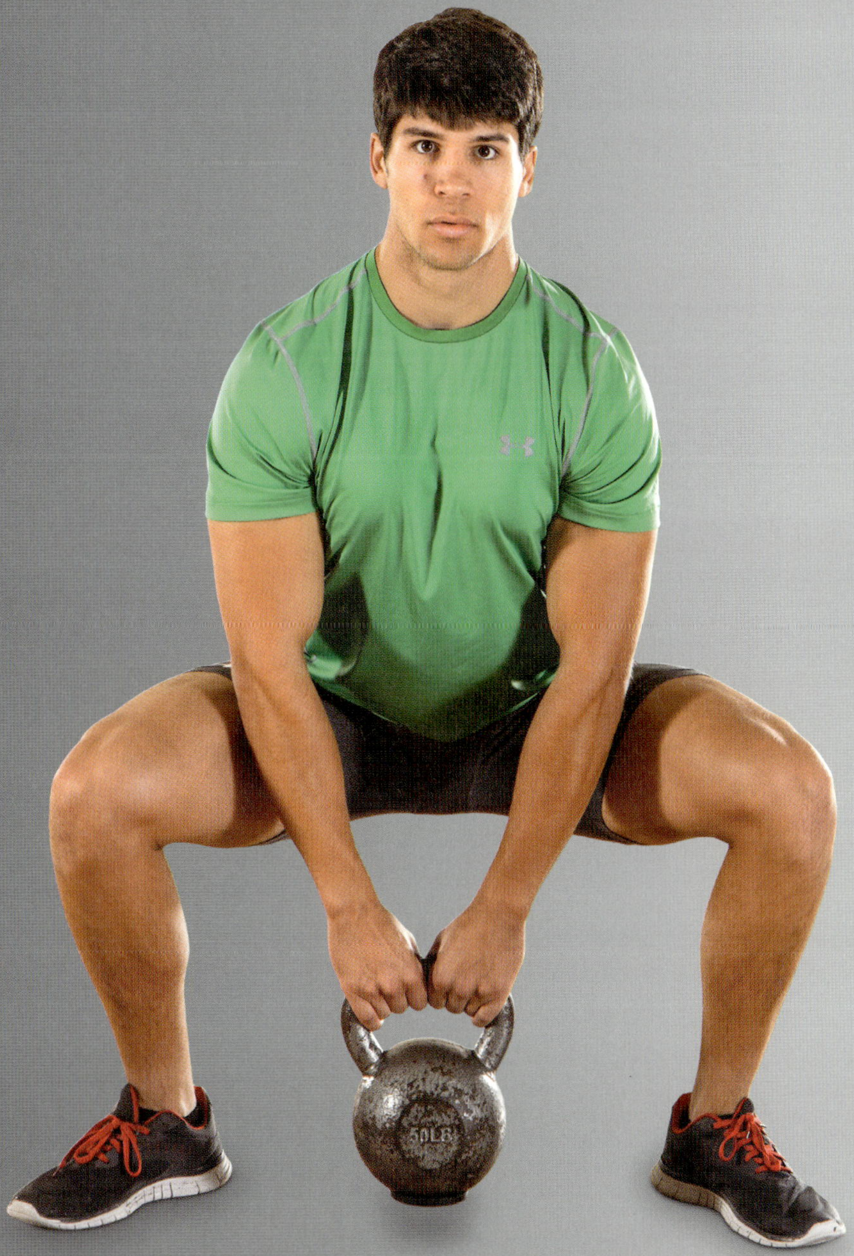

지구력에 대한 신장성 운동의 효과는 매우 중요한 부분이다. 견고한 지구력의 기반을 갖는 것은 최적의 성능을 위해 필수적이다. 또한 지구력 훈련은 현재 인기가 높으며 미래 훈련의 새로운 기반이 될 수 있다.

여러 연구에서 신장성 훈련이 개인의 지구력 활동의 지속 능력을 직접적으로 향상시킬 수 있음을 증명하였다. 호스트만Horstman과 연구자들(2001)은 신장성 훈련과 관련된 대사 스트레스(예: 수고 이온 및 CO_2 축적)가 기존의 단축성 운동과 관련된 것보다 훨씬 낮다는 사실을 발견했다. 이러한 감소된 신진대사와 스트레스는 개인이 보다 많은 운동 프로그램을 실행해야만 효과를 얻을 수 있게 한다. 많은 무게를 사용하여 더 오랜 시간 운동을 해야만 한다.

이에 대한 추가 자료는 드렉셀Drexel과 연구자들(2008)은 내리막 걷기(신장성 수축이 진행)가 오르막 걷기(단축성 수축이 진행)보다 덜 힘들다는 것을 발견했다. 내리막길 걷기의 특성은 자신의 체력을 향상시키기 위해 앉아 있거나 컨디션이 좋지 않은 대상자를 위한 운동의 대안이 될 수 있다.

신장성 운동은 또한 LDL 콜레스테롤('나쁜' 콜레스테롤)을 감소시켜주고 포도당의 내성(근육 세포가 포도당을 흡수하는 능력)을 개선할 수 있다(Zeppetzauer et al., 2013). 결과적으로 건강상의 심장 질환 및 당뇨병의 위험 감소와 관련이 있을 수 있다는 임상 결과를 가지고 있다.

달리기 선수의 경우 신장성 운동의 프로토콜이 일반적으로 지구력의 훈련의 구성 요소로 사용된다. 예를 들어, 부상이나 시간 제약으로 인해 많은 양의 달리기 훈련을 할 수 있는 능력이 저하된 운동선수는 자신의 운동 능력을 향상시키기 위해 신장성 운동을 통해 기능을 향상시킬 수 있다. 신장성 수축은 작용하는 근육을 강화시킬 뿐 아니라 비슷하거나 더 큰 힘에서 잠재적인 손상을 견딜 수 있는 근육의 능력 또한 향상시킨다(McHugh, 2003; Pettitt, Symons, Eisenman, Taylor, & White, 2005). 이 과정은 4장에서 반복된 시합 효과의 실질적인 논의 결과의 이점을 제공한다. 근육의 잠재적인 손상에 저항할 수 있는 이러한 능력은 지구력 운동선수에게 매우 중요할 수 있다.

운동 프로그램 설계

모든 운동 프로그램은 운동을 수행하기 전에 2가지 요소가 필요하다.

1. 전신 워밍업: 운동자는 일반 에어로빅을 5~10분간 진행해야 한다(예: 자전거 타기, 조정, 달리기, 일렙티컬 또는 기타 다관절 운동 활용).
2. 지구력 훈련을 위한 특정 워밍업: 운동자는 평소 들어 올리는 것의 약 50~60%로 운동의 1~2개의 전통적인 워밍업 세트(즉, 단축성 단계에 이어서 신장성 단계)를 수행해야 한다. 힘줄, 인대, 결합조직, 윤활액 및 주변의 모든 근육과 근막을 포함하는 관절의 열을 올려주어야 한다.

지구력 향상을 목적으로 신장성 운동만 하는 프로토콜을 사용하는 경우는 흔하지 않다. 전체 프로그램의 일부로 신장성 훈련 방법을 정기적으로 적용하면 반복효과를 통해서 지구력과 근육 손상에 대한 저항력이 향상된다. 지구력 향상을 위한 프로그램은 각 운동을 최소 12회 반복하는 2~4세트를 완료하는 것을 말한다. National Strength and Conditioning Association(2008)의 지침에 따르면 세트 사이에 30~60초의 휴식과 함께 최대 1RM의 70% 미만의 강도로 운동할 것을 제안한다.

신장성 훈련을 위한 적용 방법

최적의 저항 훈련을 위한 지침

- 단축성-신장성(CON-ECC): 1~2초 신장과 1~2초 단축
- 신장성 강조(EE): 1초(단축)에서 3초 또는 4초(신장)의 이동 비율
- 초최대치(SUP): 반복 최대치의 105~125%(1~10RM)
- 투업/원다운(2UP/1DN): 최대 반복횟수의 40~50%(1~10RM), 판단에 따라 반대측 또는 동일측 방법을 실시한다.

강사는 고객의 필요와 목적에 따라 훈련 방법을 수정하도록 권장한다. 이러한 목표를 염두에 두고 트레이너에게 다양한 운동 방법을 제공하여 다양한 훈련이 제공된다. 이 장의 뒷부분에 지시된 운동에는 상체에 대한 6가지와 하체에 대한 6가지 운동이 포함되며, 각 운동의 시작 자세, 운동 동작을 제공한다.

지구력 훈련은 고객의 운동 목적을 달성하는 데 필요한 지구력을 생성한다. 근육의 강화를 지속하는 능력은 전반적인 에너지 생산을 향상시키고 초기 피로를 억제한다. 결과적으로 장기간에 걸쳐 반복적으로 수행하는 고객의 근육 능력은 일상활동과 평생 건강한 활동의 측면에서 고객의 운동 수행에 도움을 줄 수 있다.

훈련 시 주의 사항

지구력 운동에 대한 훈련 시 주의 사항이다. 피로 지점을 넘어 지구력 훈련 시 즉, 일부 격렬하게 가르치는 극단적인 프로그램에 참여하는 운동 참가자는 활동성 횡문근융해증(ER)이라는 건강증후군에 취약점을 보였다. ER은 근육 세포막이 분해되기 시작하여 미오글로빈과 같은 일부 단백질이 혈액으로 유출되게 된다(Landau et al., 2012). 이러한 세포 단백질이 혈액으로 누출되면 신장 손상과 심장에 이상이 발생될 수 있다. 즉, 너무 강렬하거나 과도한 반복적인 운동은 ER을 유발시킬 수 있다. ER의 판단은 의료전문가만이 진단할 수 있다. 조기 발견이 중요하기 때문에 트레이너는 ER의 위험이 있는 고객은 의료전문가에게 의뢰하여 즉각적인 진단을 받을 수 있도록 초기에 주의하며 관찰하여야 한다. 전형적인 3대 증상에는 적갈색(콜라색) 소변, 근육통 및 몸의 쇠약이 포함되며, 적갈색 소변은 소변에 미오글로빈이 존재하는 미오글로빈뇨증을 나타낼 수 있다. 이때 트레이너의 권장 사항은 다음과 같다.

- 세트와 운동 사이에 적당한 휴식 시간을 확보한다.
- 다양한 운동 방법으로 지치지 않게 진행한다.
- 피로를 감지하는 신체의 능력을 방해하는 카페인과 에너지 음료를 운동 전 섭취하지 못하게 해야 한다.
- 고객의 기록을 추적하여 성능 저하의 징후를 기록한다.
- ER 증상을 만들 수 있는 고온 환경에서의 고강도 훈련은 주의한다.

핵심 요약

근육의 강화 능력(오랫동안 저항에 대한 강화 유지)은 많은 건강 및 성능상의 이점과 관련이 있다. 근지구력은 장기간 활동을 지속해야 하는 스포츠(예: 축구, 농구, 하키, 배구)를 하는 운동 마니아에게 가장 유익하다. 근지구력 훈련은 신경근 활성화를 향상시킨다.

근지구력 훈련은 근력 훈련을 보완하는 최적의 방법이다. 2가지 유형의 훈련을 통합하면 운동 중 반복되는 근육 강화에 연료를 공급하는 ATP를 전달하는 신체에너지 시스템의 능력이 향상된다.

이 장의 나머지 부분에서는 지구력을 위한 저항 운동에 대한 시범 운동 루틴 및 변경 운동 설명을 제공한다.

지구력 훈련

지구력 근육 구축에는 다양한 반복 영역(예: 활동 및 고객 요구에 따라 12~14, 14~16, 16~18 반복 영역)을 사용하여 근육 섬유의 에너지 용량 특성을 훈련하는 것이 포함된다. 많은 고객과 운동전문가는 노폐물(예: 수소 이온 및 CO_2)의 축적으로 인해 피로도가 많아질 수 있다. 지속적인 지구력 중점 훈련에 근육섬유가 쉽게 적응하며 근육 피로의 영향을 늦추는 동시에 운동 체력을 향상시킨다는 결과를 가져온다. 표 6.1은 지구력을 강조하기 위해 고안된 운동 목록을 제시한다. 운동에 대한 자세한 설명은 다음 쪽에서 설명한다.

표 6.1 지구력을 위한 운동

상체	하체
덤벨 체스트 플라이	스모 스쿼트(덤벨 또는 케틀벨)
시티드 숄더 프레스	스티프 레그 데드리프트
시티드 케이블 로우	워레그 프레스
풀업(맨몸, 중량)	워킹 런지
얼티네이트 덤벨 컬	햄스트링 컬 온 벨
트라이셉스 케이블 푸시다운	시티드 카프 레이즈

6.1

덤벨 체스트 플라이

(2UP/1DN, CON-ECC, EE, SUP)

시작 자세

1. 양손에 덤벨을 들고 손바닥이 서로 마주보도록 플랫 벤치 또는 인클라인 벤치에 누워, 덤벨을 가슴 높이까지 들고 어깨너비로 벌린다.
2. 가슴에서 덤벨을 밀어낸다. 정상에서 멈추고 팔꿈치의 각도는 부담 없는 위치에서 유지한다.

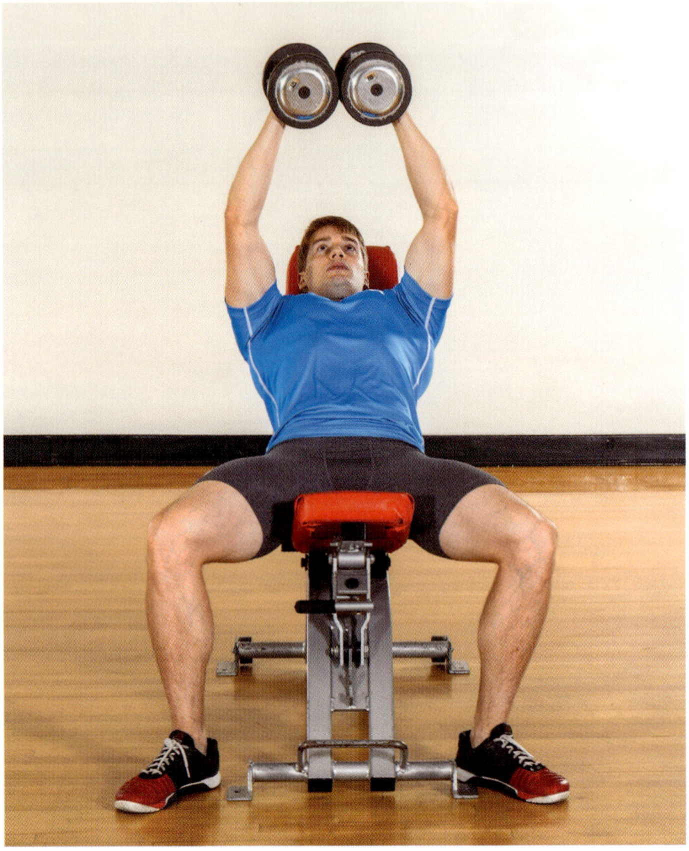

6.1a 덤벨 체스트 플라이의 시작 자세

트레이너 권장 사항

- 고객이 움직임을 수행할 때 고객의 바로 뒤에 서서 손으로 덤벨을 쭉 뻗은 위치로 안내한다. 손목이나 팔꿈치의 보조를 해주며, 고객에게는 어떤 방법이 더 좋은지 확인한다.
- 상향 단계에서 덤벨이 고객의 안쪽으로 무너지지 않도록 해야 하며 무게가 너무 무거워지거나 팔이 예상보다 더 구부러지게 되면 덤벨이 고객의 안쪽으로 무너질 수 있으니 주의해야 한다.

영상 6.1
덤벨 체스트 플라이의 CON-ECC 및 EE 방법은 온라인 영상 6.1 참조.

운동 동작

1. 팔꿈치를 약간 구부린 상태에서 가슴 근육이 당겨지는 느낌이 들 때까지 넓은 원을 그리며 양쪽 팔을 바깥쪽으로 내린다.
2. 가슴 근육을 수축하면서 팔을 시작 자세로 되돌린다.

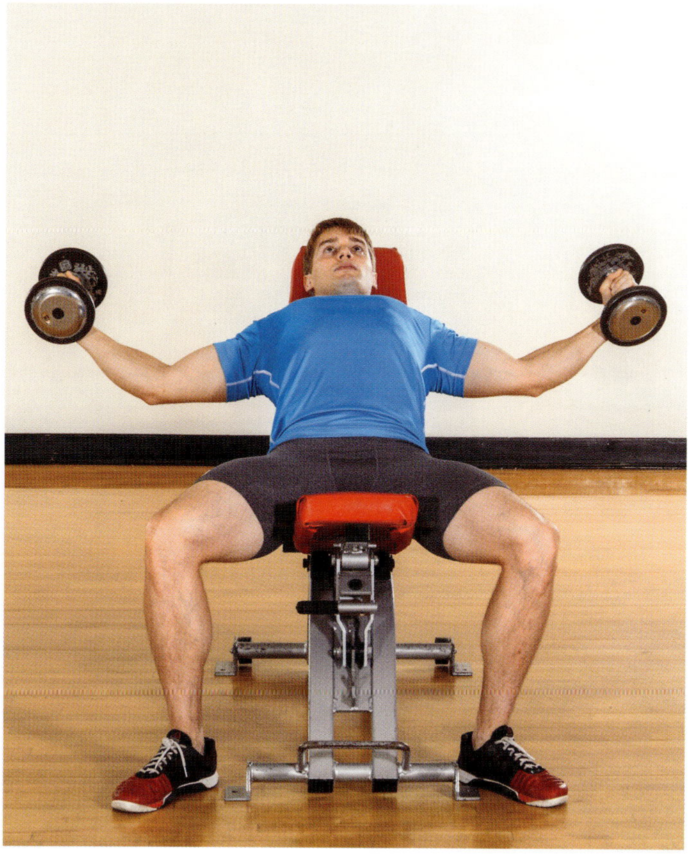

6.1b 덤벨 체스트 플라이의 종료 자세

운동수행력 향상을 위한 조언

- 동작하는 동안 팔은 고정된 상태를 유지해야 하며, 움직임은 어깨 관절에서만 일어나야 한다.
- 신장성 단계에서는 가슴 근육의 늘어나는 것에 집중해야 한다.
- 동작의 정점에서 작은 나무를 안고 있는 모습을 상상해보자. 이 운동은 '트리 포옹'이라고 불리기도 하는 자세이다.

6.2 시티드 숄더 프레스

(2UP/1DN, CON-ECC, EE, SUP)

시작 자세

1. 허리를 완전히 받쳐줄 수 있는 등받이가 있는 벤치에 앉는다.
2. 손바닥을 몸 반대쪽을 향하도록 잡고 손의 위치는 어깨 높이보다 약간 높은 부분으로 바를 위치한다.

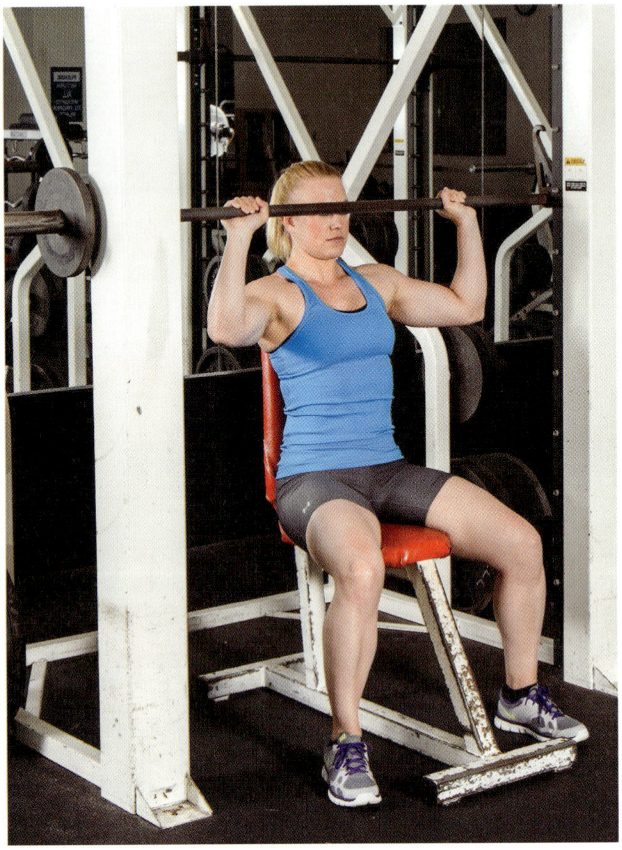

6.2a 시티드 숄더 프레스의 시작 자세

트레이너 권장 사항

- 고객의 뒤에 서서 어깨 상단에 웨이트 바를 위치시키도록 도와주며, 고객의 팔꿈치에 손을 위치하여 준다.
- 고객이 반복을 수행할 때 팔꿈치를 가볍게 터치하여 움직임을 안내한다.
- 다양한 운동 자극을 위해서 덤벨로 이 운동을 할 수도 있다.

영상 6.2
시티드 숄더 프레스의 2UP/1DN, EE 및 SUP 방법은 온라인 영상 6.2 참조.

운동 동작

1. 몸통의 코어 근육의 수축을 단단하게 유지하면서 바가 움직임의 상단에 올 때까지 웨이트 바를 위로 밀어 올린다. 팔꿈치 관절은 완전히 펴주되 팔꿈치가 잠기지 않게 하여야 한다. 이 동작은 팔을 완전히 펴거나 바의 위쪽에서 터치하여 동작을 완료할 수 있다.
2. 제어된 형태로 웨이트 바를 다시 시작 자세로 내린다.

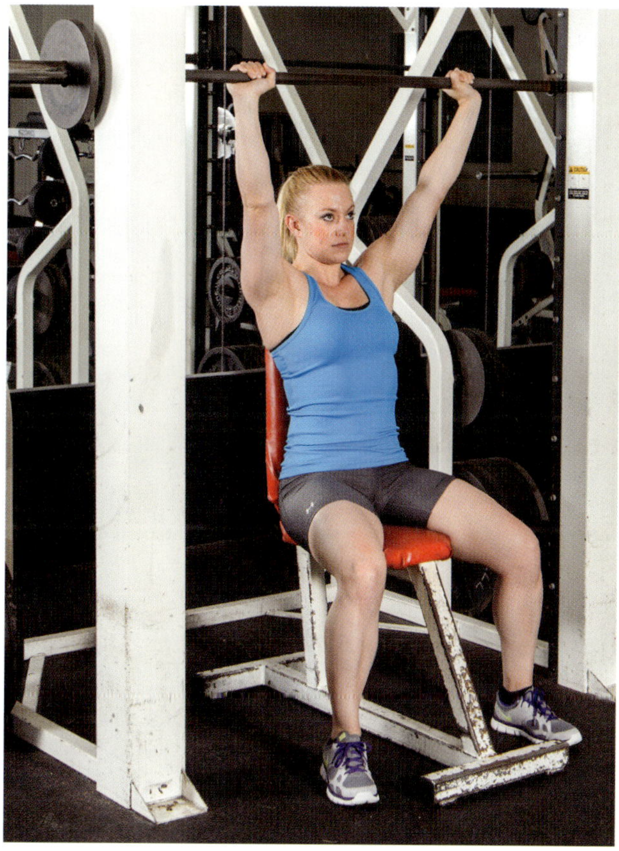

6.2b 시티드 숄더 프레스의 종료 자세

운동수행력 향상을 위한 조언

- 기능을 향상시키고 부상 위험을 줄이려면 항상 코어 근육을 강하게 수축시켜야 한다.
- 다양성을 위해서 앉거나 서서 이 운동을 할 수 있다. 등을 받치고 앉는 것은 초보자와 허리에 문제가 있는 사람들에게도 안전하게 할 수 있는 운동 방법이다.

6.3

시티드 케이블 로우

(CON–ECC, EE, SUP)

시작 자세

1. 케이블형 머신에 클로즈 그립 부착 여부를 확인 후 무릎을 약간 구부린 상태로 머신에 앉아 발을 전면 발판에 올려놓는다.
2. 손을 뻗어 클로즈 그립 손잡이를 잡는다.
3. 팔을 완전히 뻗은 상태에서 상체가 약 90도가 될 때까지 뒤로 앉는다. 이때 가슴을 펴고 코어 근육에 힘을 주어서 똑바로 앉아야 한다.

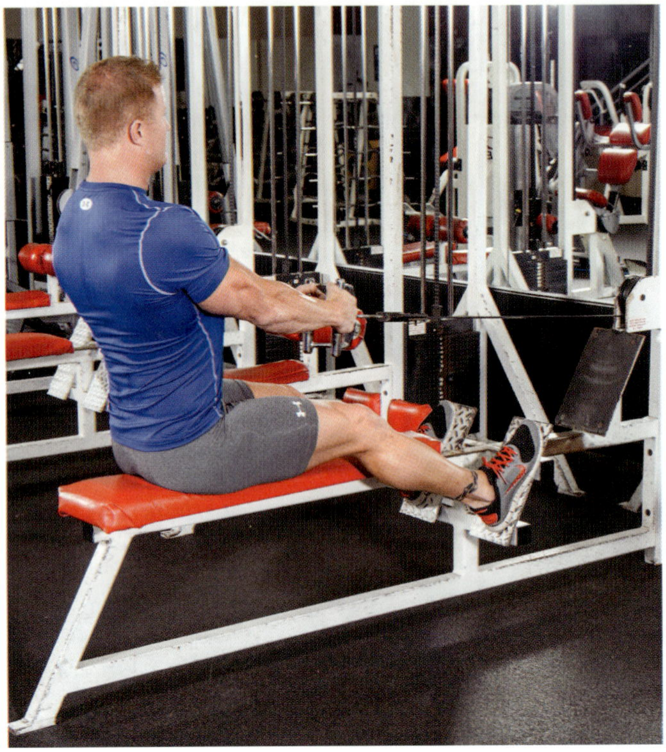

6.3a 케이블 로우의 시작 자세

트레이너 권장 사항

- 고객의 옆에 서서 운동 시작 전에 고객이 가슴을 위로 들어 올리고 무릎을 부드럽게 펴서 구부러지지 않은 상태로 있는지 확인하여야 한다.
- 고객이 각 운동을 반복 수행할 때 무게를 당기는 동안 상체가 앞뒤로 흔들리지 않도록 주의시켜야 한다.
- 운동 동작 진행 시 어려움을 느끼면 그립을 고객의 복부 쪽으로 당길 수 있게 움직임을 도와준다.
- 변형 동작을 위해 다양한 그립(넓은 그립 또는 로프 등)을 사용하여 움직임을 수행할 수도 있다.

영상 6.3
시티드 케이블 로우 운동의 단축성 운동과 신장성 운동 방법은 온라인 영상 6.3 참조.

운동 동작

1. 등 근육을 사용하여 손잡이가 복부에 닿을 때까지 뒤로 완전히 당겨준다. 팔은 보조를 할 뿐 등 근육이 모든 일을 하고 있다고 생각하면서 견갑골을 모아주는 데 집중한다.
2. 천천히 제어된 자세로 팔을 완전히 뻗은 상태에서 케이블을 시작 자세로 되돌리면서 반복해서 운동을 수행한다.

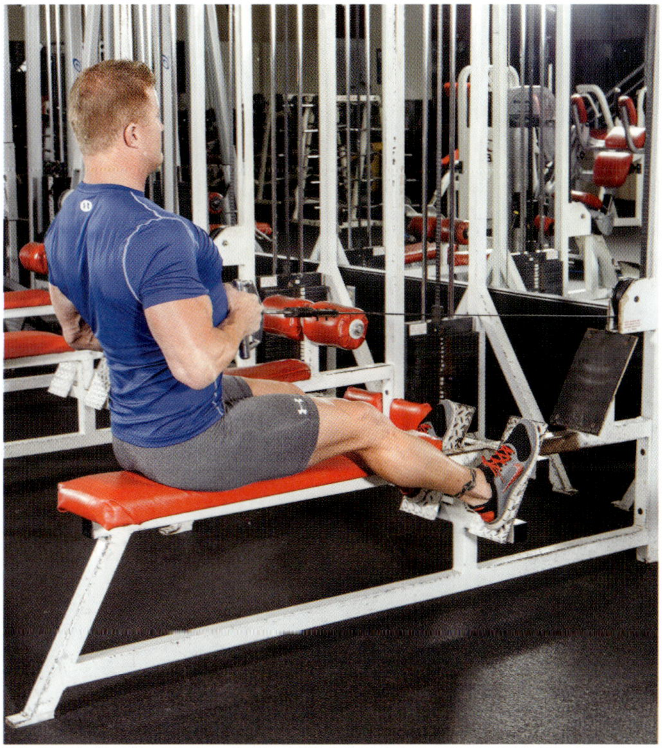

6.3b 케이블 시티드로우의 종료 자세

운동수행력 향상을 위한 조언

- 항상 코어 근육들을 잡아준 상태에서 가슴을 똑바로 세워준다.
- 몸통의 위치가 90도를 유지해주면서, 앞뒤의 반동이 없도록 해야 한다.
- 허리의 부상을 방지하기 위해서 무릎을 다 펴지 말고 부드럽게 유지하며 실시한다.
- 중량 선택 시에 자세가 유지될 수 있는 범위까지 진행한다.

6.4 풀업(체중 및 가중훈련)

(2UP/1DN, CON–ECC, EE, SUP)

시작 자세

1. 상자나 계단 위에 서서 양손의 손바닥이 앞을 향하게 어깨너비보다 넓게 풀업 바를 잡아준다.
2. 팔을 완전히 뻗은 상태에서 몸무게를 느끼며 시작 자세를 준비한다.

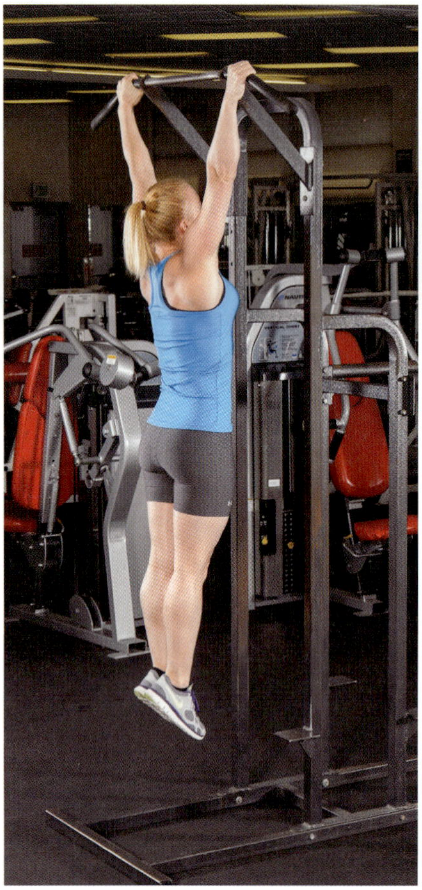

6.4a 와이드 그립 포지션의 풀업 시작 자세

트레이너 권장 사항

- 고객이 풀업을 시작하면 옆으로 서서 올바른 자세를 유지할 수 있게 체크하고, 운동 실행 시 완전한 수축과 움직임을 달성하는지 확인한다. 고객의 피로도가 시작되면 고객이 무릎에서 다리를 구부리게 하며, 무릎관절 아래쪽에 보조를 통해서 위로 이동하는 데 도움을 준다. 단축성 구간에서 도움을 줄 수 있다.
- 풀업 5회를 할 수 없는 고객의 경우 근력 향상을 위해 풀업 보조 머신이나 고무밴드를 사용하도록 추천한다.
- 더욱이 강한 자극점을 가지고 싶은 경우 가슴에서 바까지의 풀업으로 진행해주며, 다양한 변형 동작으로 인해 부상을 초래할 수 있으니 주의해야 한다.
- 풀업의 강도를 높이기 위해서는 무게를 더 추가해서 풀업을 실시한다.

영상 6.4
풀업의 CON-ECC, EE 및 SUP 방법은 온라인 영상 6.4 참조.

운동 동작

1. 허리를 약간 아치형으로 만들고 가슴을 위로 뻗은 상태에서 턱이 바 라인을 넘을 때까지 몸을 바 쪽으로 당긴다.
2. 천천히 제자리로 돌아갈 수 있게 컨트롤하며 진행한다. 광배근이 전부 늘어날 수 있게 해야 한다.

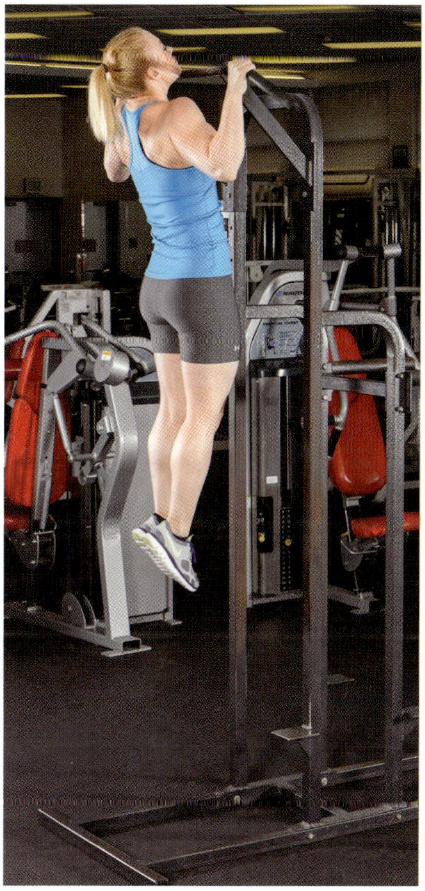

6.4b 와이드 그립 포지션의 풀업 종료 자세

운동수행력 향상을 위한 조언

- 머리 위의 바를 향해 당길 때 가슴을 위로 유지한다.
- 다양한 손 너비 위치로 실행한다.
- 더 많은 자극점을 높이기 위해서는 가슴을 바에 닿게 진행한다.

6.5 얼티네이트 덤벨 컬

(2UP/1DN, CON–ECC, EE, SUP)

시작 자세

1. 양손에 덤벨을 들고 양팔을 양옆으로 뻗은 상태에서 선다.
2. 팔꿈치를 몸에 가깝게 유지하며 어깨, 엉덩이, 무릎관절과 일직선이 되도록 한다.

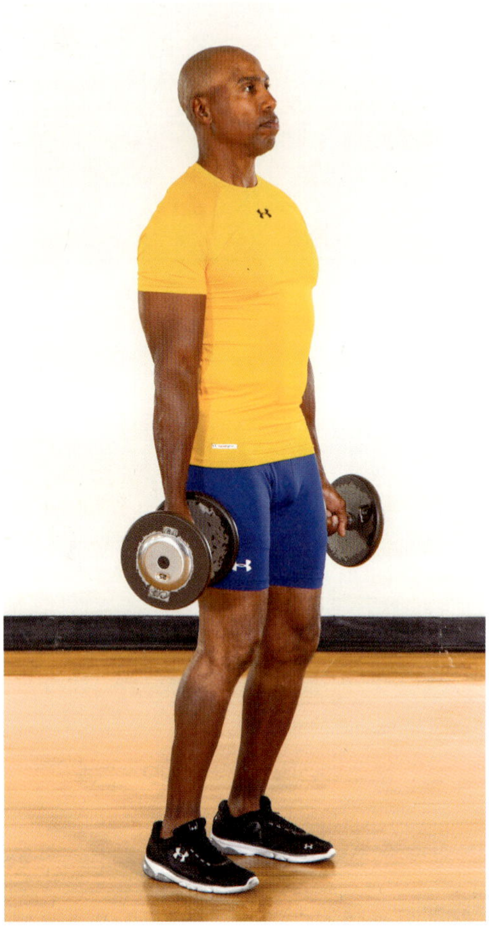

6.5a 덤벨 컬의 시작 자세

트레이너 권장 사항

- 고객이 동작을 시작할 때 옆으로 서서 팔꿈치가 어깨, 엉덩이 및 무릎관절과 일직선이 되도록 확인한다. 팔꿈치 관절 받침점은 고정된 상태로 진행하여야 한다.
- 고객의 운동 시 고객의 앞에 서서 덤벨을 가동범위 상단으로 도움을 줄 수 있다.
- 다양한 자극점을 위해서 해머 동작으로 수행해도 된다. 리버스 그립 컬을 번갈아가면서 진행 시 팔의 굴근에 다양한 자극을 줄 수 있다.
- 추가적인 다양성을 위해 양팔 덤벨 컬과 회외 컬, 해머 컬, 리버스 그립 컬 등을 진행하길 추천한다.

영상 6.5
교차 덤벨 컬의 2UP/1DN, CON-ECC 및 EE 방법은 온라인 영상 6.5 참조.

6.5

운동 동작

1. 팔을 고정된 자세로 유지하며 손바닥이 앞을 향하도록 덤벨을 잡는다(즉, 회외 자세). 한쪽 팔꿈치를 구부리고 이두근이 완전히 수축될 때까지 팔을 구부린다. 정상에 도달 시 손은 회외 자세를 유지해야 한다.
2. 움직임의 최고점에서 이두근을 수축한 다음 다시 천천히 시작 자세로 내린다. 이때 다른 쪽을 수행하며 반복한다.

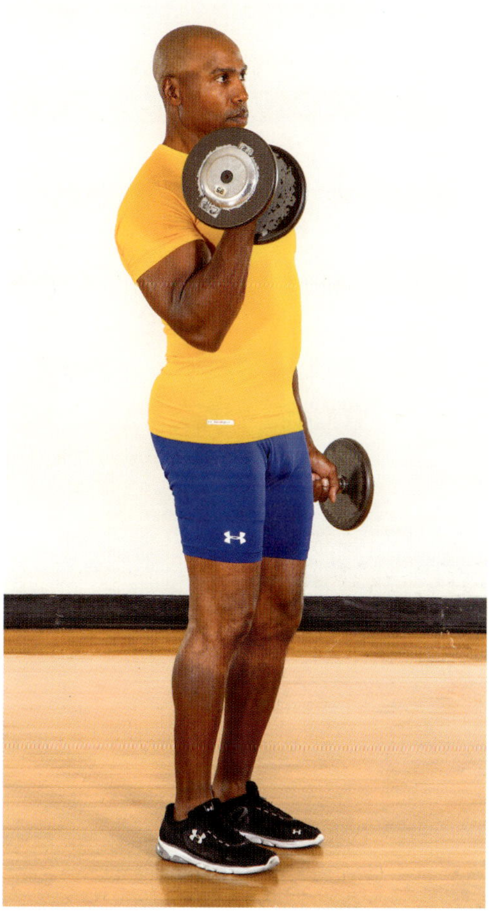

6.5b 얼티네이트 덤벨 컬의 종료 자세

운동수행력 향상을 위한 조언

- 동작은 팔꿈치에서만 나와야 하기 때문에 어깨 관절은 고정된 상태를 유지해야 한다.
- 동작 시 중량을 천천히 컨트롤하며 수행해야 한다.
- 교차 덤벨 컬은 스미스 머신 같은 고정된 머신에서의 운동 변형 동작이다.

6.6 트라이셉스 케이블 프레스 다운

(CON-ECC, EE, SUP)

시작 자세

1. 하이풀리 케이블용 직선 막대 손잡이를 부착하여 사용하며, 어깨너비에서 오버핸드 그립으로 막대를 잡고 몸통에서 90도로 막대를 아래쪽으로 내린다.
2. 동시에 팔꿈치, 어깨, 엉덩이 및 무릎 관절과 일직선으로 가져온다.
3. 팔을 몸 가까이에 위치하며, 바를 잡을 때 팔뚝이 도르래와 평행하여야 한다.

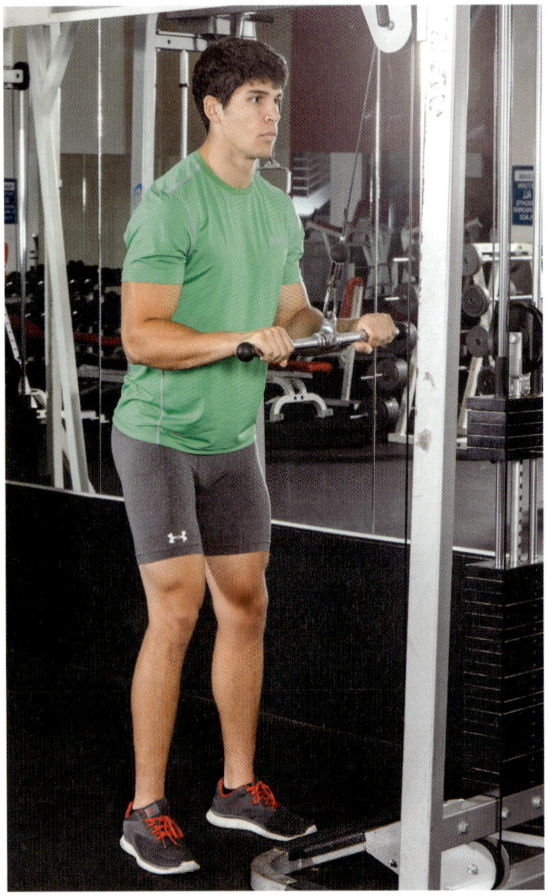

6.6a 트라이셉스 케이블 프레스 다운 시작 자세

트레이너 권장 사항

- 고객의 옆에 서서 고객이 팔꿈치 관절에서만 움직임을 수행하는지 확인해야 한다.
- 고객의 운동 능력 저하 시, 고객의 운동 동작 시, 단축성 운동 시 도움을 주어 수축지점을 이끌어내줘야 한다.
- 응용 동작으로 고객에게 로프의 다양한 그립으로 운동할 수 있도록 한다.

운동 동작

1. 몸의 중심인 코어 근육들을 사용하고 가슴과 몸통을 똑바로 세운 상태에서 바가 약 180도 확장된 상태로 엉덩이 상단 쪽까지 팔을 완전히 편다.
2. 움직임을 제한하며 바가 90도 시작 자세로 천천히 돌아가도록 한다. 이 동작을 반복 수행한다.

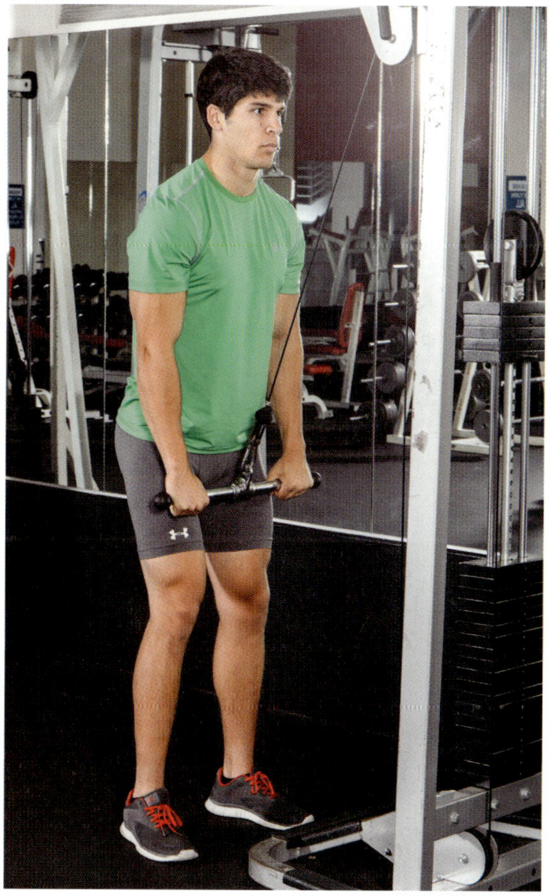

6.6b 트라이셉스 케이블 프레스 다운의 종료 자세

운동수행력 향상을 위한 조언

- 체중을 움직이지 않고 유지할 수 있는 무게를 선택하며, 운동 동작을 수행하는 동안 몸을 바닥에 고정할 수 없는 경우 동작 수행을 위해 웨이트벨트를 사용한다.
- 항상 바른 자세와 운동 자세를 유지하여야 하며 상완은 항상 케이블 기둥과 평행을 유지하며 어깨 관절의 움직임이 없어야 한다. 모든 움직임은 팔꿈치 관절에서만 일어나야 한다.

6.7 스모 스쿼트 덤벨 또는 케틀벨

(CON–ECC, EE, SUP)

시작 자세

1. 발을 어깨너비보다 넓게 벌리고 발끝을 약간 바깥쪽을 향하도록 선다.
2. 무릎은 항상 발끝과 같은 방향을 향하게 해야 한다.
3. 케틀벨을 잡을 때 똑바로 아래로 향하고 있는지 확인한다. 가슴을 곧게 세우고 코어 근육들에 힘을 주며 동작을 수행한다.

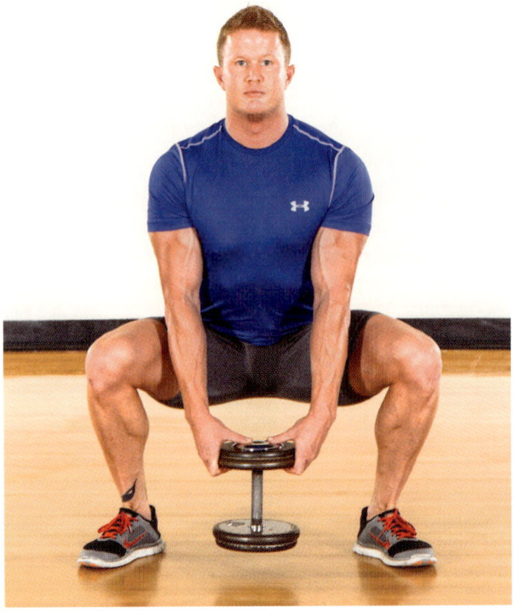

6.7a 덤벨이나 케틀벨을 사용한 스모 스쿼트의 시작 자세

트레이너 권장 사항

- 고객이 올바른 동작 수행을 위해 옆으로 서서 고객의 무게중심과 상체를 확인한다.
- 발뒤꿈치에 체중을 싣고, 가슴을 위로 들라는 지시와 함께 몸통을 똑바로 세우도록 지도한다.
- 다양성을 위해 고객에게 메디신볼을 사용하여 운동을 수행하도록 한다.

영상 6.7
스모 스쿼트의 CON-ECC, EE 및 SUP 방법은 온라인 영상 6.7 참조.

시작 자세

1. 무게를 바닥을 향해 똑바로 내리면서 천천히 동작을 수행한다. 동작 진행 시 상체를 똑바로 유지하며, 몸이 앞으로 숙여지지 않도록 한다.
2. 동작 진행 시 바닥으로 엉덩이가 가까워지면 최대 둔근의 수축을 진행하며, 시작 자세로 돌아갈 때 발뒤꿈치를 밀어낸다.

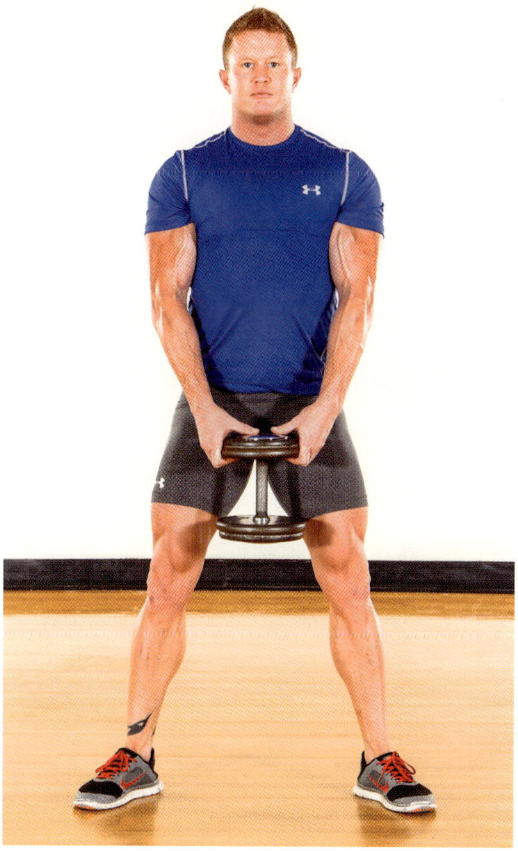

6.7b 덤벨이나 케틀벨을 사용한 스모 스쿼트의 종료 자세

운동수행력 향상을 위한 조언

- 발가락을 항상 약간 바깥쪽으로 향하게 유지해준다.
- 몸통은 동작하는 동안 똑바로 세운 상태를 유지하여야 한다.
- 체중은 항상 발뒤꿈치에 실리도록 한다.

6.8 시티프 레그 데드리프트

(CON–ECC, EE)

시작 자세

1. 팔 길이만큼 중량을 잡고 몸통을 똑바로 세우고, 손바닥은 몸 안쪽을 향해야 한다.
2. 무릎을 약간 구부린 상태에서 어깨너비의 자세를 취한다.

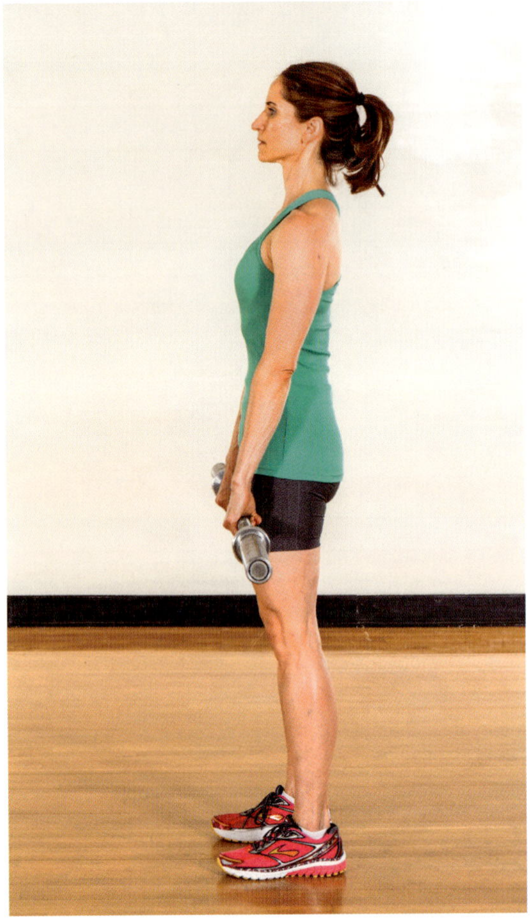

6.8a 스티프 레그 데드리프트의 시작 자세

트레이너 권장 사항

- 고객의 옆에 서서 움직이는 동안 고객의 등이 곧게 유지되는지 확인한다. 동작의 하강 단계에서 등을 둥글게 만드는 경향이 있는데, 이러한 일이 발생하지 않도록 주의해야 한다.
- 고객이 발뒤꿈치에 체중을 유지하고 신장성 운동 시 햄스트링을 늘리는 데 집중하며 단축성 운동 동안 둔근을 수축하는 데 집중하도록 한다.
- 유연하고 강한 고객의 운동 시에는 발에 닿을 때까지 중량을 내리게 한다. 고객의 고관절에서 90도 굴곡을 지날 때 등이 해부학적 중립(즉, 스트레스가 없는 자연스러운 자세)으로 활성화된 코어 근육들의 수축을 유지하는지 확인한다.

운동 동작

1. 가슴을 똑바로 세우고 등이 다리와 90도가 될 때까지 천천히 엉덩이를 앞으로 접어준다.
2. 등과 목은 중립에 있어야 하며, 모든 코어 근육이 사용되어야 한다. 무게는 지면을 향해 내릴 때 몸에 가깝게 유지되어야 한다.
3. 최대한 둔근을 수축하면서 체중을 엉덩이의 시작 자세로 돌아간다.

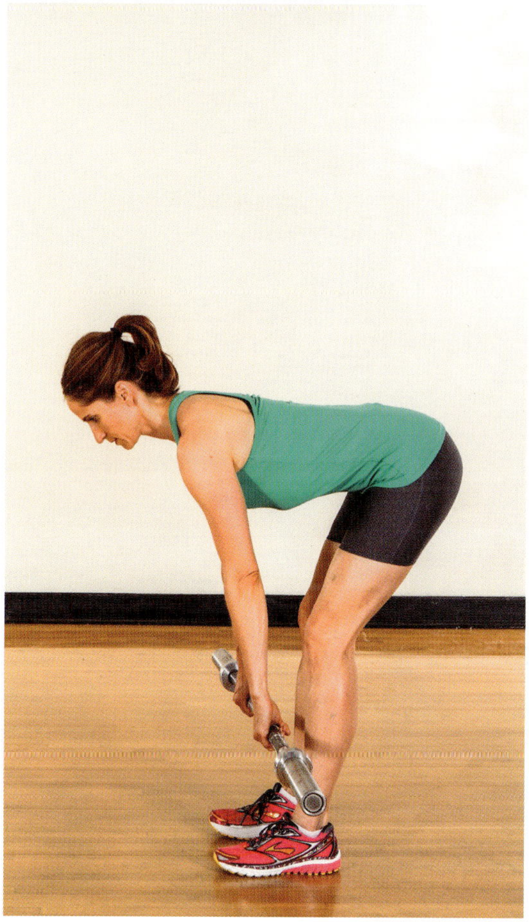

6.8b 스티프 레그 데드리프트의 종료 자세

운동수행력 향상을 위한 조언

- 다리를 약간 구부린 상태를 유지하며, 움직임의 신장성 운동 동안 햄스트링을 스트레칭 하는 데 집중한다.
- 움직임 수행 시에 코어 근육의 수축에 집중하고 등을 곧게 유지하여 실시한다.
- 항상 발뒤꿈치에 체중을 유지한다.

6.9

원레그 프레스

(CON-ECC, EE, SUP)

시작 자세

1. 머신 등받이 패드를 조정하여 다리 길이와 가동성에 가장 큰 움직임 범위를 만들고 몸의 편안한 자세를 유지하게 한다.
2. 자리에 앉으면 허리 부분이 자연스럽게 아치가 형성되도록 어깨를 등받이 패드에 기댄다. 또한 목은 편안하게 중립을 유지하도록 한다.
3. 발을 플랫폼에 놓고 개별 신체구조에 적합한 위치로 조정한다. 발을 올바르게 배치하면 운동 진행 시 경골과 대퇴골의 비율이 90도 이상의 각도를 유지할 수 있다.
4. 발을 어깨너비로 벌린 다음 한쪽 다리를 어깨너비보다 약간 바깥쪽으로 가져오고 약간 바깥쪽으로 구부린다. 반대쪽 다리는 바닥에 내려두어 한쪽 다리로 운동을 준비한다.

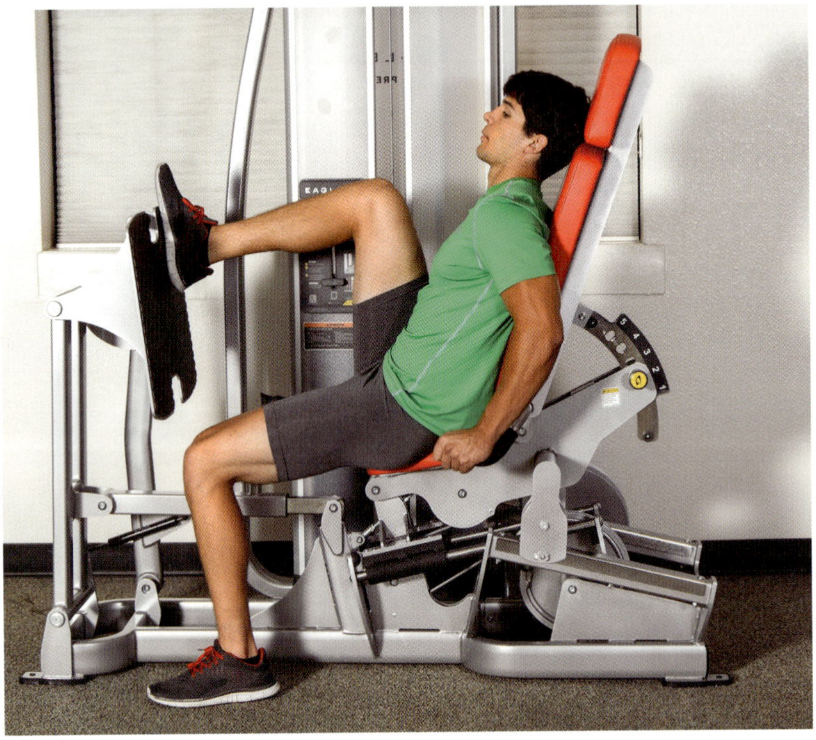

6.9a 원레그 프레스의 시작 자세

트레이너 권장 사항

- 고객이 움직임을 수행할 때 정렬과 자세를 확인한다.
- 고객이 움직임을 시작할 준비가 되면 무릎을 꿇고 런지 자세로 트레이너의 포지션을 정하고 한 손을 사용하여 레그 프레스 머신에 두고 다른 손을 사용하여 고객의 신체 위치를 유지할 수 있게 한다.
- 고객이 운동 동작 시 지치면 트레이너는 일어서서 두 손으로 레그 프레스 머신을 잡아주고 고객에게 시각적 표현으로 양발로 플랫폼을 지지하게 할 수 있도록 하여 위험을 방지한다.
- 이 운동은 한쪽 다리로 수행되는 운동으로 신장성 운동과 단축성 운동 시 자극점을 잘 느낄 수 있도록 안내한다.

운동 동작

1. 90도를 만들거나 최대 동작 범위에 도달할 때까지 무릎을 구부리고 다리를 내린다. 허리와 어깨는 전체 동작 중에 등 패드에 계속 닿아 있어야 한다. 발뒤꿈치를 항상 발판에 닿게 유지하며, 햄스트링이 늘어나는 것을 느껴야 한다.
2. 움직임의 바닥에 도달하면 햄스트링, 대둔근 및 대퇴사두근을 사용하여 플랫폼을 다시 시작 위치로 돌아간다.
3. 첫 번째 다리에서 의도한 반복이 완료되면 다른 쪽 다리로 운동을 수행한다.

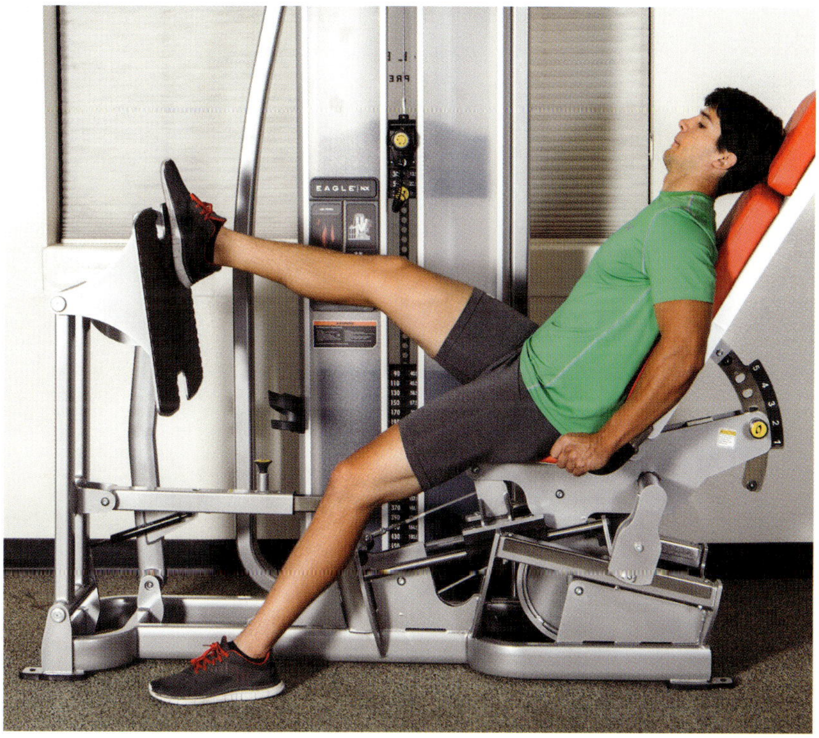

6.9b 원레그 프레스의 종료 자세

운동수행력 향상을 위한 조언

- 머리와 목은 중립 위치를 유지한다.
- 무릎을 발목과 일직선 방향으로 유지한다.
- 반복 동작을 할 때마다 뒤꿈치를 발판에 단단히 고정하여 진행한다.
- 어깨와 허리를 등 패드에 대고 누르며 허리에 자연스러운 전만(즉, 아치)을 유지하여 주고, 과도한 허리의 아치는 피해야 한다.

6.10 워킹 런지

(CON–ECC, EE)

시작 자세

발을 어깨너비로 벌리고 선 자세에서 시작한다.

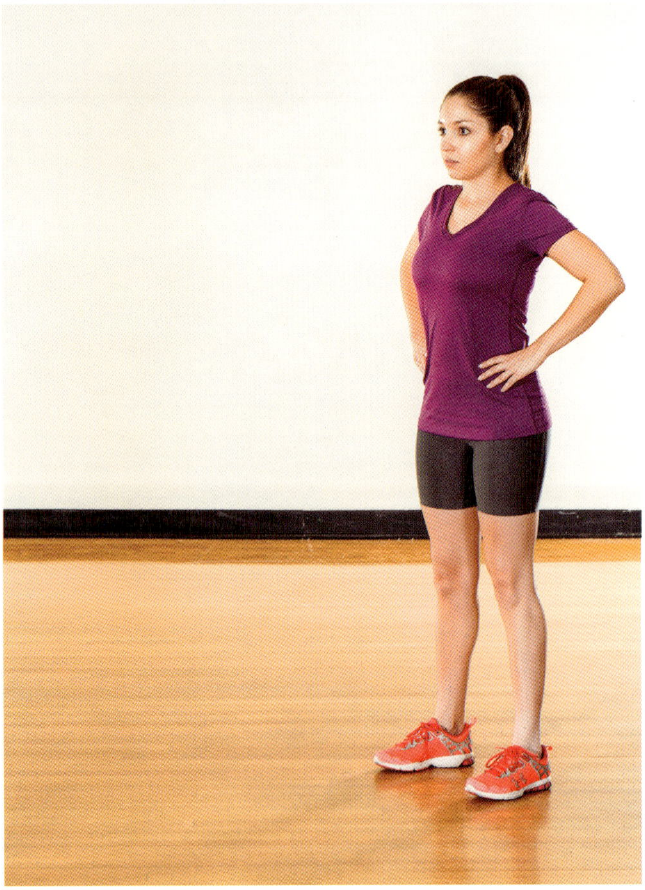

6.10a 워킹 런지의 시작 자세

트레이너 권장 사항

- 고객이 워킹 런지를 할 때 측면에서 고객을 관찰해야 한다. 반복할 때마다 무릎이 항상 발목과 일직선이 되도록 해야 한다.
- 고객을 위한 고강도 운동으로 프로그램 시에는 고객이 런지 자세에서 앉았을 때 3~5초 동안 멈추게 한다. 고객이 덤벨을 들거나 등에 바벨을 얹게 하여 무게를 더하면 고강도 트레이닝이 가능하다.

운동 동작

1. 발걸음을 크게 내딛으며 시작하고, 보폭은 앞쪽 무릎이 무릎을 구부리는 동안 해당 발목과 정렬되고 바로 위에 올 수 있을 만큼 충분히 길게 보폭을 만들어야 한다.
2. 앞발이 단단히 고정되면 앞다리와 뒷다리를 동시에 구부리고 몸통을 엉덩이 바로 아래로 내린다. 상체는 움직임의 하강 및 상승 단계에서 직립 자세가 유지되어야 하며 몸을 앞으로 숙이지 말아야 한다. 앞쪽 무릎과 발목이 일직선을 유지하며, 발목보다 무릎이 앞으로 나가지 않도록 주의한다. 무릎이 앞으로 나가게 되면 시간이 지남에 따라 무릎 관절이 손상될 수 있다.
3. 햄스트링, 대둔근, 대퇴사두근을 사용하여 뒷발을 밀어내고 다른 발과 일직선이 되도록 다시 가져온다. 반대쪽 다리에서도 동작을 반복한다.

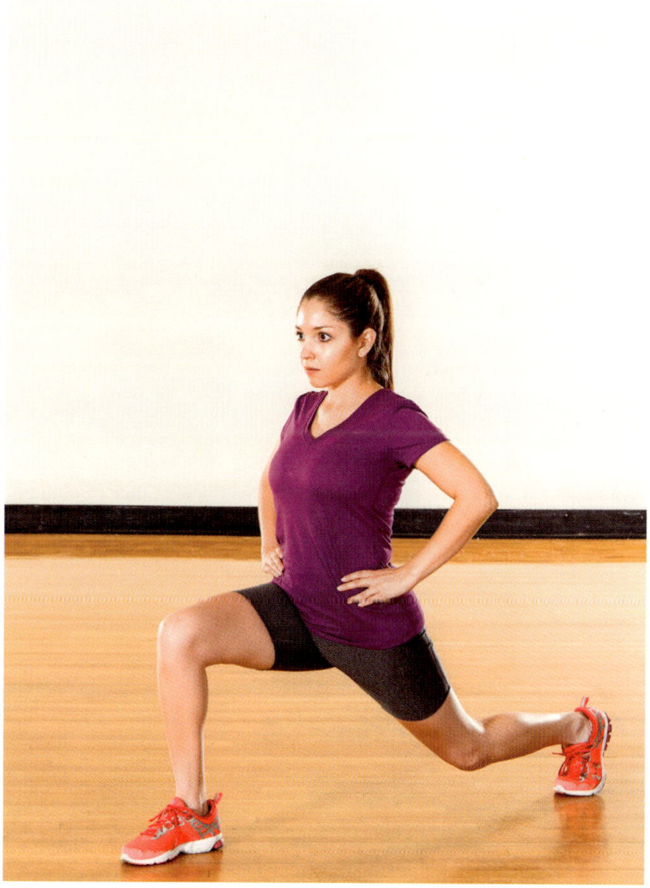

6.10b 워킹 런지의 종료 자세

운동수행력 향상을 위한 조언

- 항상 큰 걸음을 내딛어야 한다. 이 큰 걸음은 무릎 관절에서 멀리 떨어진 다리 위쪽 근육에 움직임을 만들어낸다.
- 운동 동작 중에 무릎을 해당 발목과 일직선을 꼭 유지해야 한다.

6.11

햄스트링 컬 볼

(2UP/1DN, CON-ECC, EE)

시작 자세

1. 바닥에 등을 대고 누워 다리를 짐볼 위에 놓는다. 팔은 안정성을 제공하기 위하여 양쪽으로 벌린 상태로 바닥에 놓아준다.
2. 허리, 무릎, 엉덩이가 일직선이 되도록 유지하면서 등과 엉덩이를 바닥에서 들어 올린다.

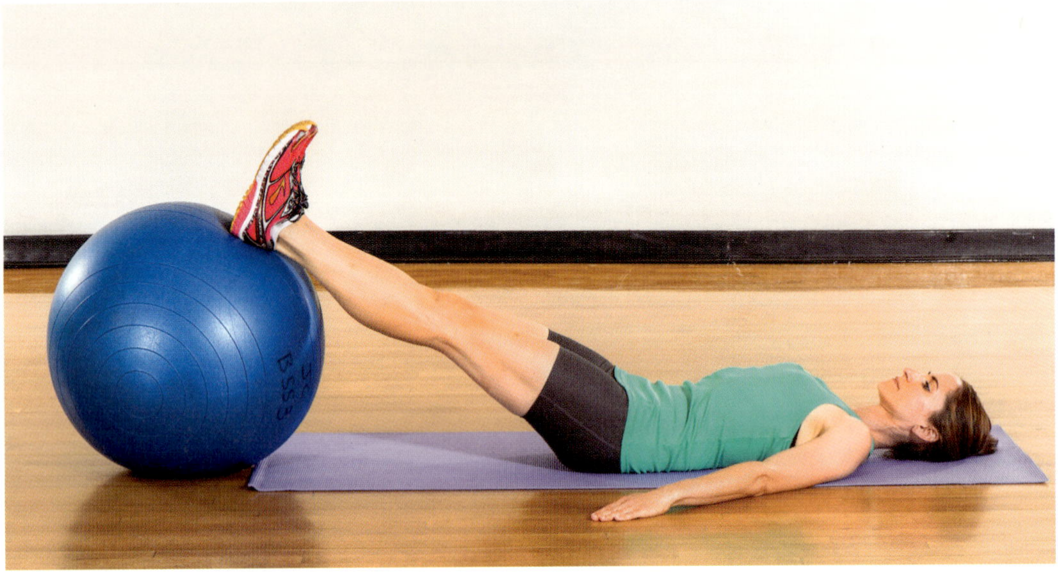

6.11a 햄스트링 컬 볼의 시작 자세

트레이너 권장 사항

- 측면에서 고객을 관찰한다. 하단과 중앙 부위 등이 지면에서 떨어져 시작 자세가 적절한지 확인하며, 어깨만 바닥에 닿아 있는 상태인지 확인한다.
- 고객이 동작을 수행할 때 코어 근육의 수축을 단단히 유지하고 발뒤꿈치를 볼에 누르며 햄스트링의 긴장도를 유지한다.
- 고객은 이때 팔이 몸 쪽으로 가까이 붙게 되면 균형 잡기가 어려워진다. 팔을 넓게 벌려 균형을 잡아주어야 한다.

운동 동작

1. 안정적이고 균형이 잡힌 시작 자세를 유지하면서 발뒤꿈치를 최대한 둔근 쪽으로 당겨 무릎을 구부린다. 발이 공 위에서 말릴 수 있어야 한다.
2. 움직임의 최고점에서 햄스트링과 둔근을 최대로 조인 다음 천천히 시작 자세로 내린다.

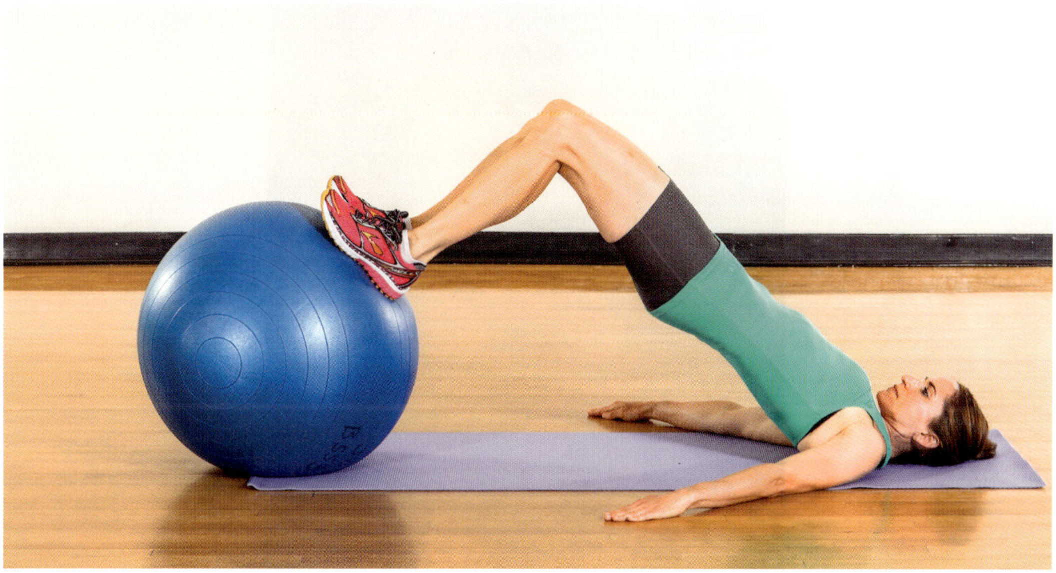

6.11b 햄스트링 컬 볼의 종료 자세

트레이너 권장 사항

- 운동을 수행하는 동안 코어 근육들의 수축을 항상 유지하는 데 집중해야 한다. 그렇게 하면 볼 위에서의 균형을 유지하는 데 도움이 된다.
- 체중이 발뒤꿈치를 통해 발볼에 눌리도록 하여 둔근과 햄스트링의 수축을 진행한다.

지구력 훈련을 위한 상체 및 하체 운동 루틴

지구력 훈련 예시 방법은 완전한 상체 및 하체 근력 요법을 제공하도록 설계되었다. 각 루틴은 48~72시간의 휴식 간격으로 구현되어야 한다. 따라서 월요일과 수요일에는 상체 루틴을, 화요일과 목요일에는 하체 루틴을, 격일 또는 가벼운 강도의 날에는 심폐 및 유연성 루틴을 수행할 때 프로그램이 가장 잘 적용된다. 운동 간 세션 사이에 더 많은 시간이 필요한 경우, 또 다른 프로그래밍 가능성은 월요일과 목요일에 상체 루틴을 수행하고 화요일과 금요일에 하체 루틴을 수행하고 수요일과 토요일에 유산소 및 스트레칭 루틴 또는 휴식일을 수행하는 것이다.

사례 연구: 고객 프로필 및 목표

앤(Ann)은 33세의 홍보 이벤트 프로듀서이다. 그녀는 5피트 3인치(160cm)이고 몸무게는 130파운드(59kg)이다. 그녀는 5K 및 10K 시합에서 달리고 경쟁하는 것을 좋아한다. 그녀는 일주일에 15마일(24km)을 정기적으로 달리는 고등학교 때부터 달리기에 적극적이었다. 수년 동안 그녀는 달리기와 관련된 무릎 부상을 입었고 부상이 재발하지 않도록 일종의 저항 훈련을 하고 싶어 한다. 앤은 그녀의 인생에서 적당한 양의 저항 훈련을 했다. 그녀의 상체는 그녀가 개선하고 싶다고 말한 근육 긴장도가 부족하고 몇 달 동안 스스로 웨이트 트레이닝을 해왔다. 그녀는 지역 스포츠 및 웰빙 클럽에 속해 있으며 주중에 두 자녀와 함께 가는 것을 즐긴다. 지구력 마니아의 경우 트레이너는 고객의 신체 상태와 지구력 목표에 집중해야 한다. 지구력 마니아, 특히 러너와 트라이애슬론 선수는 로드워크를 많이 하므로 반복적인 두근거림으로 인해 하체에 엄청난 부담을 줄 수 있다. 하체 근육이 부하를 처리할 준비가 되어 있지 않으면 이러한 충격 응력이 관절, 뼈 및 결합 조직에 흡수된다.

신장성 훈련을 강조하는 지구력 프로그램의 3주 메조사이클

요일	운동	세트	횟수	기법
월	덤벨 체스트 플라이	2~3	10~15	EE
	시티드 케이블 로우	2~3	10~15	2UP/1DN
	시티드 덤벨 숄더 프레스	2~3	10~15	EE
	트라이셉스 케이블 프레스 다운	2~3	10~15	EE
	얼티네이트 덤벨 컬	2~3	10~15	EE
화	스모 스쿼트(덤벨 또는 케틀벨)	2~3	10~15	EE
	스티프 레그 데드리프트	2~3	10~15	EE
	레그 프레스	2~3	10~15	2UP/1DN
	플랭크	2~3	MAX	
수	휴식또는 유산소			
목	인클라인 스미스 머신 프레스	2~3	10~15	EE
	시티드 숄더 프레스	2~3	10~15	2UP/1DN
	와이드 그립 랫풀다운 머신	2~3	10~15	EE
	트라이셉스 익스텐션	2~3	10~15	2UP/1DN
	조트만 컬	2~3	10~15	EE

요일	운동	세트	횟수	기법
금	바벨 백 스쿼트	2~3	10~15	EE
	굿모닝	2~3	10~15	EE
	워킹 런지	2~3	10~15/각각	EE
	스탠다드 메트 크런치	2~3	15~20	
토	유산소(30~45분)			
	전신 스트레칭(요가 추가 가능)			
일	휴식			

근지구력 향상을 위해 균형 잡힌 근지구력 훈련 프로그램의 일환으로 신장성 훈련 운동 중 하나를 정기적으로 수행하는 것이 좋다. 지구력 운동에는 더 가벼운 부하가 사용되기 때문에 신장성 훈련과 관련된 잠재적인 손상 및 통증은 이 경우 덜 심각하다. 적절한 프로토콜은 합리적으로 균형 잡힌 형식으로 쌍을 이루는 8~12주간의 단축성 및 신장성 훈련이다. 고객의 우선순위 목표와 요구 사항을 기반으로 운동 프로토콜을 설계한다.

주요 운동 루틴으로 전환하기 전에 고객의 운동에 다양성을 추가하는 데 사용할 수 있는 운동 변경 목록이 있다. 이러한 운동은 피트니스 수준 적응, 근골격계의 고려 또는 이동 능력 향상과 관련하여 고객의 다양한 요구와 목표를 충족하기 위한 옵션도 제공한다. 운동 변경 목록은 근육에 다른 자극을 제공하며, 이는 일부 고객의 근골격계의 건강을 향상시키거나 훈련 정체기를 극복하는 데 필요할 수 있다. 이러한 운동은 또한 저항 훈련을 설계할 때 유연성과 창의성을 촉진한다. 효과적인 운동 및 저항 훈련 프로그램은 각 운동자의 피트니스 상태를 해결하기 위해 정기적으로 변경된다.

운동	운동 변경 목록
덤벨 체스트 플라이	케이블 플라이, 머신 플라이, 바벨 벤치 프레스
시티드 숄더 프레스	오버헤드 바벨 프레스, 시티드 덤벨 숄더 프레스
시티드 케이블 로우	원암 덤벨 로우, 벤트 오버 바벨 로우
풀업(맨몸 또는 중량)	랫풀다운, 시티드로우, 케이블 로우
얼티네이트 덤벨 컬	바벨 컬, 프리처 컬, 조트만 컬
트라이셉스 케이블 프레스 다운	머신 트라이셉스 익스텐션, 라잉 트라이셉스 익스텐션, 덤벨 킥백
하체 지구력 트레이닝 운동	
스모 스쿼트(덤벨 또는 케틀벨)	프론트 스쿼트, 백 스쿼트, 오버헤드 스쿼트, 스미스 머신 스쿼트
스티프 레그 데드리프트	스탠다드 데드리프트, 굿모닝, 스티프 레그 데드리프트(덤벨)
원레그 프레스	볼 스쿼트, 두발 레그 프레스, 워킹 런지
워킹 런지	레그 익스텐션, 피스톨, 제자리 얼터네이팅 런지, 불가리안 런지
햄스트링 컬 온 볼	시티드 레그컬, 라잉 레그컬, 원레그 햄스트링 컬케이블
시티드 카프 레이즈	스탠딩 카프 레이즈, 원레그 카프 레이즈, 박스 점프

루틴 A

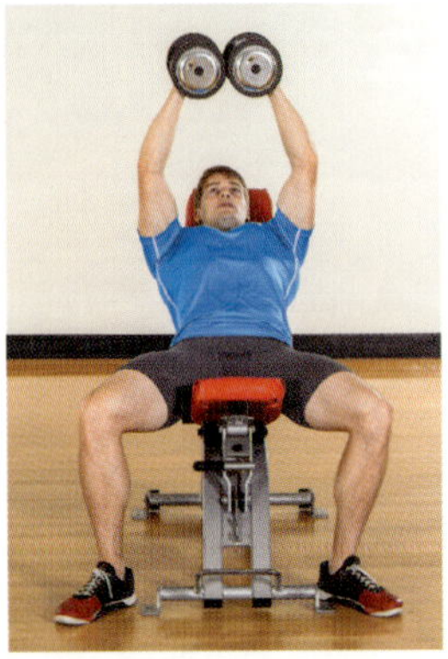

1 덤벨 체스트 플라이

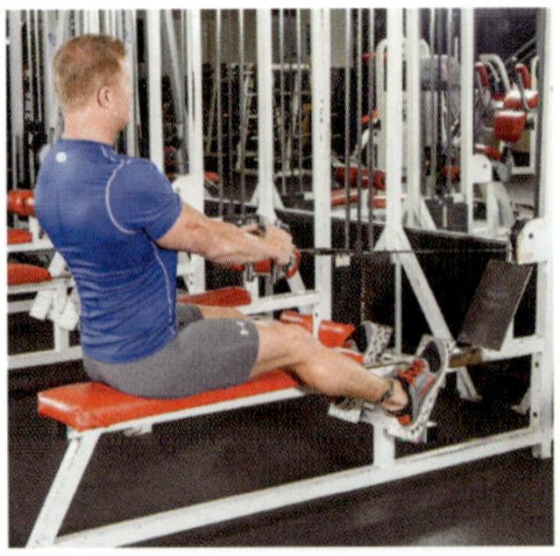

2 시티드 케이블 로우

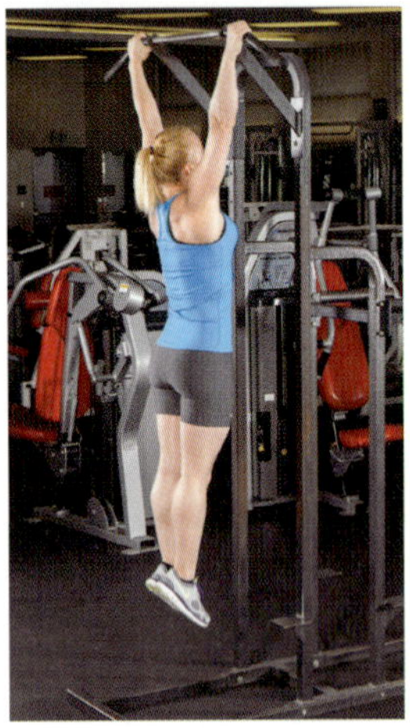

3 풀업(맨몸 또는 중량)

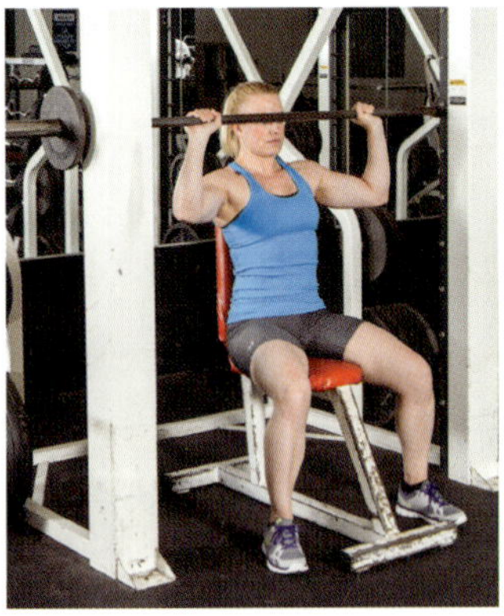

4 시티드 숄더 프레스

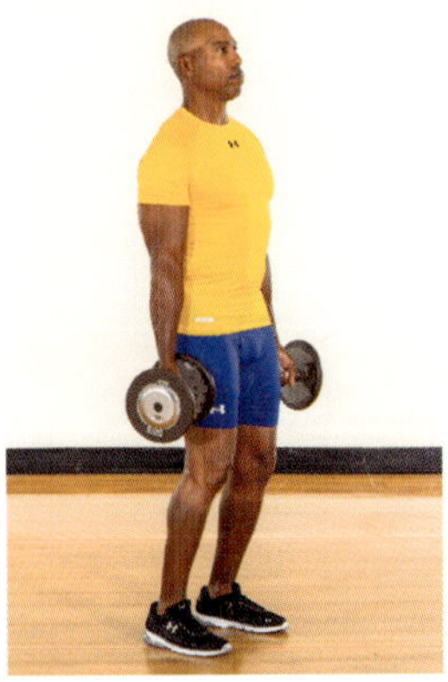

5 얼티네이트 덤벨 컬

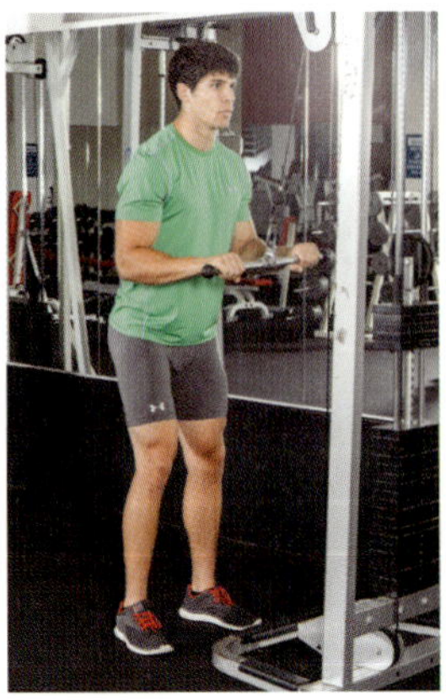

6 트라이셉스 케이블 프레스 다운

루틴 B

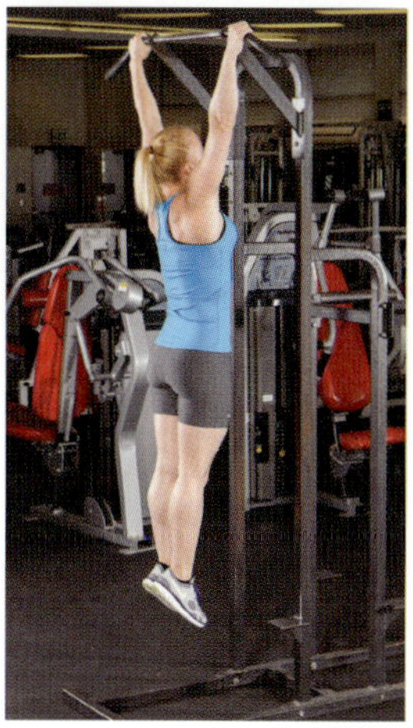

1 풀업(맨몸 또는 중량)

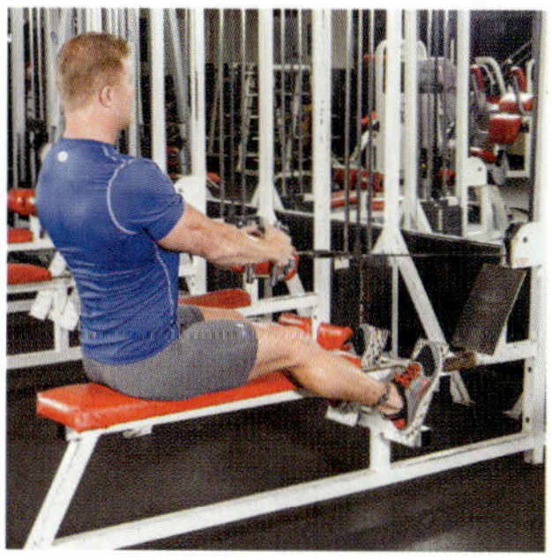

2 시티드 케이블 로우

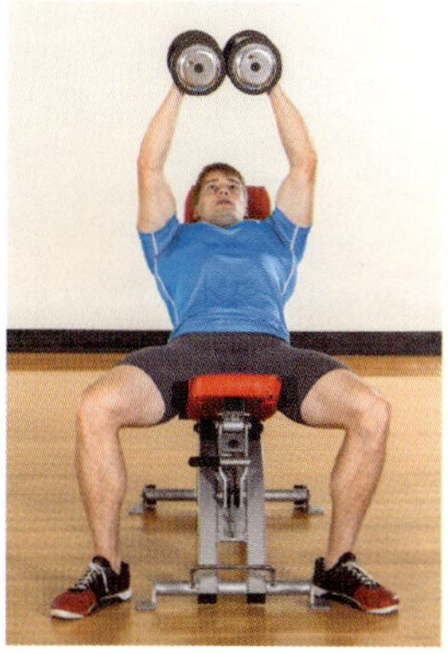

3 덤벨 체스트 플라이

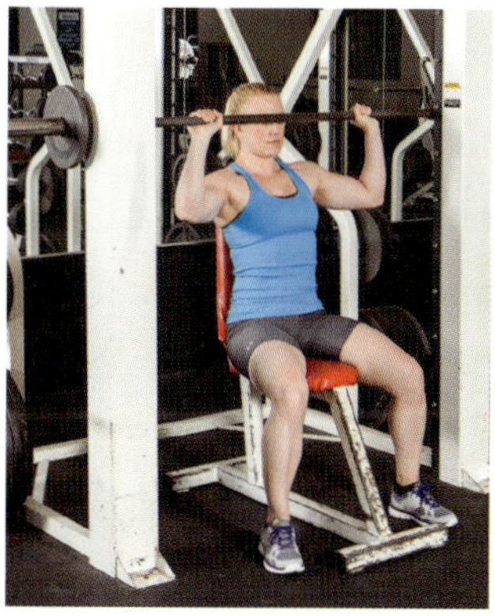

4 시티드 숄더 프레스

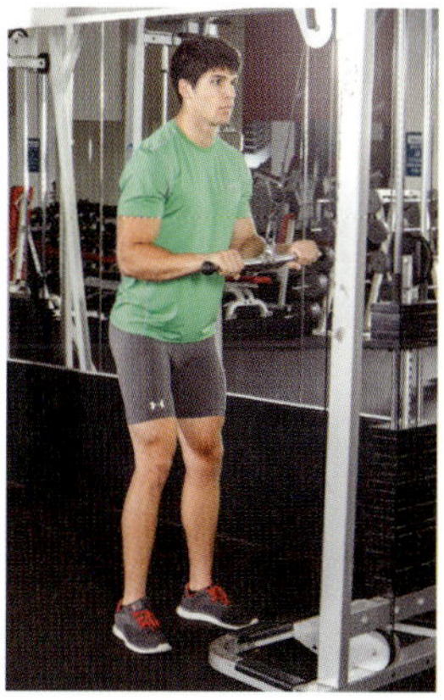

5 트라이셉스 케이블 프레스 다운

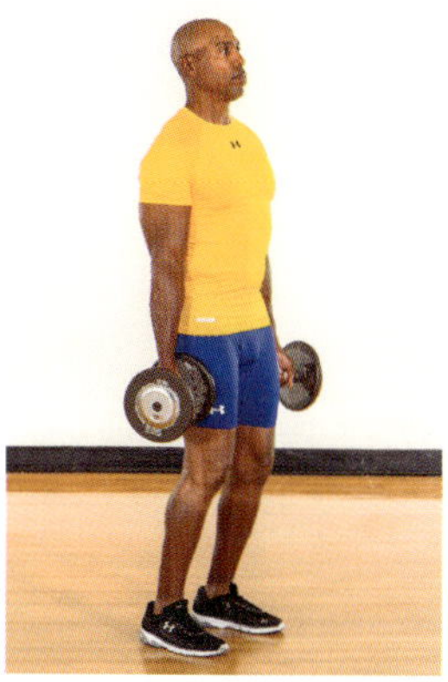

6 얼티네이트 덤벨 컬

From L. Kravitz and A. Bubbico, 2015, *Essentials of Eccentric Training* (Champaign, IL: Human Kinetics).

하체 지구력

루틴 A

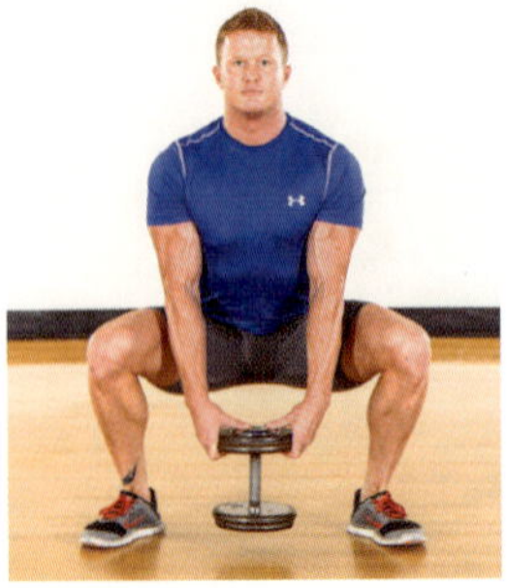

① 스모 스쿼트

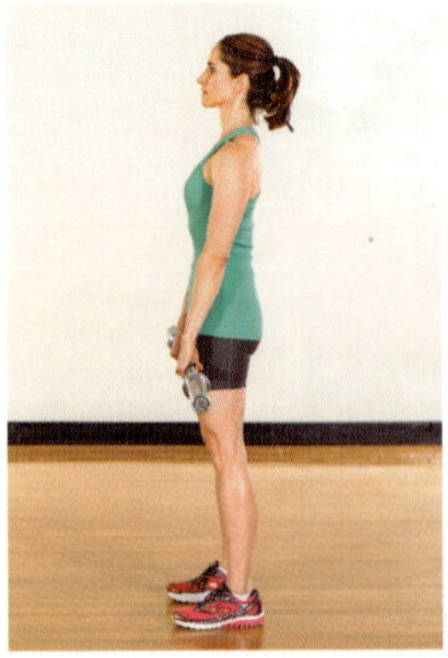

② 스티프 레그 데드리프트

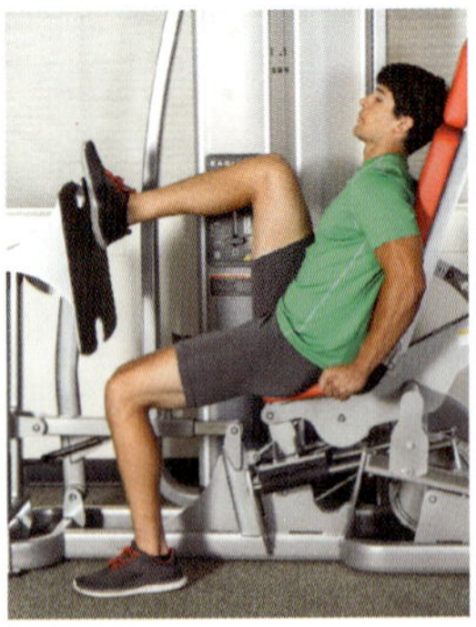

③ 원레그 프레스

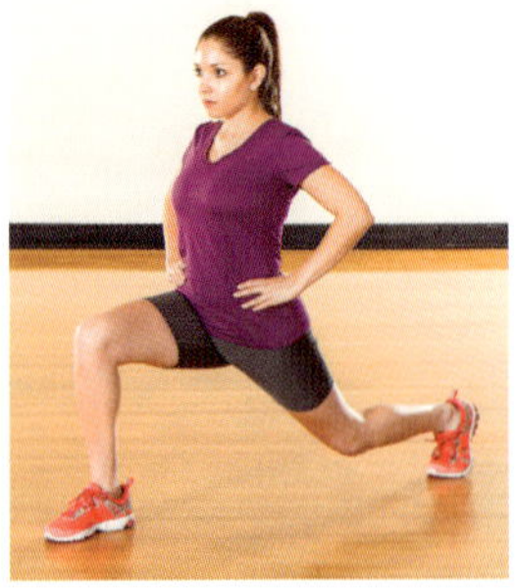

④ 워킹 런지

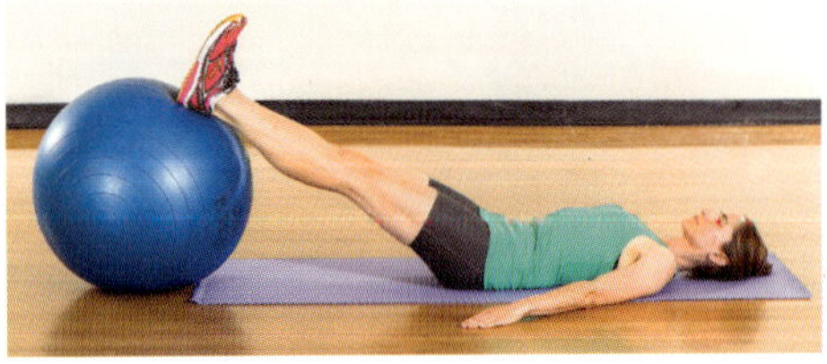

⑤ 햄스트링 컬 볼

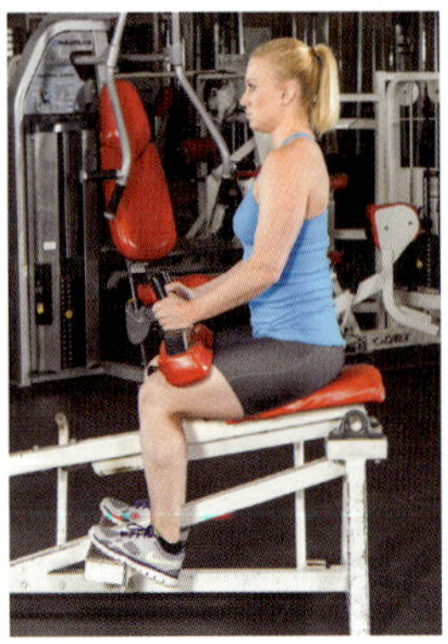

⑥ 시티드 카프 레이즈

From L. Kravitz and A. Bubbico, 2015, *Essentials of Eccentric Training* (Champaign, IL: Human Kinetics).

하체 지구력

루틴 B

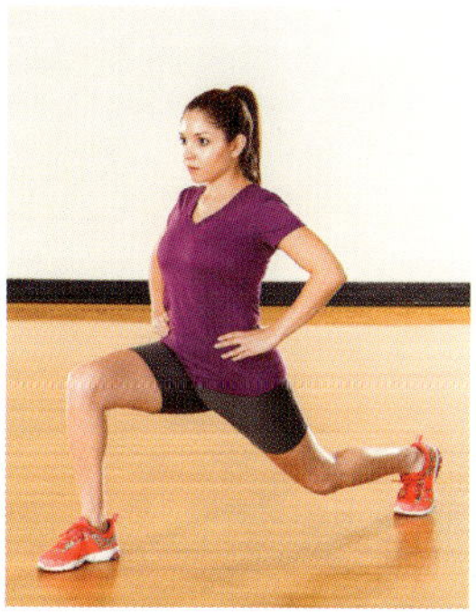

1 워킹 런지

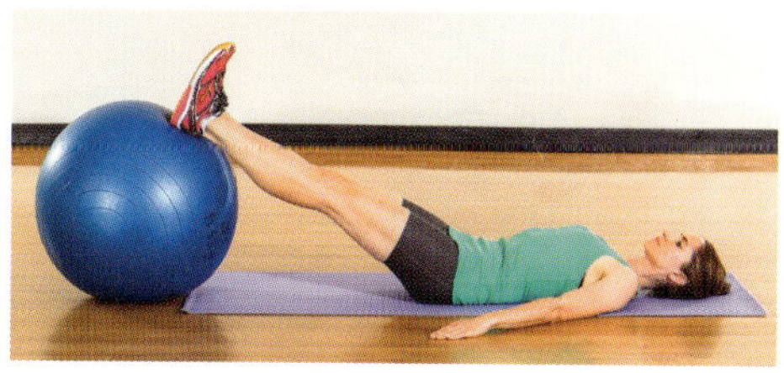

2 햄스트링 컬 온 볼

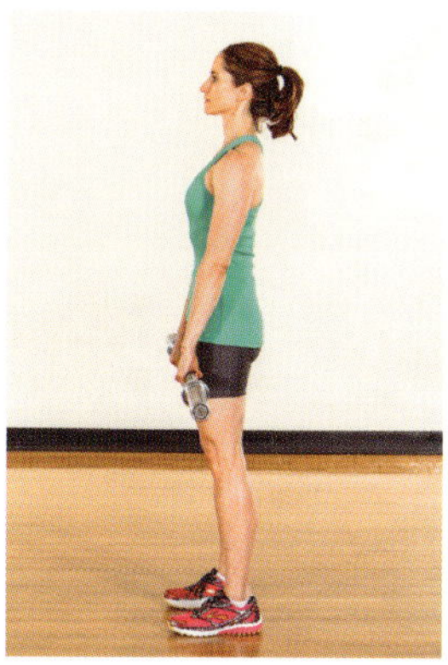

3 스티프 레그 데드리프트

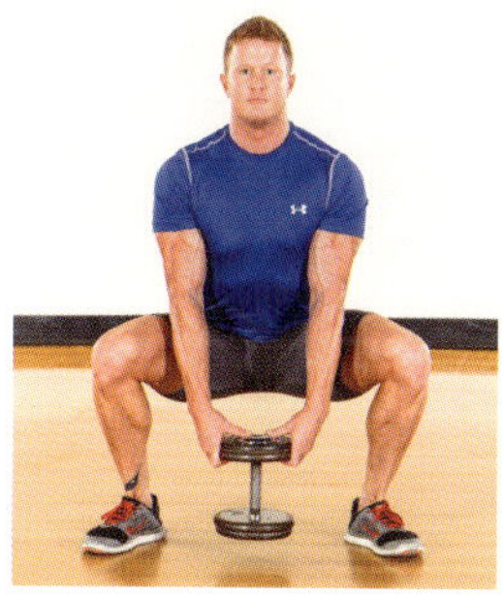

4 스모 스쿼트

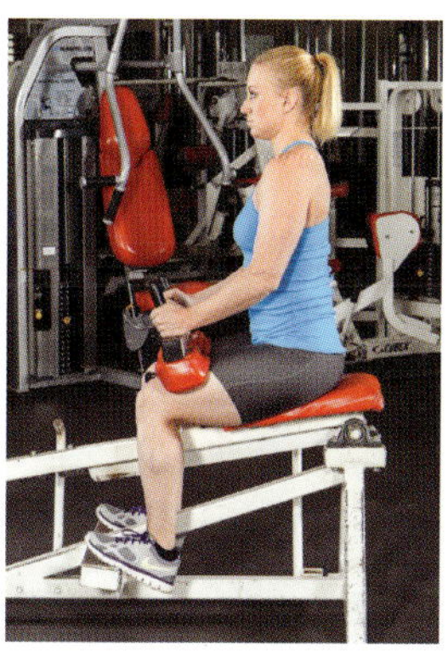

5 시티드 카프 레이즈

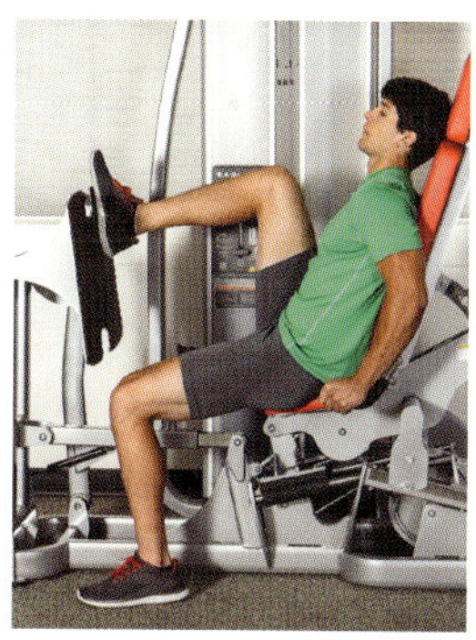

6 원레그 프레스 원레그 프레스

From L. Kravitz and A. Bubbico, 2015, *Essentials of Eccentric Training* (Champaign, IL: Human Kinetics).

7

파워를 위한 신장성 훈련

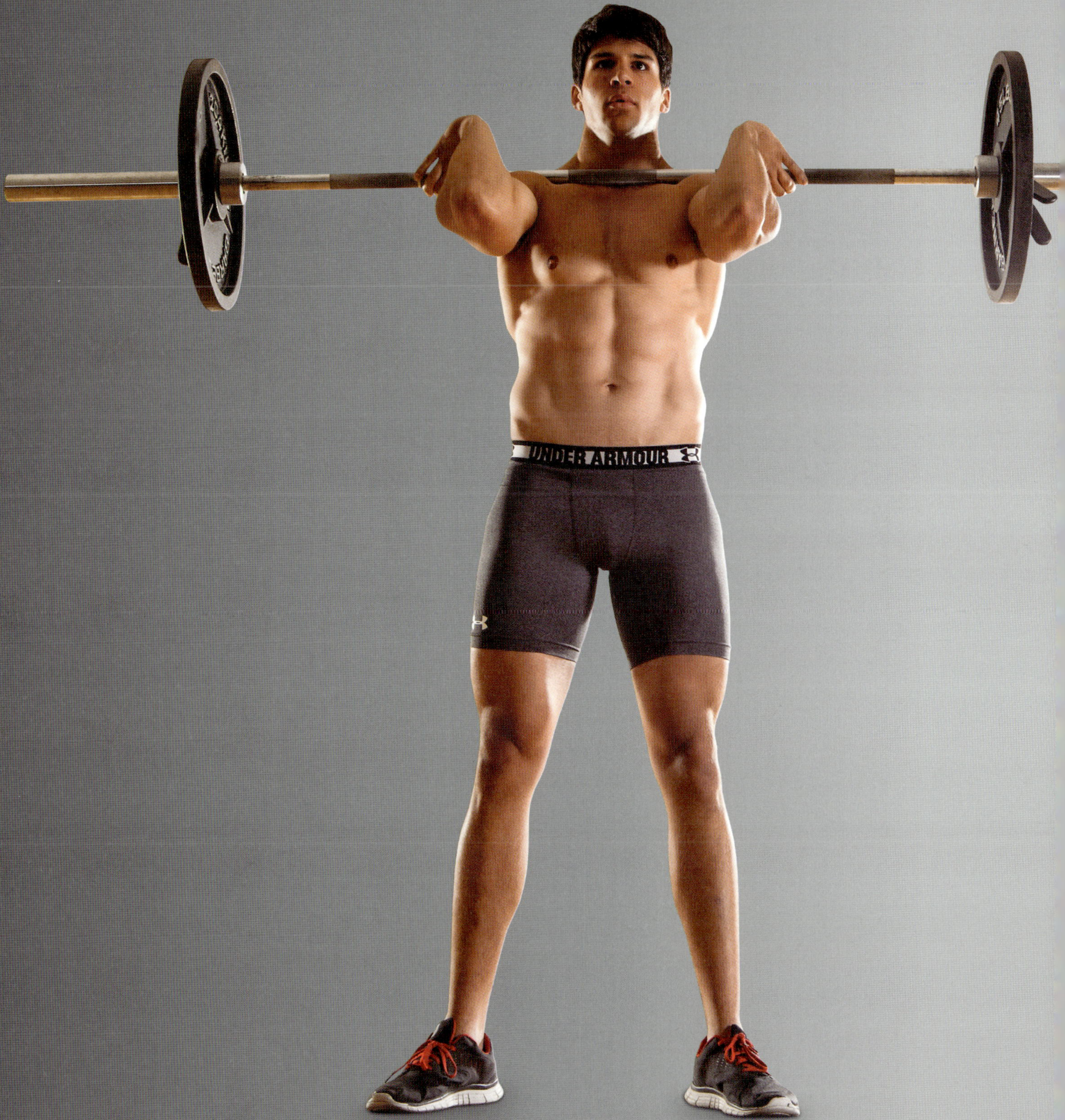

어떤 사람들은 힘strength과 파워power라는 단어를 같은 의미로 사용한다. 그러나 이 용어들은 서로 같은 것을 의미하지 않는다. 체력과 운동의 맥락에서 근력은 A지점에서 B지점으로 무거운 물체를 옮길 수 있는 능력을 의미한다. 일반적으로(예: 벤치 프레스 또는 레그 프레스) 특정 운동에서 최대 1회 반복 검사(1RM)를 통해 측정한다. 반면에 파워는 높은 비율이나 속도로 힘을 생산하는 능력을 의미한다.

근력과 파워는 각각 훈련할 수 있다. 예를 들면 많은 사람이 벤치 프레스 1RM에서 강한 힘을 낸다. 그러나 그들은 더 낮은 1RM을 가진 사람보다 더 가벼운 무게를 빠른 속도로 움직이는 것에 있어서 능력이 떨어질 수 있다. 이 명백한 차이점(모순점)은 파워를 향상시키기 위한(속도 요인을 포함한) 훈련 프로토콜과 근력을 증가시키기 위한(최대 근력 향상을 포함한) 훈련 프로그램 사이의 많은 차이점을 관찰함으로써 설명될 수 있다.

그러나 근력과 파워가 서로 다른 것이 사실이지만 그것이 한 사람이 둘 모두를 얻지 못한다는 걸 의미하지는 않는다. 실제로 어떤 종목에서는 근력이 부족한 채로 파워를 갖는 것이 무의미하다. 예를 들어, 완벽에 가까운 파워풀한 스내치 또는 클린앤저크를 보여주는 올림픽 역도 선수를 상상해보자. 당연히 바벨(또는 PVC 파이프) 무게가 모든 초심자들이 시작하는 무게지만, 분명히 그것이 그들이 도달하고자 하는 최종점은 아니다. 무거운 무게를 프론트 스쿼트 자세에서 클린 자세로 폭발적으로 밀어내기 위해서, 또는 무거운 무게를 머리 위로 들어 올리기 위해서는 반드시 그 무게를 움직이기 위한 근력을 가져야 한다(그 또는 그녀가 얼마나 파워풀하거나 폭발적인지와 무관하게). 그러므로 누군가 최대 파워(힘의 비율)를 발휘하는 능력을 향상시키기 위해서는 높은 강도의 부하를 통해 근력을 높이는 것이 필수적이다.

초기 연구는 신장성 운동이 운동하는 사람의 무거운 하중으로 많은 힘을 내는 능력을 감소시킬 수 있고, 그 감소는 최대 7일간 지속된다고 보고하였다(Linnamo, Strojnik, & Komi, 2006). 이 감소한 결과는 신장성 운동은 신장성 운동 후, 며칠 동안 손상되거나 피로할 수 있는 Type II (속근) 근섬유를 동원하는 경향에 기인한 것이다. 그러나 고부하에 대한 힘 생산이 감소할지라도, 운동자의 중부하에 대한 힘 생산 능력은 증가하였다. 이 증가는 Type II가 재생과 재구성되는 동안 더 높은 Type I (지근) 근섬유의 동원 능력에 기인한다(Byrne & Eston, 2002).

더불어, 신장성 운동이 단기적으로는 고부하에 대한 파워 생성을 감소시킨다 할지라도 장기적으로는 신장성 운동이 파워 생성을 증가시킨다. 일례로, 한 연구에서 운동선수들이 벤치 드로우(바벨을 들어 올리는 구간에서 힘을 빼는 플라이오메트릭적 벤치 프레스) 1RM의 66% 강도로 진행했다. 해당 연구자들은 폭발적인 신장성 운동이 수축성 파워를 증가시키는 것을 발견하였다(Sheppard & Young, 2010). 폭발적인 신장성 운동은 또한 단백질 합성을 증가시킴으로써 더 많은 근성장을 일으켰다. 고강도의 신장성 운동은 우선적으로 근섬유를 손상시키고, 그로 인해 근육통과 몇 일간의 파워 감소를 가져올 수 있음을 기억하라. 그러나 장기적으로는 신장성 운동은 더 높은 강도에서 파워 생성을 증가시킬 수 있다.

실제로 최근 달리기 속도와 파워를 측정한 3주간의 연구에서 연구자들은 오버스피드와 기본적인 달리기 훈련을 결합한 신장성 훈련이 전통적인 저항성 훈련보다 더 뛰어난 스피드와 파워의 향상을 가져왔음을 확인하였다(Cook, Beaven, & Kilduff, 2013). 따라서 단기간(3주)의 자극으로 복합 트레이닝 방법이 더 선호될 만하다. 복합 훈련법에서의 한 가지 제안사항은 신장성 파워 운동을 하기 전에 수축성 근력 운동을 먼저 수행하라는 것이다. 예를 들어, 1RM의 80~90% 중량으로 행 클린을 수행한 다음 점프 하단의 신장성 착지 부분에 중점을 둔 박스 점프를 수행할 수 있다(Beaven, Gill, Ingram, & Hopkins, 2011). 연구자들은 여전히 파워를 향상시키기 위한 효과적인 훈련 조합을 밝히고 있기 때문에 트레이너는 고객과 함께 다양한 훈련 방법의 조합을 탐색하고 각 고객에게 가장 적합한 것이 무엇인지 평가하도록 권장된다.

운동 프로그램 설계

모든 운동 프로그램은 운동을 수행하기 전에 2가지 요소가 필요하다.

1. 전신 워밍업: 운동수행자는 5~10분의 일반적 유산소 운동을 수행해야 한다(예: 자전거, 로잉, 걷기, 달리기, 일렙티컬 트레이너, 또는 다른 다중관절 움직임).
2. 폭발적인 파워 훈련을 위한 특정 워밍업: 운동수행자는 그나 그녀가 일반적으로 들어 올리는 무게의 약 50~60%로 하거나 또는 2개의 전통적인 워밍업 세트(신장성 운동이 뒤따르는 수축성 운동)를 수행해야 한다. 그 목적은 건, 인대, 결합 조직과 윤활액 그리고 감싸고 있는 모든 근육과 근막을 포함한 관절을 집중적으로 워밍업하기 위함이다.

폭발적인 파워를 향상시키기 위한 목적을 위해 신장성 운동만으로 구성된 프로토콜을 사용하는 것은 일반적이지 않다. 그러나 일부 훈련 마이크로사이클(세부 단계)에 3가지 신장성 훈련 방법을 통합하는 것이 적절할 것이다. 예를 들면, 2주 또는 3주의 파워와 근력 운동(예: 파워클린)을 수행하면서 일부 신장성을 강조한 파워 운동(예: 복싱 뎁스 점프)을 결합할 수 있다. 폭발적 파워 향상을 위한 설계는 운동수행자가 각 운동을 1~2회 반복하여 3~5세트를 완료하도록 요구한다. National Strength and Conditioning Association(2008)의 가이드라인에서는 1RM의 80~90% 강도로 운동하고 세트 사이에 3~5분의 휴식을 취할 것을 제안하고 있다.

신장성 훈련을 위한 적용 방법

다음은 최적의 저항 훈련을 위한 몇 가지 지침이다.

- 단축성-수축성(CON-ECC): 1~2초의 단축성, 1~2초간 신장성
- 신장성 강조(EE): 1초(단축성)와 3~4초(신장성)의 동작 비율
- 초최대치(SUP): 반복 최대치(1~10RM)의 105~125%
- 투업/원나운(2UP/1DN): 반복 최대치(1~10RM)의 40~50%, 판단에 따라 반대측 또는 동일측 방법을 실시한다.

트레이너들은 각 고객의 필요와 목표에 따라 트레이닝 방법을 수정하도록 권장한다. 이 목표를 염두에 두고, 트레이너들에게 다양한 선택권을 주기 위해 운동 변경 목록이 제시된다. 이 장의 뒷부분에 제시된 운동은 상체를 위한 6개와 하체를 위한 6개로, 각각의 시작과 끝 위치를 보여준다.

파워는 힘과 속도의 산물이며 특히 나이가 들면서 기능적 운동의 중요한 측면이다. 파워 트레이닝은 특히 이벤트에 신속하게 대응해야 하는 일상활동에서 운동수행자가 근육 수축을 유지하고 강화하는 데 도움이 된다. 따라서 우리는 활동적인 라이프스타일의 모든 측면을 개선하기 위한 파워 운동을 포함시켰다.

핵심 요약

폭발적인 파워 트레이닝은 달리기, 점프, 던지기, 밀기, 빠른 방향 전환과 같이 갑작스러운 폭발적인 활동이 필요한 스포츠 및 운동 활동에 필수적이다. 근력 훈련은 파워 트레이닝을 개발하고 개선할 수 있는 견고한 기반을 마련한다.

파워 트레이닝을 통해 레크리에이션 운동선수 또는 운동애호가는 짧은 시간에 많은 양의 최대 근력을 통합할 수 있다. 어떤 사람은 유난히 강하지만 그 힘을 빨리 적용할 수 없다면 폭발력이 부족할 수 있고 따라서 특정 파워 트레이닝이 필요하다. 신장성 운동의 사용은 파워 수행력을 향상시키는 것으로 나타났다(Vogt & Hoppeler, 2014).

이 장의 나머지 부분에서는 폭발적 파워를 높이기 위한 운동 설명, 예시 운동 방법 및 운동 변경 목록을 제공한다.

폭발적 파워를 위한 훈련

폭발적인 파워 트레이닝에서 사람이 웨이트를 들어 올리는 속도는 운동한 근육을 신속하게 동원하는데 얼마나 성공적인지를 나타낸다. 따라서 여러 면에서 신경계의 신호 메시지는 이러한 유형의 훈련의 주요 구성 요소를 형성한다. 실제로, 폭발적인 파워 트레이닝에서 운동수행자의 중추 신경계는 자신의 근육을 보다 효율적인 방식으로 제어하는 방법을 학습한다. 대부분의 사람들은 이러한 동원 유형을 정기적으로 하지 않기 때문에 각 운동에 동원되는 해당 근육에 집중하는 것이 유리하다. 더 나은 파워 효율성과 폭발성을 위해 고객이 파워 운동을 수행할 때 각 파워 운동의 목표 근육에 집중하도록 한다. 표 7.1은 폭발적인 파워를 극대화하기 위해 고안된 운동이다.

표 7.1 폭발적 파워를 위한 훈련

상체	하체
인클라인 벤치 프레스	바벨 프론트 스쿼트
푸시 저크	클린 그립 또는 스내치 그립 풀
고릴라 풀업	파워 클린
플라이오메트릭 푸시업	파워 스내치
머슬업(바 또는 링)	박스 점프
핸드스탠드 푸시업	제자리멀리뛰기

7.1 인클라인 벤치 프레스

(CON–ECC, EE, SUP)

시작 자세

1. 발을 평평한 바닥에 놓고 인클라인 벤치에 눕는다.
2. 오버핸드 그립으로 바벨을 잡고 양손은 어깨너비보다 약간 넓게 벌린다.
3. 바벨을 거치대에서 들어 가슴 위에 위치시킨다.

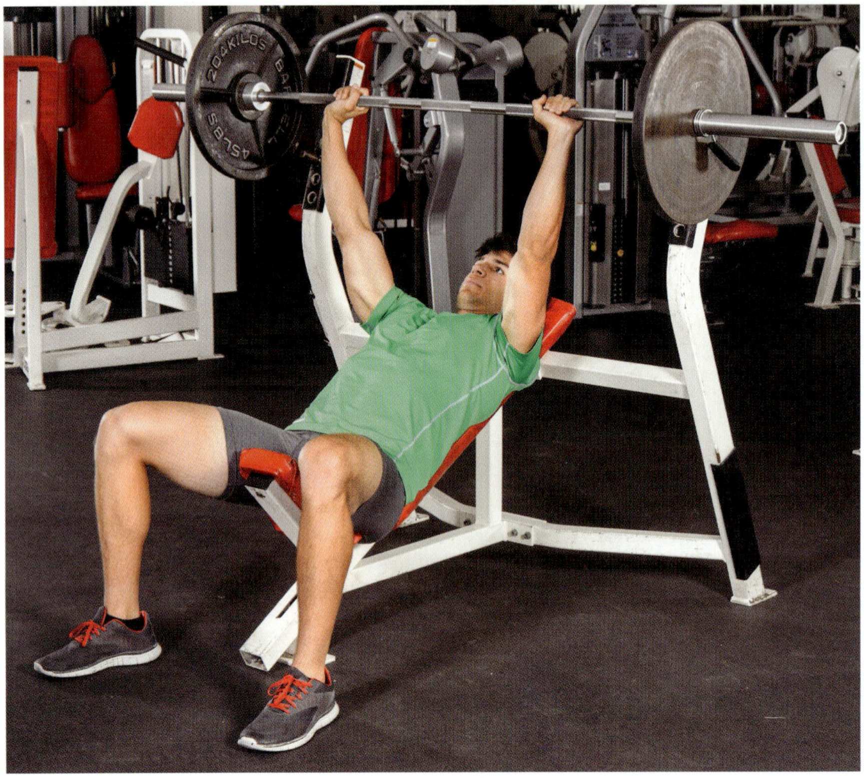

7.1a 인클라인 벤치 프레스의 시작 자세

트레이너 권장 사항

- 고객이 인클라인 벤치 프레스를 수행할 때 고객 바로 뒤에 선다.
- 무게가 무거울 경우 리프트오프를 보조해 어깨 부상을 예방한다.
- 바와 접촉을 유지하면서 고객의 움직임을 처음부터 끝까지 따라간다.
- 어깨 부상 위험을 줄이기 위해 고객이 바를 시작 위치에 되돌릴 수 있게 보조한다.

운동 동작

1. 쇄골을 가로질러 가슴 윗부분에 닿을 때까지 바벨을 내린다.
2. 팔이 펴질 때까지 바를 위로 밀어 대흉근을 수축한다.

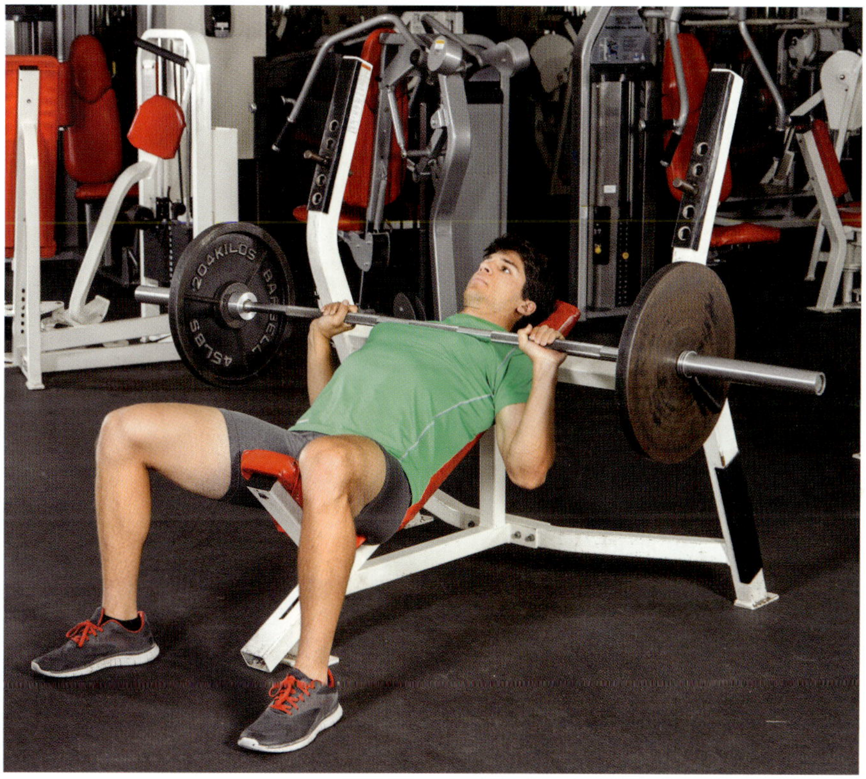

7.1b 인클라인 벤치 프레스의 종료 자세

운동수행력 향상을 위한 조언

- 안정된 자세를 유지하고 가슴에서 바를 튕기지 않도록 한다.
- 팔을 배 아래에 두고 바닥에 수직으로 유지한다.
- 손의 위치를 와이드에서 네로우 그립으로 조정한다. 이는 근육에 대한 부하를 약간 변화시킬 수 있기 때문이다.

7.2 푸시 저크

(CON–ECC, EE)

시작 자세

1. 바벨을 가슴 바로 위에 놓고 똑바로 서서 시작한다. 손바닥이 위를 향하도록 바 아래에 손을 넣는다.
2. 손은 어깨너비 또는 약간 더 넓게 벌려야 한다. 무릎은 약간 구부러진다.

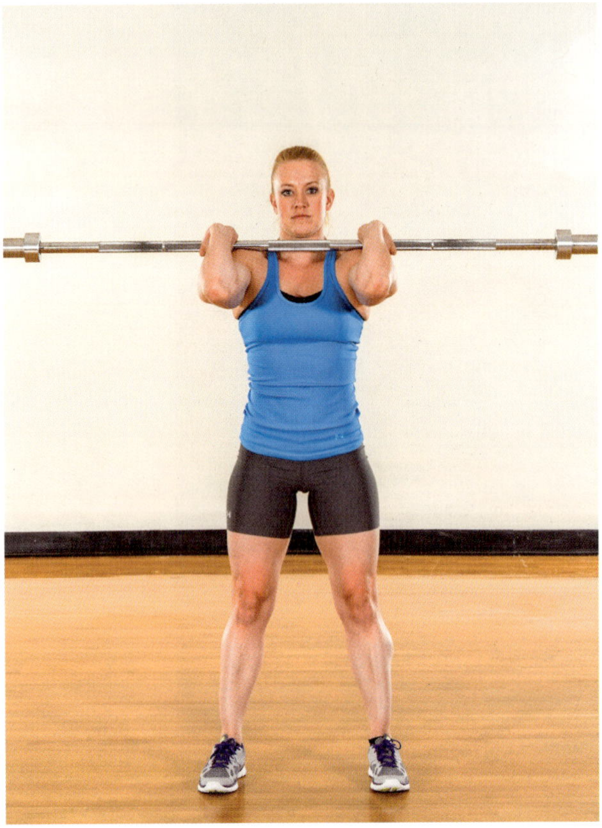

7.2a 푸시 저크의 시작 자세

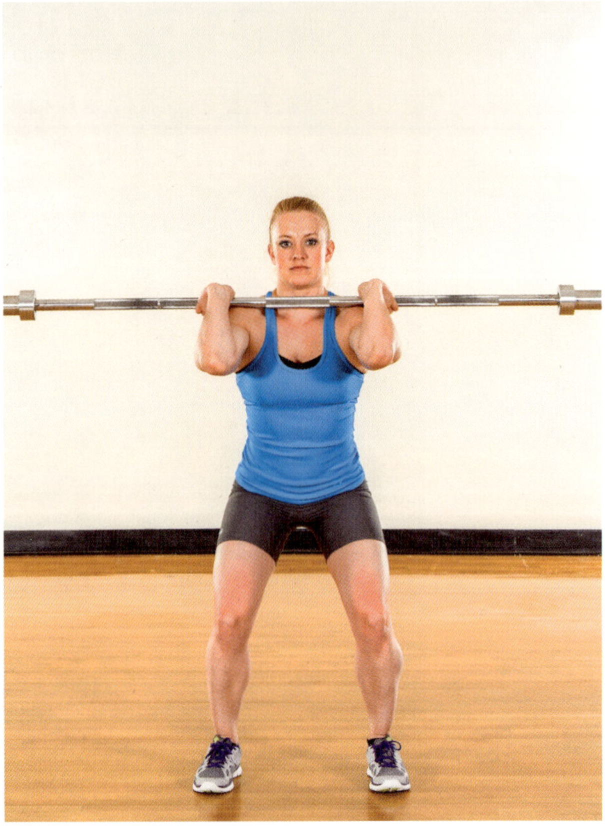

7.2b 푸시 저크의 두 번째 자세

트레이너 권장 사항

- 고객 옆에 서서 바 경로를 관찰한다. 머리 위까지 직선으로 이동시켜야 한다.
- 고객에게 체중을 발뒤꿈치에 싣도록 상기시킨다.
- 바가 머리 위로 갈 때 고객이 턱을 치우는 데 집중하게 한 다음 팔이 완전히 펴질 때 머리가 '뻗은 팔의 창을 통해' 들어가도록 한다.

운동 동작

1. 몸통을 똑바로 세운 상태에서 천천히 무릎을 구부린다. 이 동작을 슬로우 딥이라고 한다.
2. 다음으로, 완전히 확장된 자세로 다시 일어서면서 동시에 바벨을 밀기 시작한다. 폭발적으로 바 머리 위를 운전하는 데 집중하라. 바벨을 들어 올릴 때 턱에 부딪히는 것을 방지하기 위해 위를 바라보라.
3. 바가 머리 위를 지날 때, 바 아래로 팔을 완전히 편 채로 무릎을 구부려 부드럽게 착지한다. 무릎을 펴서 똑바로 선 자세가 된다.
4. 바를 가슴 위쪽까지 천천히 내린다. 반복한다.

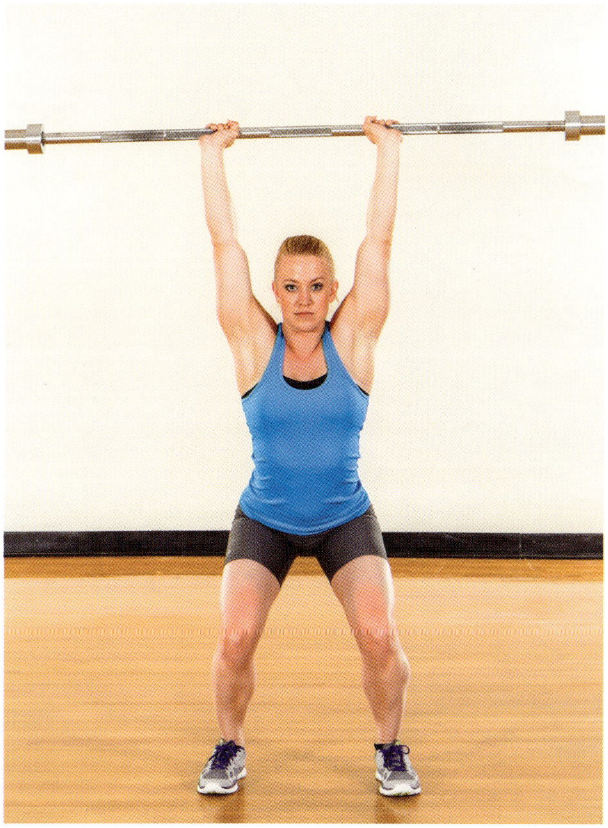

7.2c 푸시 저크의 세 번째 자세

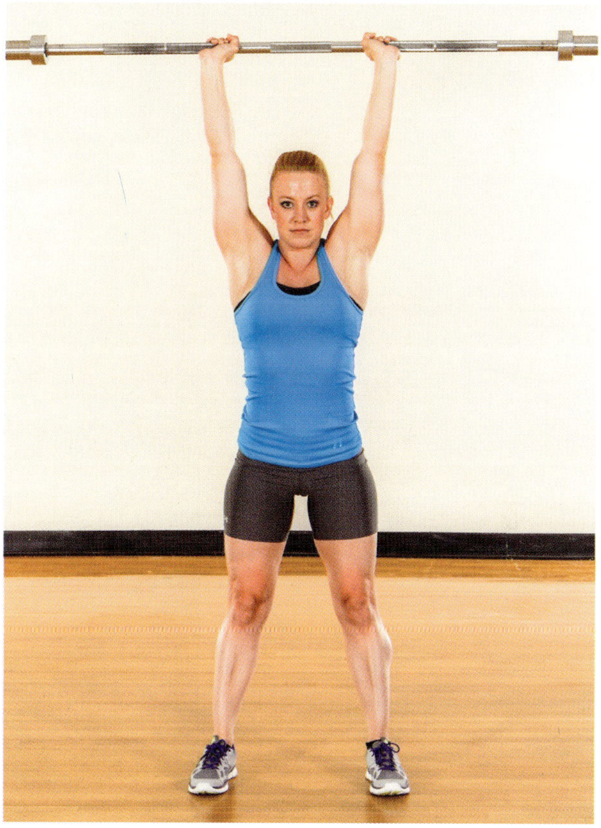

7.2d 푸시 저크의 종료 자세

운동수행력 향상을 위한 조언

- 수행 능력을 향상시키고 부상 위험을 줄이려면 항상 코어 근육을 수축한다.
- 발뒤꿈치에 체중을 싣는 데 집중하라.
- 푸시 저크를 수행할 때 딥, 드라이브 및 드롭을 기억하라.

7.3

고릴라 풀업

(CON–ECC, EE)

시작 자세

1. 상자나 계단 위에 서서 손바닥이 앞을 향하도록 풀업 바를 잡는다. 양손은 어깨너비보다 2.5~5cm 넓게 벌린다.
2. 팔을 완전히 뻗은 상태에서 몸무게를 늘어뜨린다.

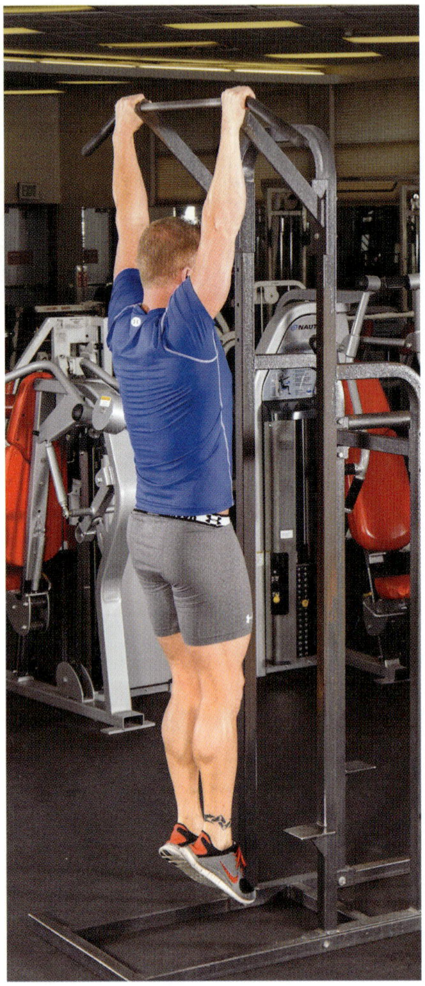

7.3a 고릴라 풀업의 시작 자세

트레이너 권장 사항

- 고객이 풀업을 시작하면 옆에 서서 완전한 수축과 관절 가동범위를 확인하기 위해 고객의 자세를 주시하라. 피로가 시작되면 당신은 수축성 구간에서 고객이 무릎을 접고 그 무릎 아래에 압력을 가하여 올라가는 동작을 보조해준다.
- 턱걸이를 5회 수행할 수 없는 고객의 경우 풀업 보조 머신을 사용하도록 추천하고 고릴라 풀업은 수행하지 않길 추천한다.
- 이 운동은 턱걸이를 마스터한 고객을 위한 고급 운동이다.
- 더 큰 부하를 주려면 무게를 추가한다.

운동 동작

1. 팔을 사용하여 바 머리 위로 몸을 당기고 무릎을 가슴 쪽으로 당긴다.
2. 움직임의 최고점에서 턱이 바 위에 있어야 하고 완전한 크런치 자세를 취해야 한다.

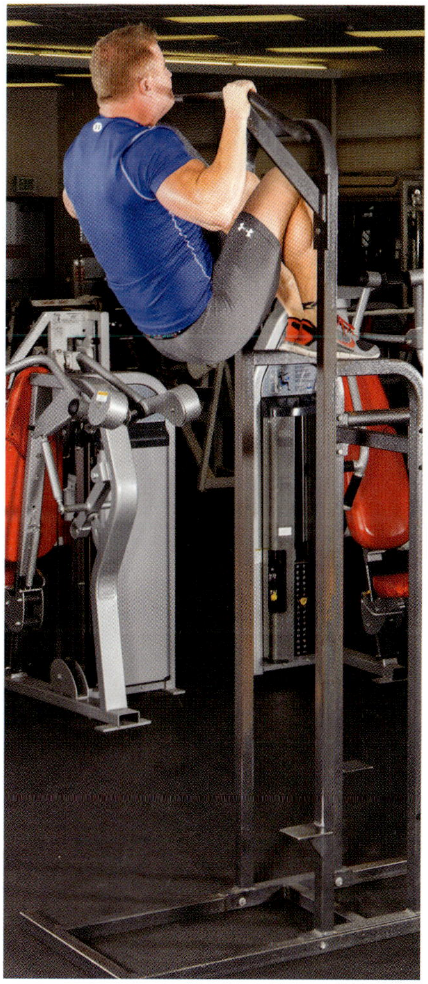

7.3b 고릴라 풀업의 종료 자세

운동수행력 향상을 위한 조언

- 머리 위의 바를 향해 당길 때 가슴을 위로 유지한다.
- 다양한 너비의 손 위치를 실험해본다.
- 더 큰 도전을 하려면 가슴을 바 쪽으로 가져온다.

7.4 플라이오메트릭 푸시업

(CON–ECC, EE, SUP)

시작 자세

1. 양손을 어깨너비보다 조금 더 벌려 바닥을 짚는다. 손가락을 바깥쪽으로 벌리고 앞으로 향하게 한다.
2. 몸의 모든 체중이 손과 발에 실리도록 발끝으로 일어선다. 몸통은 일직선이어야 한다. 등이 아치형이거나 바닥이 공중을 향해서는 안 된다.

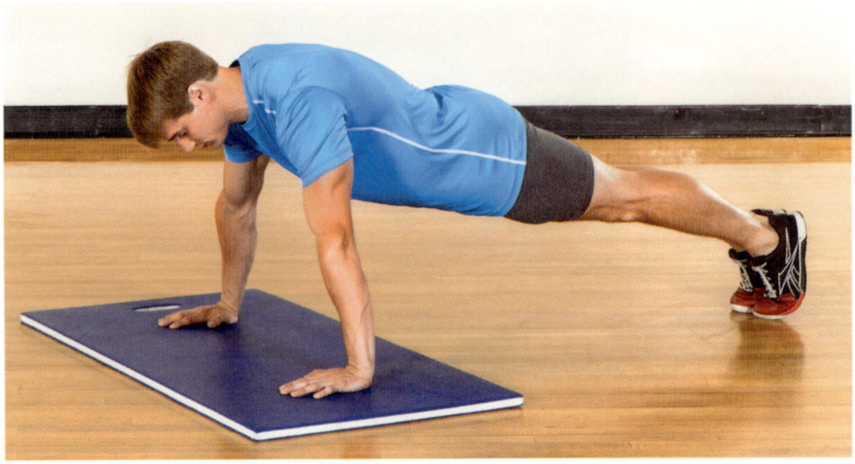

7.4a 플라이오메트릭 푸시업의 시작 자세

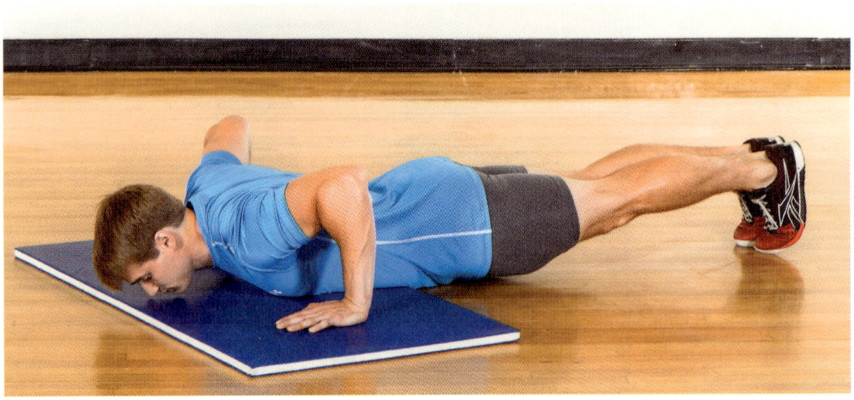

7.4b 플라이오메트릭 푸시업의 중간 자세

트레이너 권장 사항

- 고객을 옆에서 관찰하고 고객이 평평한 등을 유지하는지 확인한다.
- 이 동작은 많은 힘을 필요로 하므로 고객이 플라이오메트릭 푸시업을 시도하기 전에 최소 10회의 가슴이 바닥에 닿은 일반적인 푸시업을 수행할 수 있는지 확인한다.
- 추가적 부하를 위해 고객에게 무거운 조끼를 입게 한다.
- 쉽게 도전할 수 있도록 고객이 올라오는 구간에서 역동적인 수축성 동작을 강조하는 규칙적인 푸시업을 수행하도록 하거나 EE 방법을 적용한다.
- 안전을 위해 항상 미끄럼방지 매트나 패드를 사용하는 것이 가장 좋다.

운동 동작

1. 팔꿈치를 구부리고 가슴을 바닥 쪽으로 내린다.
2. 가슴이 바닥에 닿으면 바닥에서 폭발하며 몸을 공중으로 밀어낸다.
3. 팔은 완전히 뻗어야 하고 손은 지면에 닿지 않아야 한다.
4. 손으로 몸을 잡고 팔꿈치에서 팔을 약간 구부린 상태로 착지한다.
5. 반복해서 시행한다.

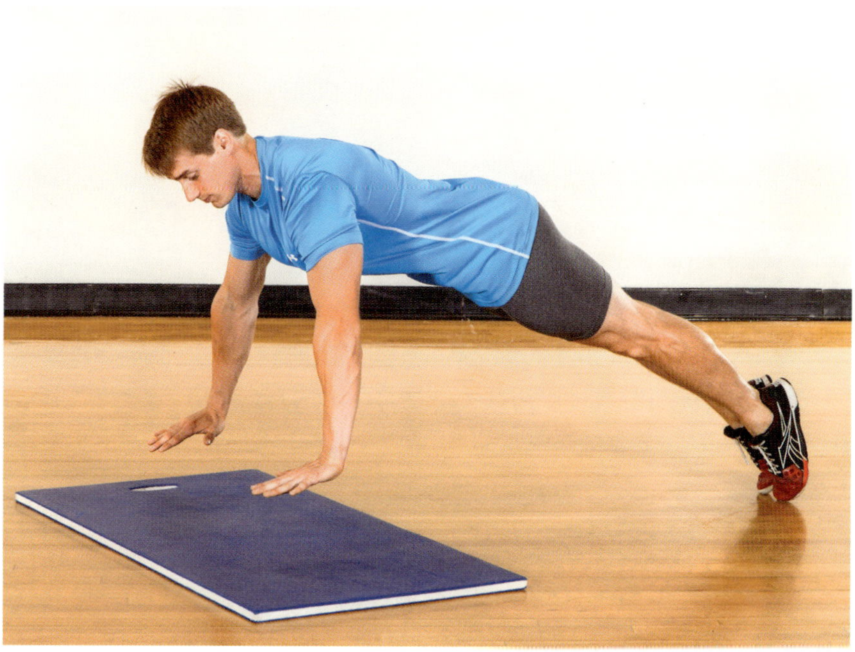

7.4c 플라이오메트릭 푸시업의 종료 자세

운동수행력 향상을 위한 조언

- 코어 근육을 단단히 수축하고 등은 항상 평평하게 유지한다.
- 팔꿈치나 어깨 관절의 부상을 방지하기 위해 부드러운 팔꿈치(즉, 팔을 약간 구부린 상태)로 착지한다.

7.5 머슬업(바 또는 링)

(CON–ECC, EE, SUP)

시작 자세

1. 상자나 계단 위에 서서 손바닥이 앞을 향하도록 풀업 바를 잡는다. 어깨너비보다 2.5~5cm 더 멀리 손을 놓는다.
2. 팔을 완전히 뻗은 상태에서 몸무게를 늘어뜨린다.

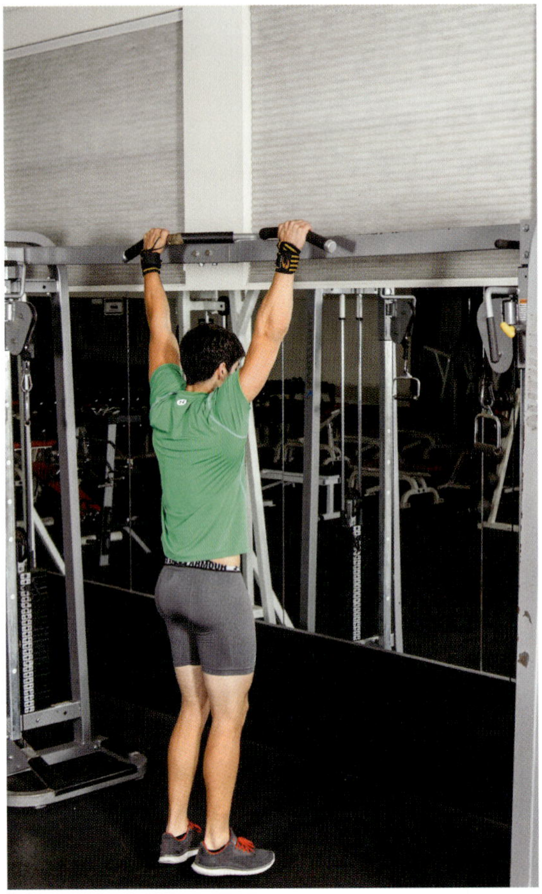

7.5a 머슬업의 시작 자세

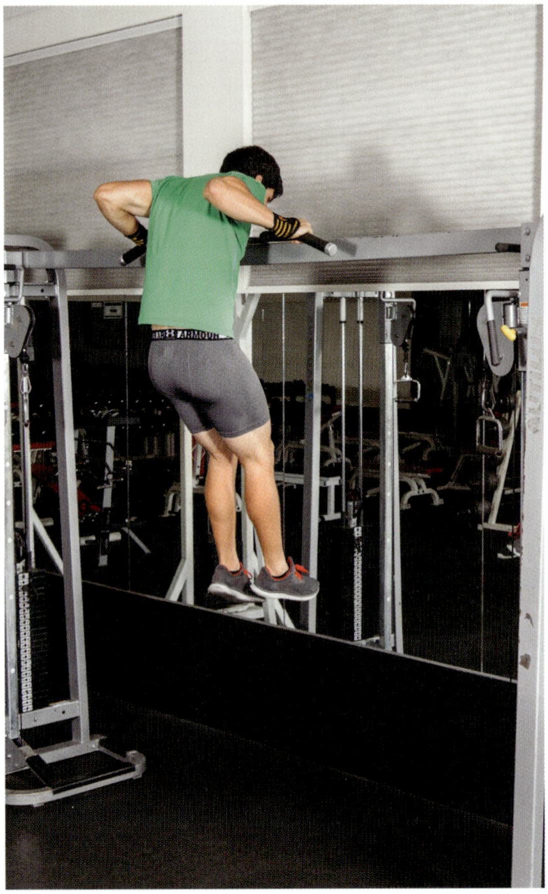

7.5b 머슬업의 중간 자세

트레이너 권장 사항

- 수축 단계의 강조를 통해서 고객이 이 동작에서 힘을 키울 수 있도록 도와준다.
- 변형을 위해 이 동작은 링을 활용해서도 수행할 수 있다.

운동 동작

1. 천장으로 몸을 밀어 올리려는 것처럼 몸을 바 쪽으로 폭발적으로 끌어올리면서 시작한다.
2. 몸이 위쪽으로 움직이기 시작하면 손목을 바 위에서 회전시키기 시작한다.
3. 동작의 정점에서 머리가 바를 지나갈 때 몸을 앞으로 숙이고 딥으로 전환한다.
4. 팔을 완전히 편다.
5. 천천히 몸을 버티면서 내리고 반복한다.

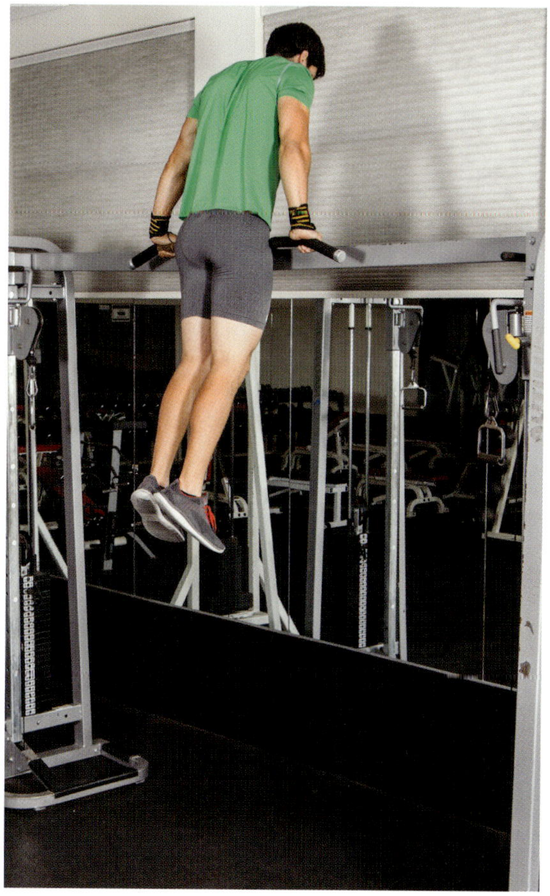

7.5c 머슬업의 종료 자세

운동수행력 향상을 위한 조언

- 머슬업을 사용하여 이 동작을 배우기 시작한다. 바닥에서 시작하는 킵은 완전한 머슬업 위치에 도달하는 데 필요한 상승 모멘텀을 생성하는 데 도움이 될 수 있다.
- 이 동작에서 힘을 얻으려면 최고 위치에서 시작하여 천천히 시작 위치로 내린다.
- 이 운동의 또 다른 변형은 다리를 구부리고 관찰자가 뒤에 서서 다리를 잡고 고객을 위로 밀어주는 것이다.

7.6 핸드스탠드 푸시업

(CON–ECC, EE, SUP)

시작 자세

1. 벽에 닿는 바닥에 운동 매트를 놓는다. 등을 벽에 대고 허리를 구부리고 양손을 어깨너비만큼 벌려 바닥이나 운동 매트에 놓는다.
2. 팔을 곧게 펴고 벽을 찬다. 거꾸로 된 자세에서 팔과 다리는 완전히 펴져야 한다.
3. 몸을 최대한 곧게 유지한다.

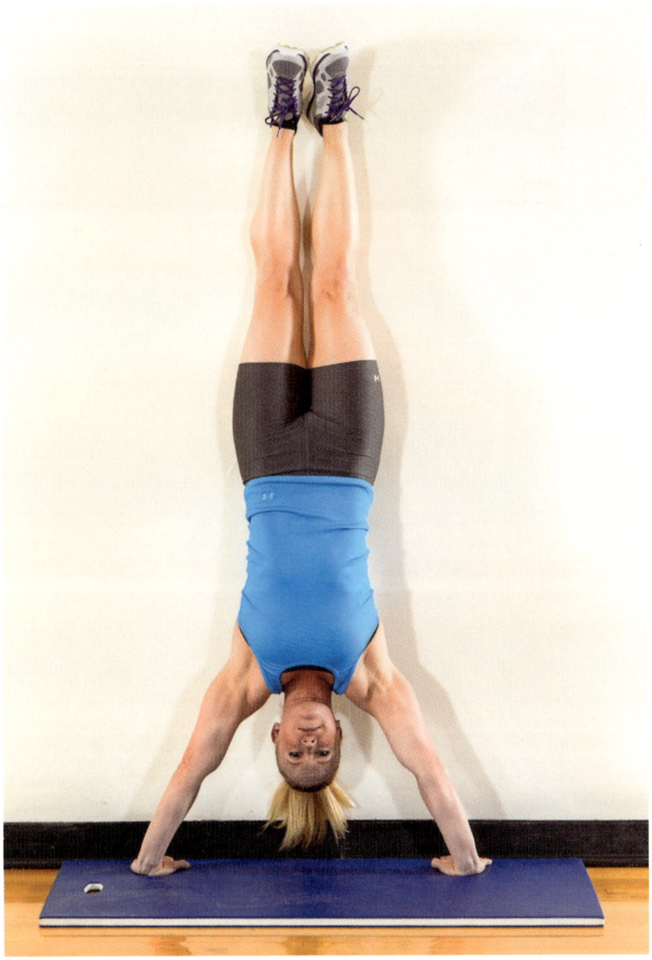

7.6a 핸드스탠드 푸시업의 시작 자세

트레이너 권장 사항

- 고객 옆에 서서 발목과 다리 아래쪽을 확인한다. 필요한 경우 신장성 구간 및 수축성 구간에서 고객을 보조한다.
- 난이도를 높이려면 중량을 추가하여 시행한다.

운동 동작

1. 머리가 복부 매트에 닿을 때까지 천천히 바닥으로 내려 동작을 시작한다.
2. 균형을 잡을 수 있도록 코어 근육들에 힘을 주며 시작 위치로 다시 밀어 올린다.

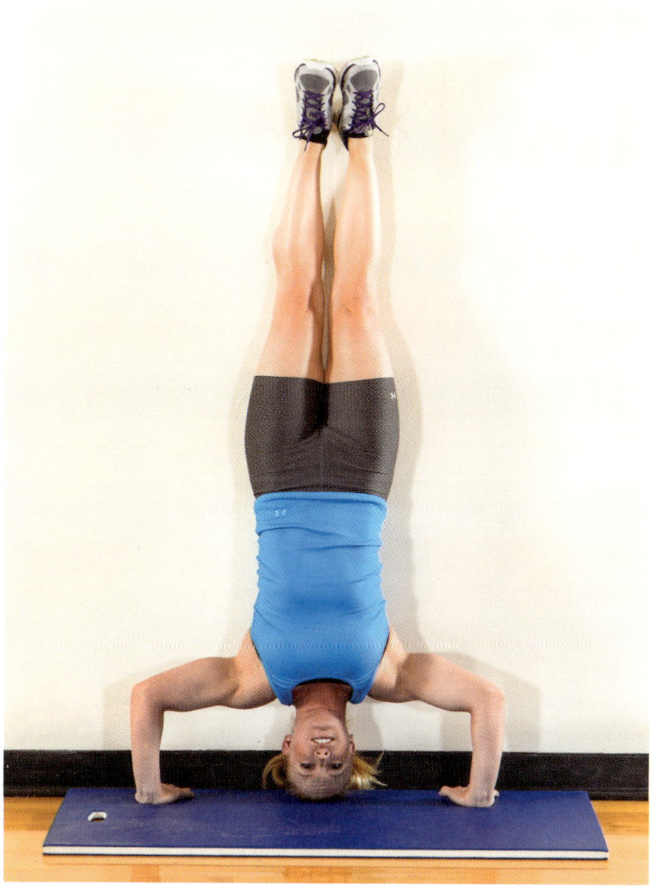

7.6b 핸드스탠드 푸시업의 종료 자세

운동수행력 향상을 위한 조언

- 신장성 단계를 제어해야 한다. 이는 머리 부상을 방지하는 데 매우 중요하다.
- 이 동작이 어렵다면 항상 보조자를 확보한다.
- 이 동작의 근력은 단순히 등척성으로 시작 자세를 유지함으로써 향상될 수 있다.

7.7 바벨 프론트 스쿼트

(CON-ECC, EE, SUP)

시작 자세

1. 어깨 높이보다 약간 낮은 랙에 바벨을 놓고 삼각근 위에 바벨을 위치시켜 놓고 쇄골을 밀어 넣는다. 양손은 어깨너비 또는 약간 더 넓게 벌려 클린 그립에 있어야 한다.
2. 코어 근육들에 힘을 주고 다리를 밀고 똑바로 서서 랙에서 바벨을 들어 올린다. 랙에서 물러나 발을 어깨너비 또는 약간 더 넓게 벌린다. 발가락은 약간 바깥으로 향한다.
3. 머리와 팔꿈치를 위로 유지하는 데 집중한다.

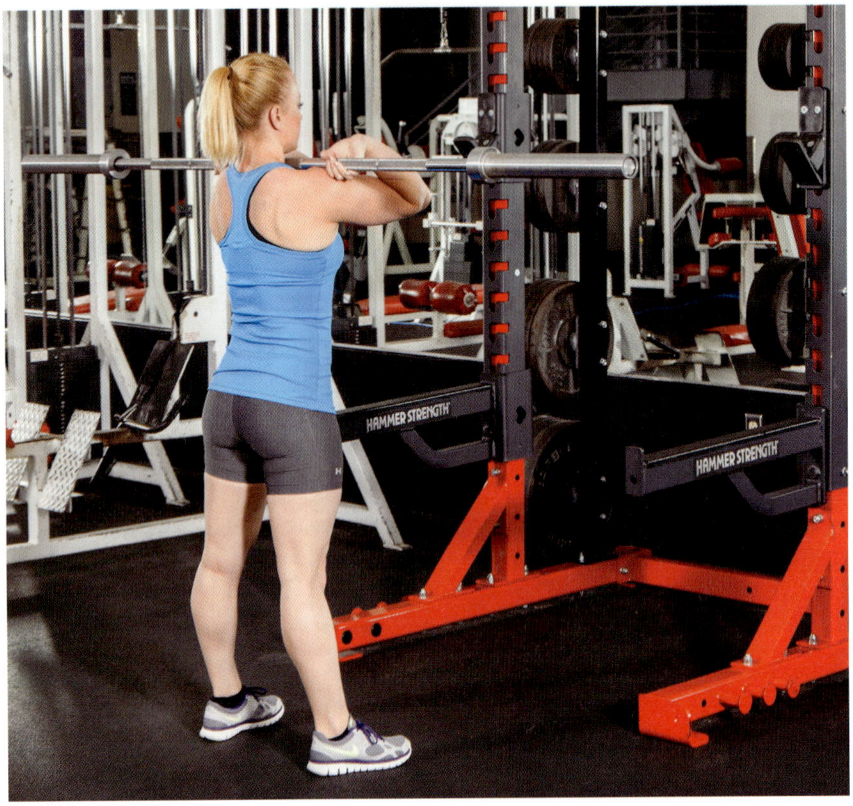

7.7a 바벨 프론트 스쿼트의 시작 자세

트레이너 권장 사항

- 고객의 어깨와 바 바로 아래에 손을 대고 고객 뒤에 위치한다.
- 고객이 상체를 곧게 유지하도록 도와준다.
- 체중은 발뒤꿈치에 싣고 무릎은 바깥쪽을 향하도록 고객에게 상기시킨다.

운동 동작

1. 시작 자세에서 무릎을 구부려 깊은 스쿼트 자세를 취한다. 햄스트링이 종아리에 거의 닿을 때까지 하강한다.
2. 무릎을 뒤로 젖히고 체중은 발뒤꿈치에 싣는다. 스쿼트를 할 때 무릎이 바깥쪽으로 나가야 한다.
3. 발뒤꿈치를 밀고 코어 근육들에 힘을 주면서 다시 시작 위치로 돌아간다.

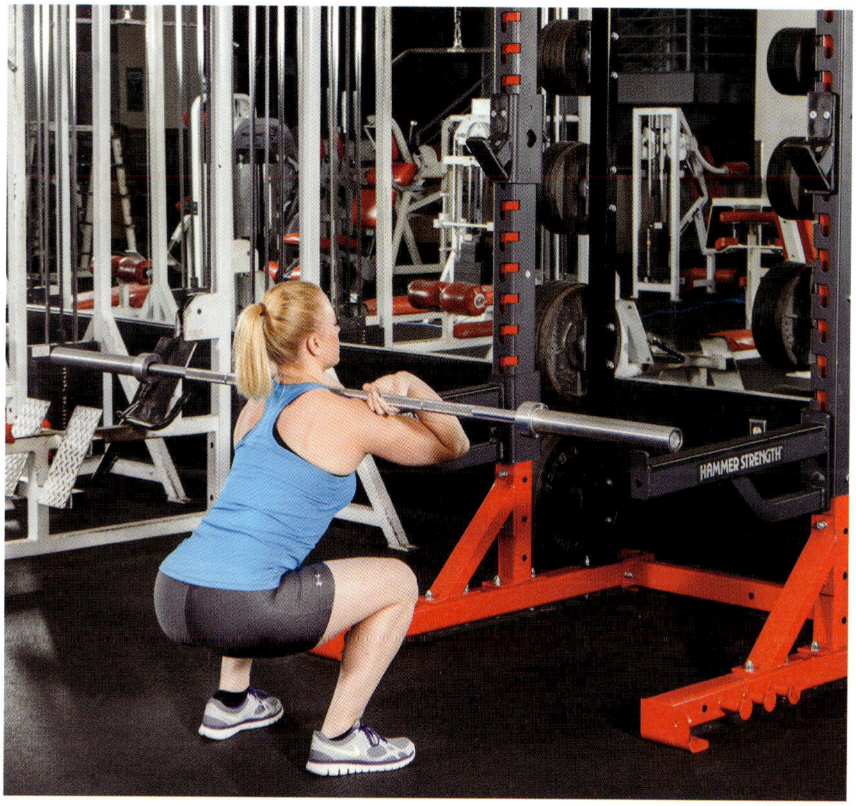

7.7b 바벨 프론트 스쿼트의 종료 자세

운동수행력 향상을 위한 조언

- 항상 발가락을 약간 바깥쪽으로 향하게 유지한다.
- 발뒤꿈치에 체중을 싣는다.
- 팔꿈치를 높게 유지하고 바를 가슴 높이에 둔다.
- 코어 근육들의 수축을 단단히 유지한다!

7.8 클린 그립 또는 스내치 그립 풀 (CON-ECC, EE, SUP)

시작 자세

1. 양발을 어깨너비로 벌리고 바벨 앞에 선다.
2. 허리를 최대한 곧게 펴고 무릎을 구부린 상태에서 앞으로 구부린 후 손을 어깨너비 또는 약간 넓게 벌려 클린 그립으로 바를 잡는다.

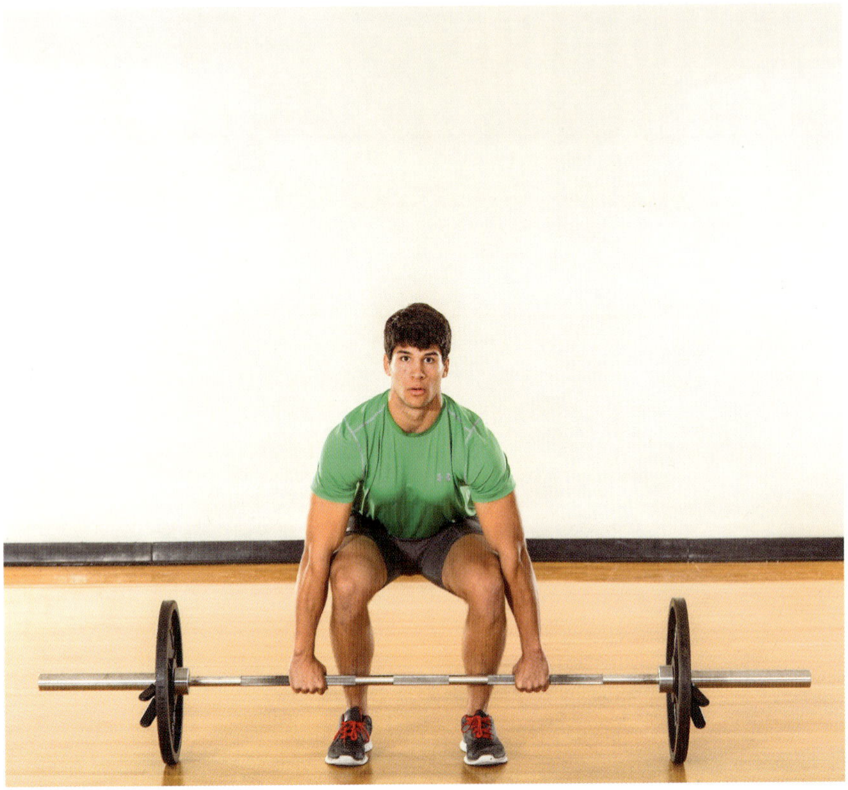

7.8a 클린 그립 풀의 시작 자세

트레이너 권장 사항

- 들어 올리는 동안 고객이 올바른 위치를 유지하는지 확인하기 위해 고객을 관찰한다.
- 등이 둥글어지는지 그리고 움직임의 최고점에서 과신전이 일어나는지 면밀히 관찰한다.
- 무거운 무게로 늘리기 전에 형태와 기술을 연습하기 위해 처음에는 가벼운 무게를 사용하도록 고객을 격려한다.

운동 동작

1. 호흡을 내쉬면서 상체를 곧게 세우는 동시에 다리를 밀어준다. 직립 자세에서 가슴을 내밀고 견갑골을 뒤로 가져와 등을 수축한다. 군대의 차렷 자세를 생각해보라.
2. 동작의 정점에서 바는 엉덩이에 있어야 한다. 한 번의 연결 동작으로 바가 상단 위치에 도달하면 발가락 위로 올라가기 시작한다. 발끝으로 올라갈 때 팔을 똑바로 유지하면서 바벨을 위로 으쓱한다.
3. 무릎을 구부리면서 동시에 허리에서 몸통을 앞으로 기울이면서 시작 위치로 천천히 낮춘다. 등을 똑바로 유지한다. 바벨이 바닥에 닿으면 시작 위치가 되어 다음 반복을 수행할 준비가 된 것이다.

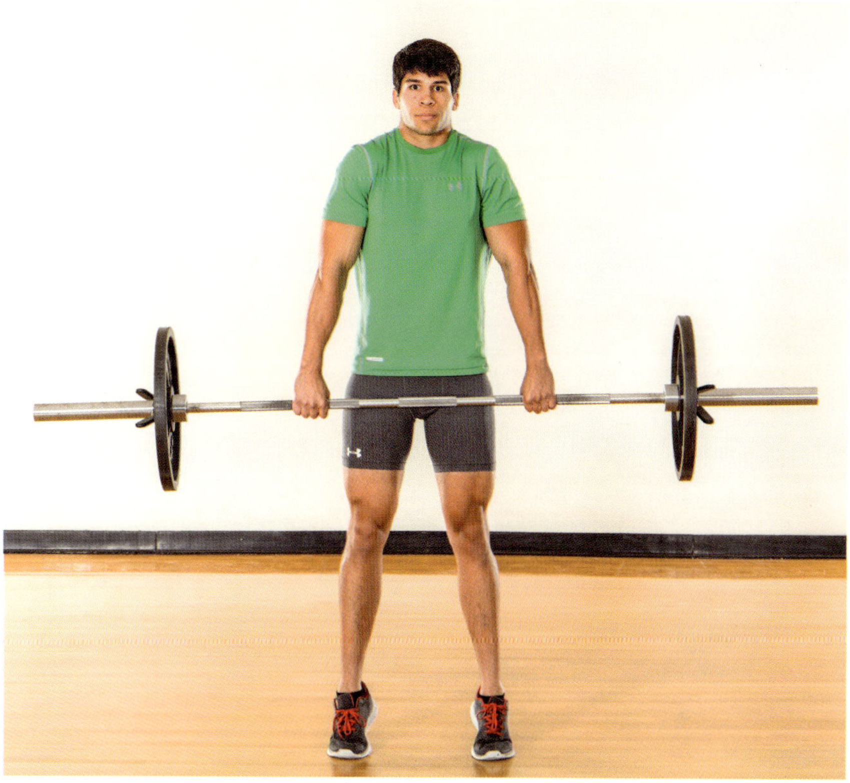

7.8b 클린 그립 풀의 종료 자세

운동수행력 향상을 위한 조언

- 이것은 가볍게 볼 수 있는 연습이 아니다. 허리에 문제가 있다면 허리에 해를 끼치지 않는 운동과 움직임으로 대체한다.
- 등이 건강하더라도 올바른 형태를 유지하고 등을 굽히지 않는다. 허리 부상을 입을 수 있다. 사용하는 무게에도 주의한다. 의심이 가는 경우에는 더 낮은 무게를 사용한다.
- 후크 그립(즉, 엄지손가락을 바와 처음 두 손가락 사이에 넣어 더 강하게 잡는 그립)을 사용하여 바가 미끄러지는 것을 방지한다.

7.9 파워 클린

(CON–ECC, EE)

시작 자세

1. 발볼이 바 아래에 있고 발이 앞을 향하도록 바벨 앞에 선다. 발은 어깨너비 또는 약간 더 넓어야 한다.
2. 쪼그리고 앉아 어깨너비 오버핸드 그립으로 바를 잡는다. 어깨는 바 위로, 가슴은 위로, 코어 근육들을 수축시켜야 한다.
3. 팔을 완전히 펴야 한다.

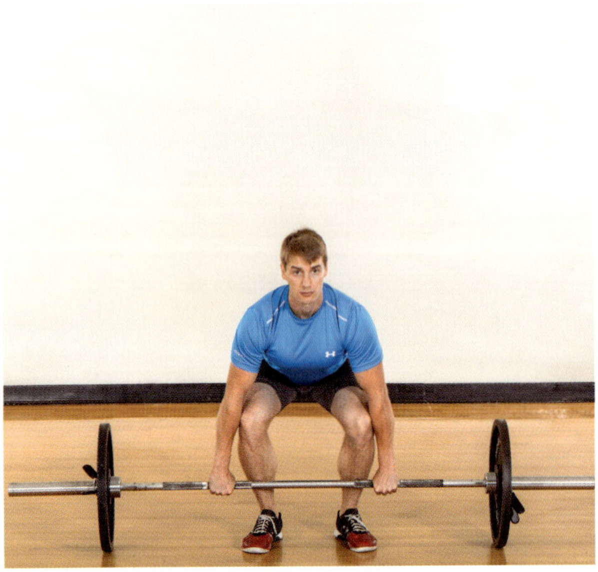

7.9a 파워 클린의 시작 자세

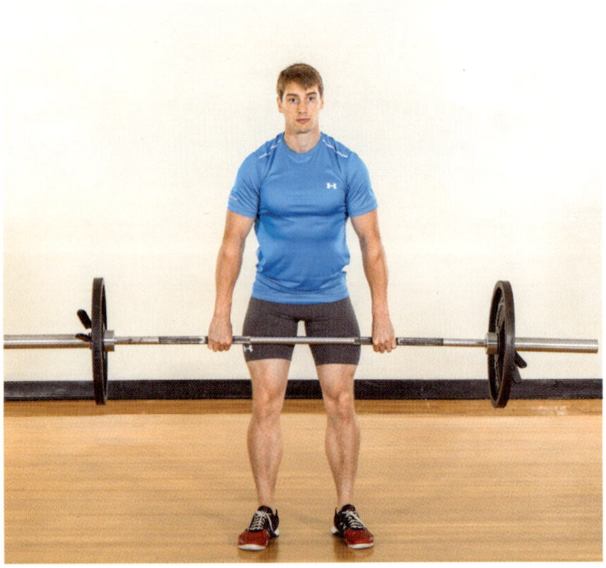

7.9b 파워 클린의 두 번째 자세

트레이너 권장 사항

- 고객이 움직임을 수행할 때 고객 옆에 서 있는다.
- 바벨이 고객의 몸 가까이에 있고 위아래로 직선으로 움직이는지 확인한다.
- 고객이 가볍게 시작하여 완벽한 자세를 이루는 데 집중하도록 격려한다.

운동 동작

1. 파워 클린을 시작하려면 엉덩이와 무릎을 펴서 바를 바닥에서 떼어낸다. 바벨이 무릎 높이에 도달하면 바벨을 허벅지에 가깝게 유지하면서 폭발적으로 어깨를 들어 올린다. 바벨이 허벅지 중간을 통과한 후 허벅지에 닿도록 한다.
2. 위로 점프하여 몸을 쭉 편다.
3. 어깨를 으쓱하면서 바벨을 위로 당기고 무중력 상태가 되면 팔꿈치에서 팔을 구부린다. 바를 몸 가까이에 둔다.
4. 빠른 속도로 몸을 바 아래로 당기고 팔꿈치를 바 주위로 돌린다.
5. 쿼터 스쿼트 자세로 이동하면서 어깨에 바를 얹는다. 즉시 일어난다.
6. 시작 위치로 돌아가려면 바벨이 다시 엉덩이까지 내려오고 허벅지를 가로질러 무릎 높이까지 미끄러진 다음 바닥으로 내려오기까지 무게를 조절한다.
7. 피곤해지기 시작하면 바벨을 파워 클린의 상단 위치에서 간단히 내린 다음 자세를 재설정하고 다시 수행한다.

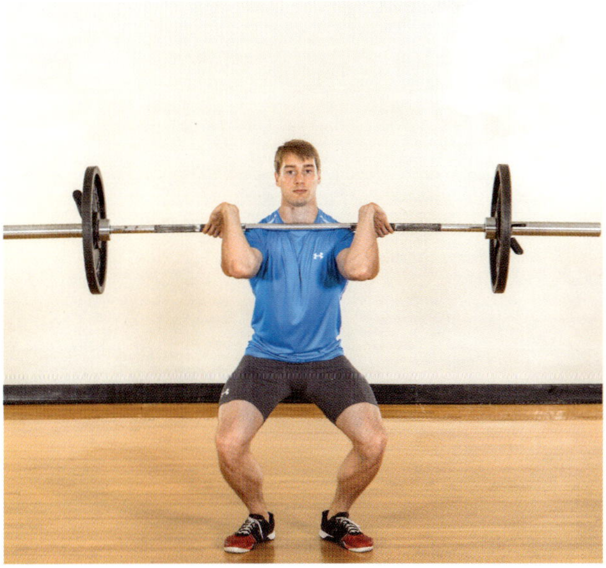

7.9c 파워 클린의 세 번째 자세

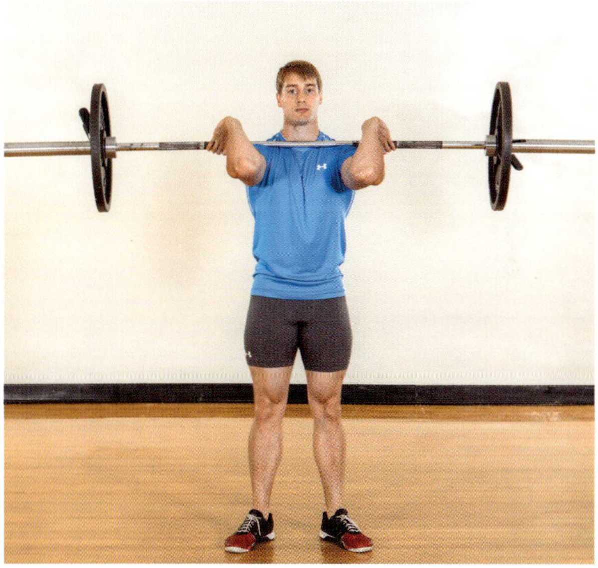

7.9d 파워 클린의 종료 자세

운동수행력 향상을 위한 조언

- 항상 코어 근육의 수축을 단단히 유지한다.
- 바는 항상 몸에 가까이 있어야 한다!
- 후크 그립(예: 바와 처음 두 손가락 사이에 엄지손가락을 넣어 더 강하게 잡는 그립)을 사용하여 더 무거운 하중을 감당한다.
- 가볍게 시작하고 주로 자세에 집중한다.

7.10 파워 스내치

(CON–ECC, EE)

시작 자세

1. 선호도에 따라 발볼을 바 아래에 놓고 발을 어깨너비 또는 더 넓게 벌린 상태로 바벨 뒤에 선다.
2. 어깨너비보다 5~10cm 더 넓은 오버핸드 그립으로 바를 잡고 딥 스쿼트를 시작한다(개인 취향과 유연성 수준에 따라 바에서 이 그립 위치를 변경한다).
3. 어깨는 바벨에 위치해야 하고, 가슴은 위로 향해야 하며, 코어 근육들은 수축시켜야 한다. 팔을 완전히 펴야 한다.

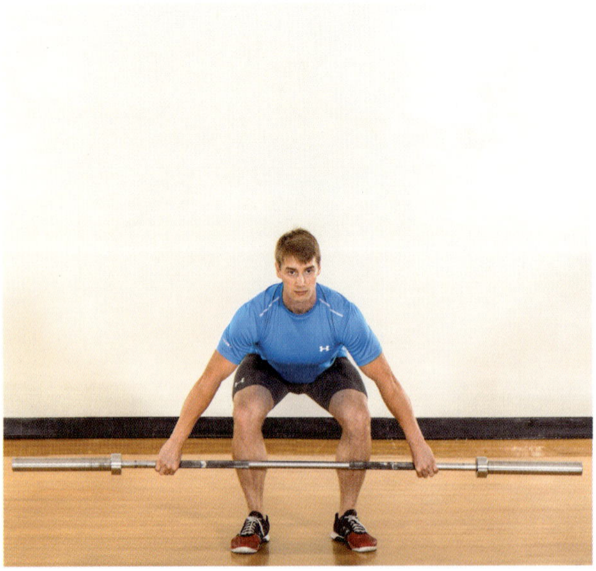

7.10a 파워 스내치의 시작 자세

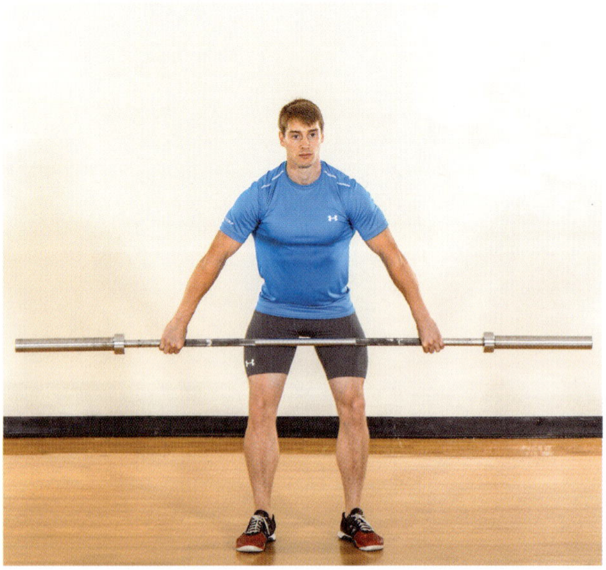

7.10b 파워 스내치의 두 번째 자세

트레이너 권장 사항

- 고객이 움직임을 수행할 때 고객 옆에 서 있는다.
- 바벨이 고객의 몸 가까이에 있고 위아래로 직선으로 움직이는지 확인한다.
- 고객이 가볍게 시작하여 완벽한 자세를 이루는 데 집중하도록 격려한다.

영상 7.10
파워 스내치의 CON-EE와 EE 방법은 온라인 영상 7.10 참조.

운동 동작

1. 엉덩이와 무릎을 펴서 바벨을 바닥에서 당긴다.
2. 바가 무릎 높이에 올 때까지 등을 시작 위치와 같은 각도로 유지한다.
3. 바벨이 무릎 높이를 넘어가면 어깨를 폭발적으로 들어 올리면서 바를 다리에 최대한 가깝게 유지하고 바가 위아래로 직선 경로를 유지하도록 한다.
4. 바벨이 위로 이동할 때 엉덩이나 허벅지 상단에 닿도록 한다. 위로 점프하면서 몸을 쭉 뻗는다.
5. 어깨를 으쓱하면서 바벨을 위로 당긴다. 바벨이 무중력 상태가 되면 팔꿈치를 옆으로 당긴다. 바벨 아래로 몸을 빠르게 당긴다.
6. 무릎을 90도로 구부리기 전에 완전히 뻗은 팔로 머리 위에서 바를 잡는다.
7. 바벨을 잡았으면 팔을 머리 위로 쭉 뻗은 쿼터 스쿼트 자세로 즉시 바벨을 머리 위로 들고 일어선다.
8. 시작 위치로 돌아가려면 다시 엉덩이로 낮추고 천천히 허벅지를 지나 무릎 위치로 내린 다음 바닥으로 내려놓을 수 있다. 또는 피로가 시작되면 오버헤드 위치에서 바벨을 떨어뜨릴 수도 있다. 바벨을 앞으로 약간 떨어뜨리고 뒤로 물러선다.

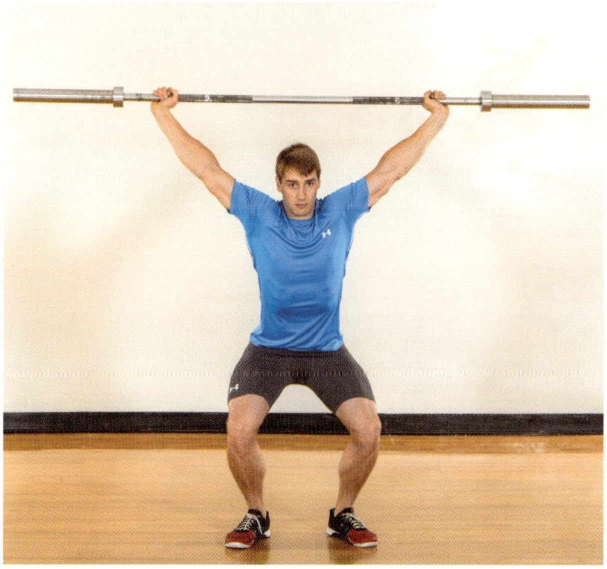

7.10c 파워 스내치의 세 번째 자세

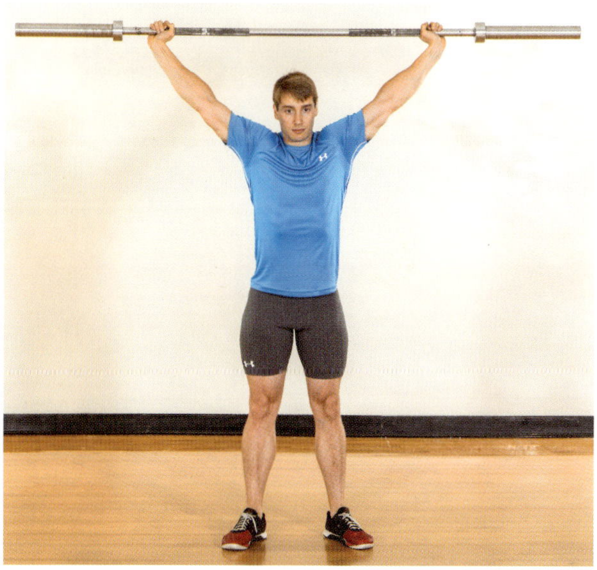

7.10d 파워 스내치의 종료 자세

운동수행력 향상을 위한 조언

- 항상 코어 근육들의 수축을 단단히 유지한다.
- 바는 항상 몸에 가까이 있어야 한다!
- 후크 그립(예: 바와 처음 두 손가락 사이에 엄지손가락을 넣어 더 강하게 잡는 그립)을 사용하여 더 무거운 하중을 감당한다.
- 가볍게 시작하고 주로 자세에 집중한다.

7.11 박스 점프

(CON–ECC, EE)

시작 자세

1. 편안하게 뛰어넘을 수 있는 적절한 높이의 상자를 선택하여 시작한다.
2. 박스 바로 앞에 서되, 점프하는 동안 박스에 발이 닿지 않도록 상자와 자신 사이에 충분한 공간을 확보한다.

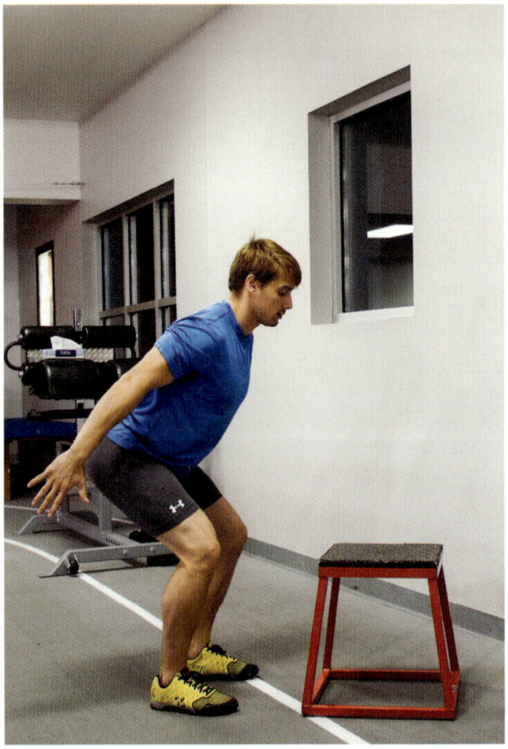

7.11a 박스 점프의 시작 자세

트레이너 권장 사항

- 고객이 적절한 박스 점프 높이를 선택하도록 돕는다.
- 고객이 반복할 때마다 올바른 형태로 운동을 수행하도록 격려한다.
- 움직임이 너무 쉬워지면 고객에게 박스 높이를 높이도록 하거나 EE 또는 2UP/1DN 방법으로 연습한다.

운동 동작

1. 체중은 발뒤꿈치에 싣고 무릎을 구부린다. 무릎을 구부릴 때 팔을 몸 바로 뒤로 휘젓는다.
2. 상자에 완전히 올라서기 위해 필요한 만큼 높이 점프한다. 점프할 때 추진력을 얻을 수 있도록 팔을 앞뒤로 휘두른다.
3. 두 발로 상자 위에 착지한다. 엉덩이를 완전히 펴고 일어선다.
4. 통제된 방식으로 상자에서 발을 떼거나 뛰어내려 두 발로 착지한다. 상자에서 뛰어내리는 것은 훨씬 더 어렵다.

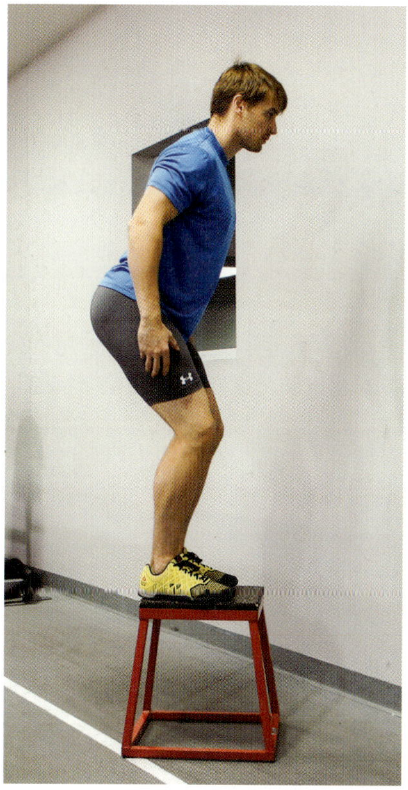

7.11b 박스 점프의 중간 자세

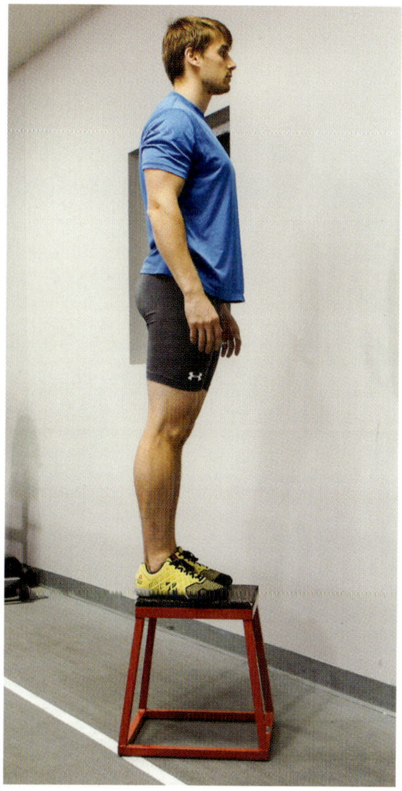

7.11c 박스 점프의 종료 자세

운동수행력 향상을 위한 조언

- 익숙해질 때까지 낮은 상자를 사용한 다음 더 높은 상자로 진행한다.
- 맨 위 위치에서 처음에는 스텝다운 방법으로 내려오고 이후에 점핑 다운으로 진행한다.
- 무릎에 어떠한 문제가 있는 경우 상자에서 뛰어내리지 않는다.

7.12 제자리멀리뛰기

(CON–ECC, EE)

시작 자세

1. 발을 어깨너비로 벌리고 양손을 양옆에 위치시킨다.
2. 복부를 긴장시켜 코어 근육들은 수축시켜야 한다.

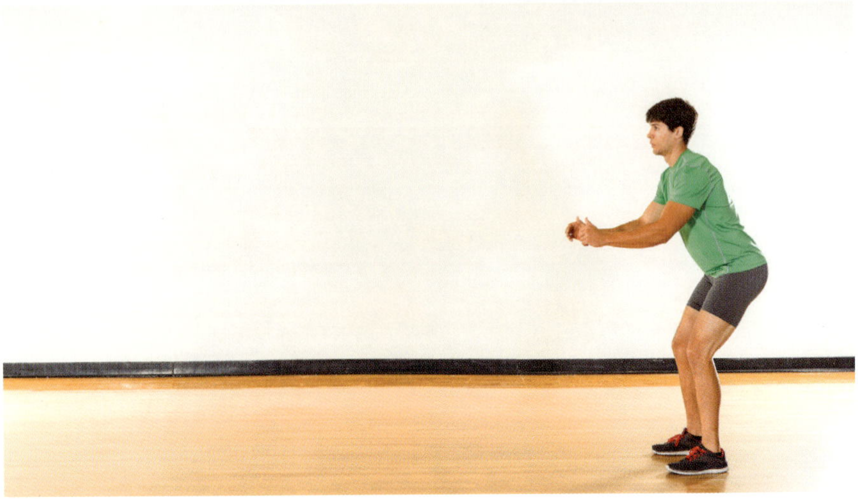

7.12a 제자리멀리뛰기의 시작 자세

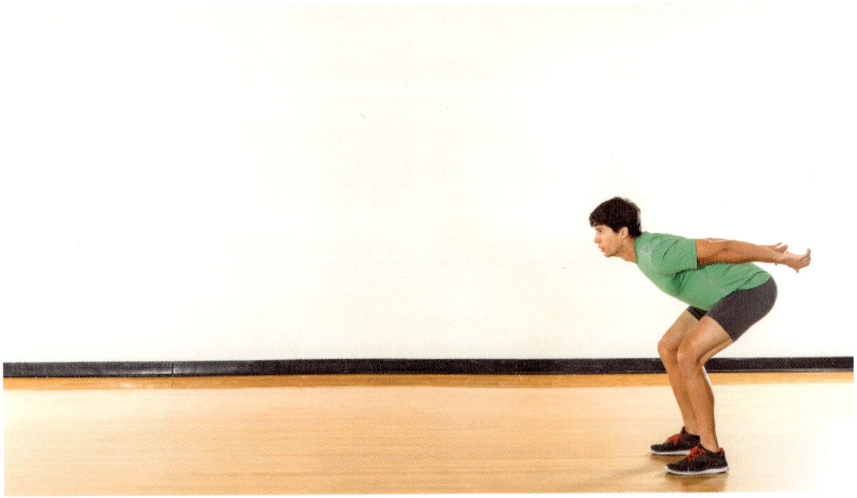

7.12b 제자리멀리뛰기의 두 번째 자세

트레이너 권장 사항

- 고객이 달성할 목표를 갖도록 측정 기준을 설정한다. 목표는 대부분의 사람들에게 성과를 향상시키는 것 같다.
- 고객이 모든 점프에서 부드럽게 착지하도록 격려한다.
- 난이도를 높이기 위해 이 동작은 EE 또는 2UP/1DN 방법으로도 수행될 수 있다.

운동 동작

1. 무릎을 구부려 중간 깊이의 스쿼트 자세를 취하면서 발볼에 체중을 싣는다.
2. 몸을 약간 앞으로 기울이고 팔을 몸 바로 뒤로 휘두른다.
3. 가능한 한 높이 앞으로 위로 도약한다. 팔을 앞뒤로 동시에 휘두르면 점프 성능이 향상된다.
4. 양발로 부드럽게 자세로 착지한다. 일어서서 출발점으로 돌아간다.

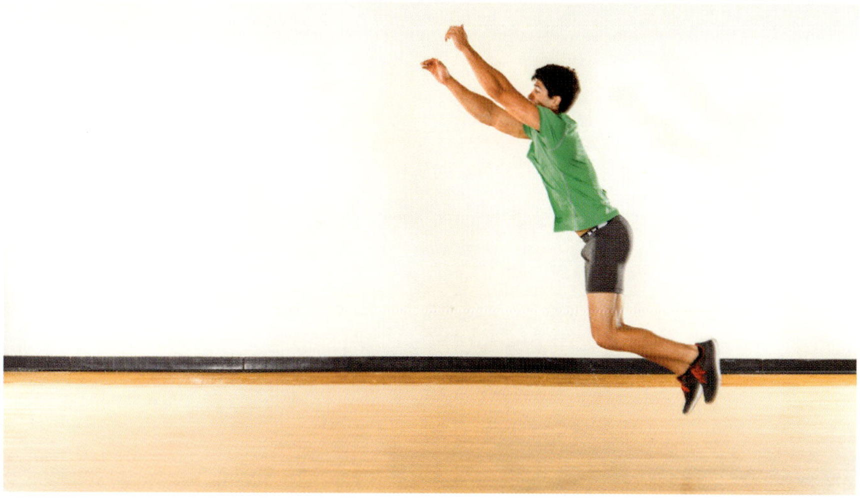

7.12c 제자리멀리뛰기의 세 번째 자세

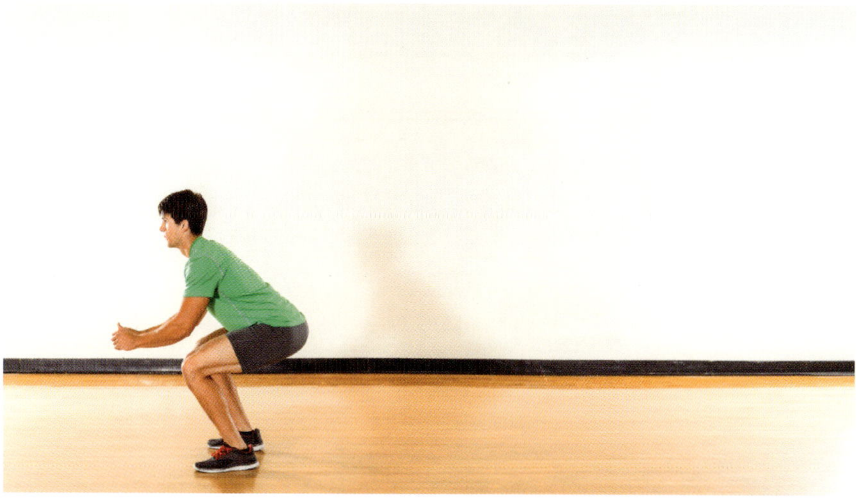

7.12d 제자리멀리뛰기의 종료 자세

운동수행력 향상을 위한 조언

- 점프를 시작할 때 몸을 앞으로 기울이되 체중은 발뒤꿈치에 싣는다.
- 앞으로 기울이면 앞으로 나아가는 데 도움이 되며, 부드럽게 착지한다.

파워 훈련을 위한 상체와 하체 운동 루틴

이러한 파워 훈련 방법 예시는 일반적인 상체와 하체 파워 향상을 제공한다. 당신의 스포츠 또는 종목의 요구 사항에 따라 수정할 수 있다. 이러한 방법은 운동 시합 사이에 48~72시간의 휴식이 함께 수행되어야 한다. 따라서 월요일과 수요일에는 상체 방법을, 화요일과 목요일에는 하체 방법을 격일이나 가벼운 날에는 심폐 및 유연성 방법을 수행하면 프로그램이 가장 효과적이다. 또 다른 프로그래밍 방법은 월요일과 목요일에 상체 방법을, 화요일과 금요일에 하체 방법을, 수요일과 토요일에 심폐 및 스트레칭 방법을 수행하는 것이다. 만약 회복일이 필요하다면, 수요일 또는 토요일이 가장 적합한 날일 것이다.

사례 연구: 고객 신상정보와 목표

태미Tammy는 운동과학 연구로 이제 막 석사 학위를 받은 23세이다. 그녀의 키는 5피트 4인치(162.5cm)이고 몸무게는 128파운드(58kg)이다. 그녀는 인기 있는 피트니스 챌린지에서 경쟁하는 것을 즐긴다. 그녀는 일주일 동안 고강도 그룹 운동 수업을 실행하고 참여함으로써 매우 활동적이다. 그녀는 또한 일주일에 적어도 두 번 요가 수업을 즐긴다. 태미는 지난 4년 동안 프리웨이트 저항 훈련을 해왔다. 그녀의 상체는 상당히 단련되어 있고 하체는 적당히 강하다. 그녀는 고강도 경기에 큰 도움이 될 것이라고 생각하기 때문에 운동 프로그램에서 파워 트레이닝을 원한다. 파워 트레이닝을 좋아하는 운동수행자의 경우 개인 트레이너는 고객의 체력 수준과 특정 스포츠 및 운동 응용 프로그램에 초점을 맞춰 개선해야 한다. 파워 운동에 열정적인 사람은 종종 상당한 전신 피로를 유발할 수 있는 플라이오메트릭 트레이닝과 많은 근력 운동을 결합한다. 고객이 운동과 세트 사이의 회복 사이에 적절한 휴식을 취하고 있는지 확인하라.

신장성 훈련을 강조하는 3주간의 파워 프로그램 메조사이클

요일	운동	세트수	반복	기술
월	인클라인 벤치 프레스	4~5	3~5	EE
	푸시 저크	4~5	3~5	CON-ECC
	고릴라 풀업	4~5	3~5	EE
	플라이오메트릭 푸시업	4~5	5~10	EE
화	바벨 프론트 스쿼트	4~5	3~5	EE
	파워 클린	4~5	1~3	EE
	클린 그립 또는 스내치 그립 풀	4~5	3~5	EE
	박스 점프	4~5	5~10	EE
수	휴식			
목	파워 스내치	4~5	1~3	EE
	오버헤드 프레스	4~5	3~5	EE
	머슬업(바 또는 링)	4~5	3~5	EE
	핸드스탠드 푸시업	4~5	5~10	EE
금	바벨 백 스쿼트	3~4	1~3	SUP
	행클린(널링 포지션 또는 파워 포지션)	3~4	3~5	EE
	클린 그립 또는 스내치 그립 풀	3~4	3~5	EE
	버피 멀리뛰기	3~4	5~10	CON-EE

요일	운동	세트수	반복	기술
토	풀업(중량벨트 또는 중량조끼 추가) 물구나무서기 푸시업 (플레이트나 평행봉으로 난이도 높임) 랙이나 블록에서 스플릿 저크(교정블록) 스탠다드 푸시업	4~5 3~4 3~4 3~4	1~5 1~5 1~3 MAX 반복	SUP(보조를 위해 스포터 또는 킵을 사용) EE(보조를 위해 스포터 사용) CON-EE EE
일	휴식			

파워 향상을 위해 정상적인 트레이닝 프로그램의 일환으로 신장성 트레이닝을 간헐적으로 실시할 것을 권장한다. 파워 트레이닝은 일반적으로 무거운 부하를 사용하기 때문에 신장성 트레이닝과 관련된 과도한 통증과 손상은 파워의 출력과 기능 및 품질을 저하시킬 수 있다. 따라서 파워 훈련을 위한 초기 프로토콜은 4~6주간의 단축성 훈련에 이어 1주일 동안 기본 CON-ECC 운동과 일부 신장성 훈련을 통합하는 것이다. 이렇게 하면 점차 근력이 증가하면서 근골격 기반을 구축하게 된다.

주요 운동 방법으로 넘어가기 전에 고객의 운동에 다양성을 추가하는 데 사용할 수 있는 변경 사항 목록이 있다. 이러한 운동은 또한 피트니스 수준 적응, 근골격 상태의 고려 또는 운동 능력 향상과 관련된 고객의 다양한 요구와 목표를 충족하기 위한 옵션을 제공한다. 운동 방법의 변화는 근육에 다른 자극을 제공하며, 이는 일부 고객의 근골격 기능을 향상시키거나 훈련 정체 상태를 극복하는 데 필요할 수 있다. 이러한 운동은 또한 저항 훈련을 설계할 때 유연성과 창의성을 촉진한다. 효과적인 운동 및 저항 훈련 프로그램은 각 운동자의 체력 상태를 해결하기 위해 정기적으로 변경해야 한다.

운동	운동 변경 목록
상지 파워 트레이닝 운동	
인클라인 벤치 프레스	플랫 바벨 벤치 프레스, 덤벨 벤치 프레스, 푸시업
푸시 저크	스플릿 저크, 오버헤드 바벨 프레스, 시티드 머신 숄더 프레스
고릴라 풀업	스탠다드 풀업, 랫풀다운, 로우
플라이오메트릭 푸시업	스탠다드 푸시업, 핸드 릴리즈 버피
머슬업(바 또는 링)	풀업, 바벨 컬, 링 머슬업
핸드스탠드 푸시업	숄더 프레스 머신, 레귤러 푸시업, 덤벨 숄더 프레스
하지 파워 트레이닝 운동	
바벨 프론트 스쿼트	백 스쿼트, 오버헤드 스쿼트, 런지, 레그 프레스
클린 그립 또는 스내치 그립 풀	스탠딩 데드리프트, 스내치 그립 풀, 스티프 레그 데드리프트, 굿모닝
파워 클린	스쿼트 클린, 행 클린, 프론트 스쿼트, 클린앤저크
파워 스내치	행 스내치, 풀 스내치, 오버헤드 스쿼트, 백 스쿼트, 레그 프레스
박스 점프	제자리멀리뛰기, 스쿼트 점프, 플라이오메트릭 바벨 스쿼트 점프, 런지
제자리멀리뛰기	박스 점프, 스쿼트 점프, 플라이오메트릭 바벨 스쿼트 점프, 런지

상체 파워

루틴 A

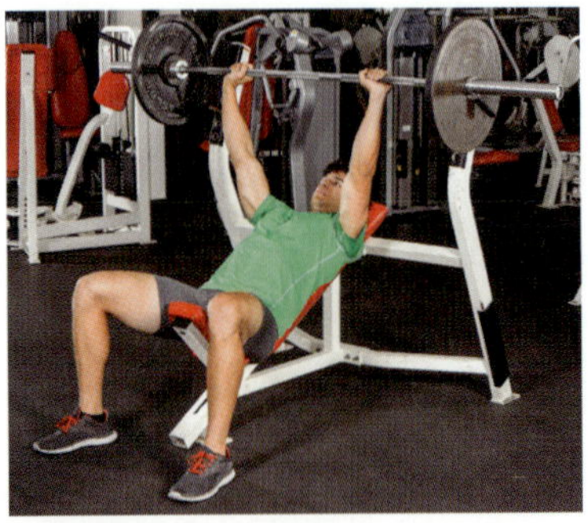

1 인클라인 벤치 프레스

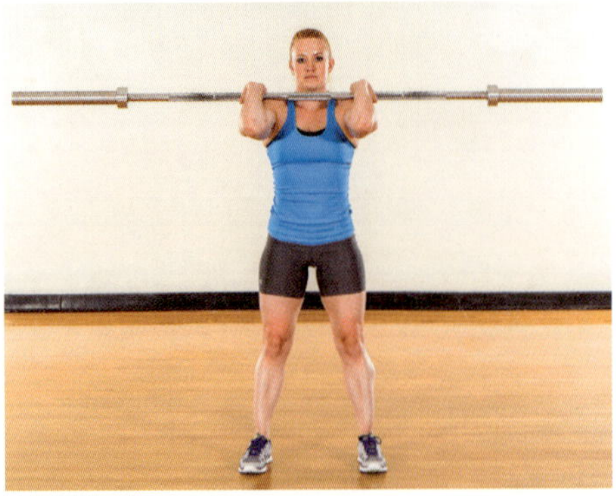

2 푸시 저크

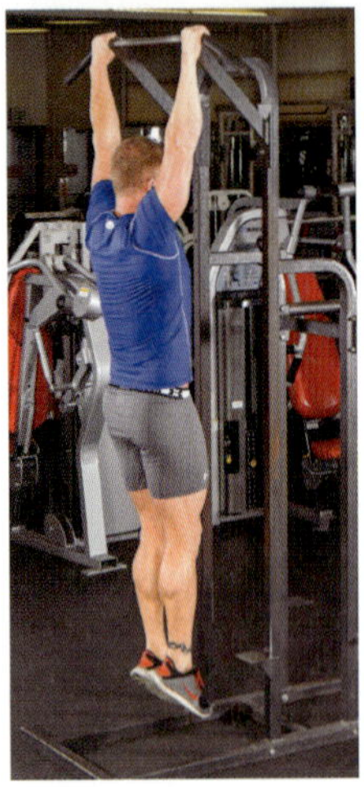

3 고릴라 풀업

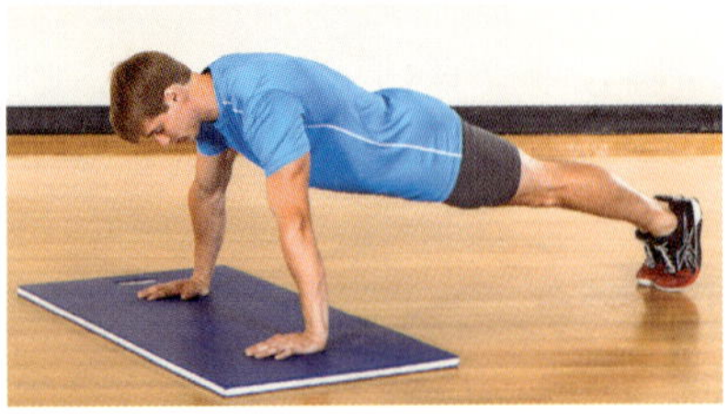

4 플라이오메트릭 푸시업

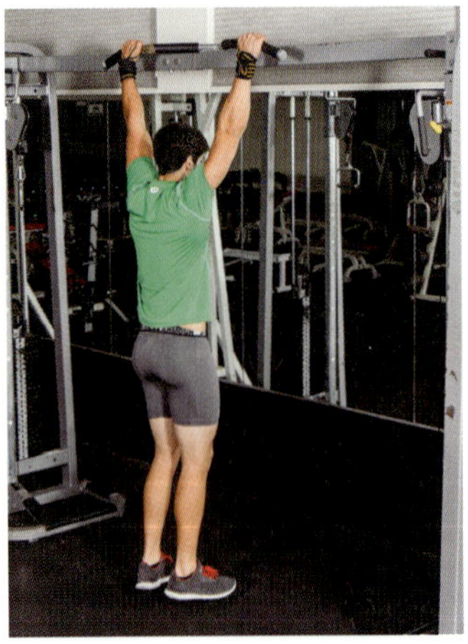

5 머슬업(바 또는 링)

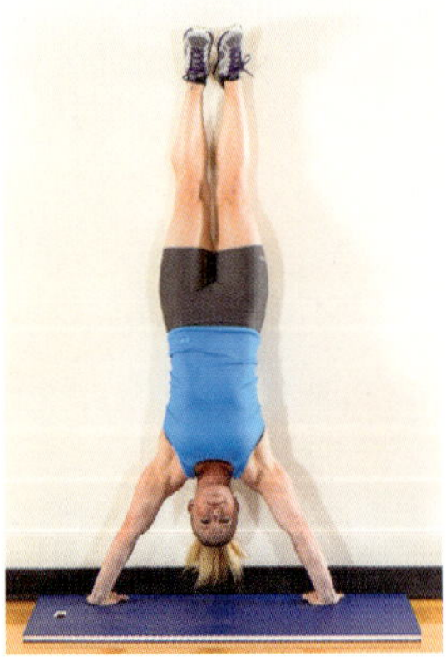

6 핸드스탠드 푸시업

From L. Kravitz and A. Bubbico, 2015, *Essentials of Eccentric Training* (Champaign, IL: Human Kinetics).

루틴 B

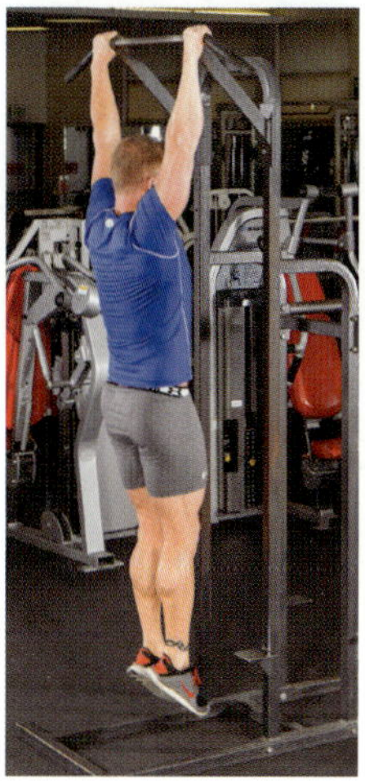

1 고릴라 풀업

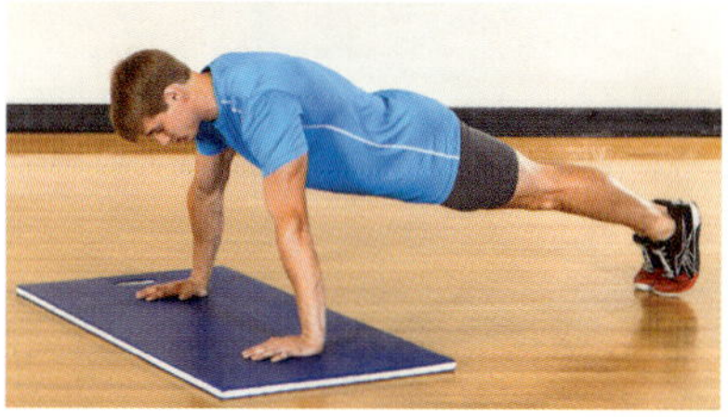

2 플라이오메트릭 푸시업

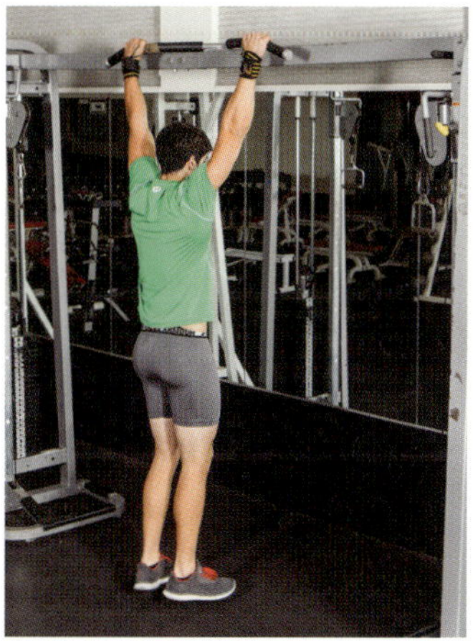

3 머슬업(바 또는 링)

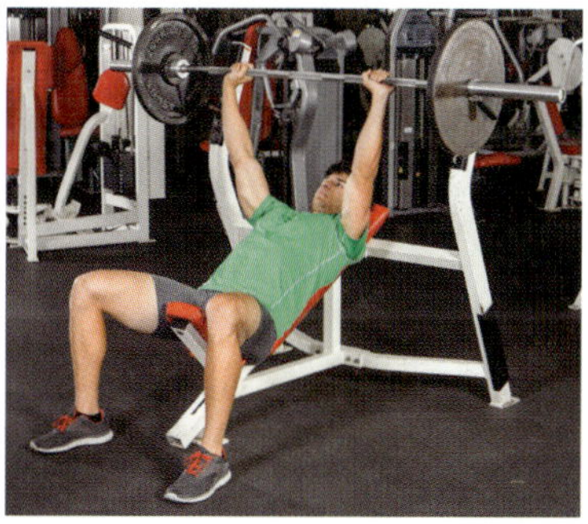

4 인클라인 벤치 프레스

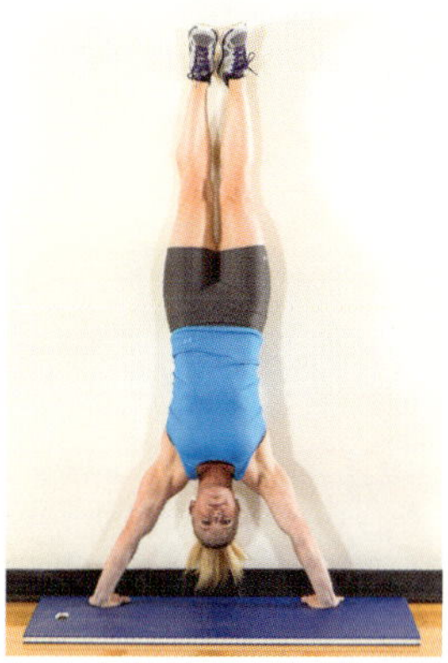

5 핸드스탠드 푸시업

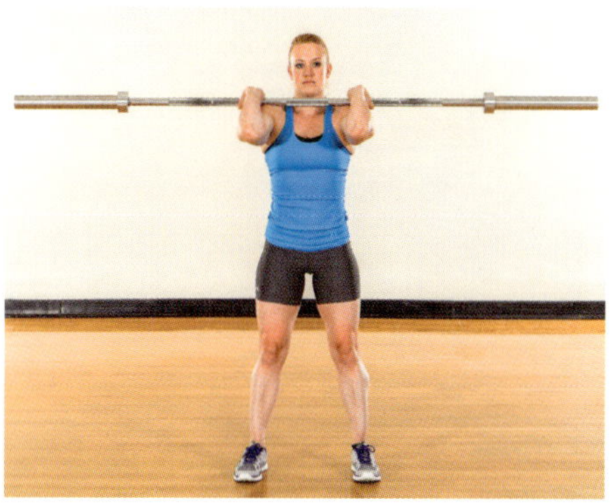

6 푸시 저크

From L. Kravitz and A. Bubbico, 2015, *Essentials of Eccentric Training* (Champaign, IL: Human Kinetics).

루틴 A

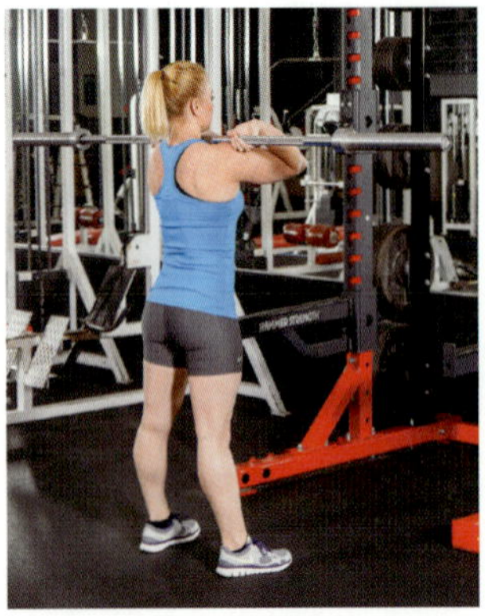

1 바벨 프론트 스쿼트

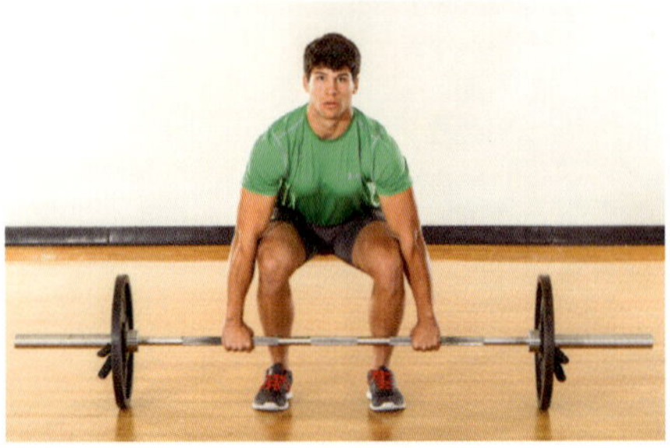

2 클린 그립 또는 스내치 그립 풀

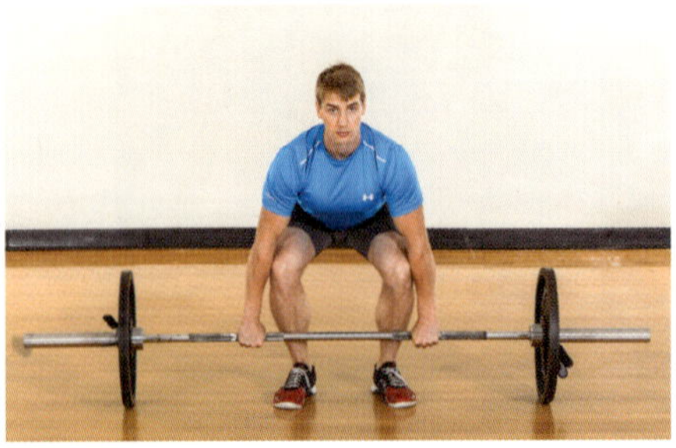

3 파워 클린

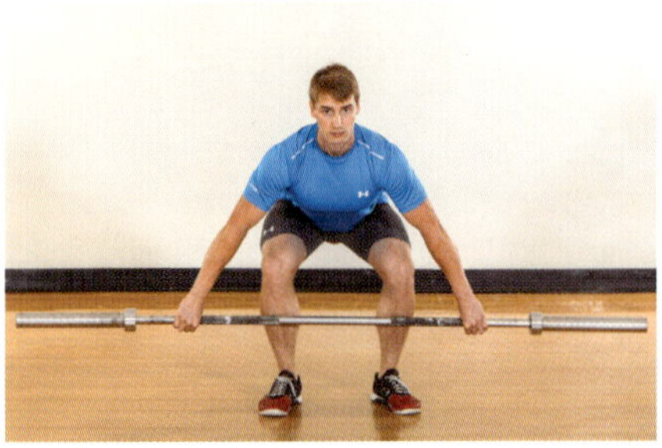

4 파워 스내치

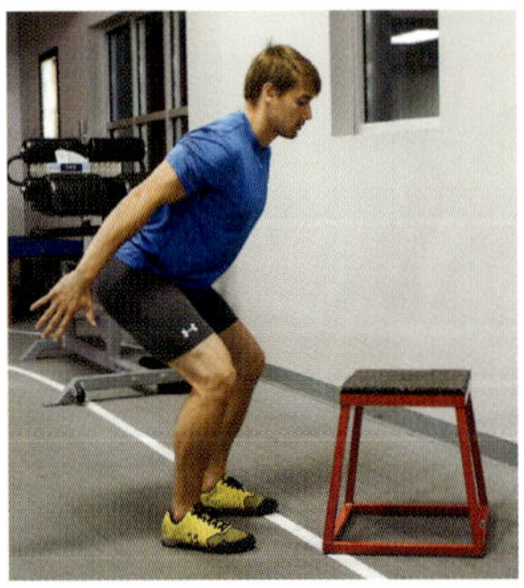

5 박스 점프

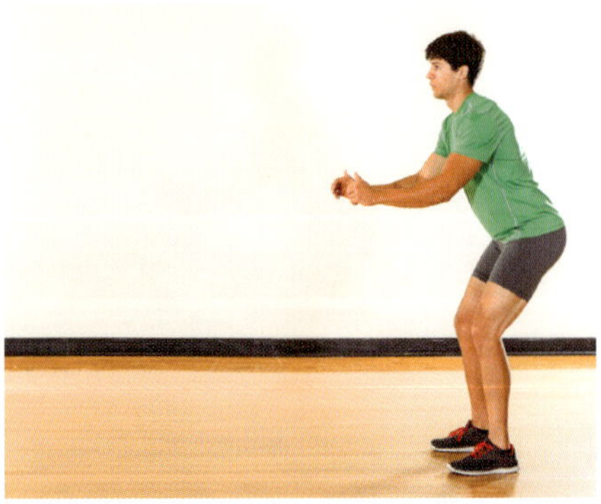

6 제자리멀리뛰기

From L. Kravitz and A. Bubbico, 2015, *Essentials of Eccentric Training* (Champaign, IL: Human Kinetics).

루틴 B

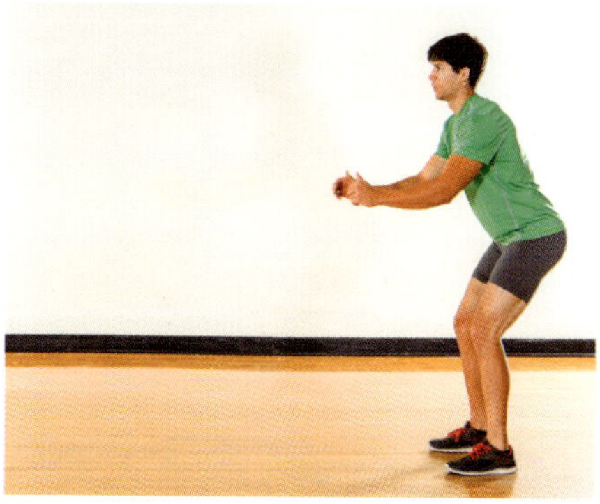

1 제자리멀리뛰기

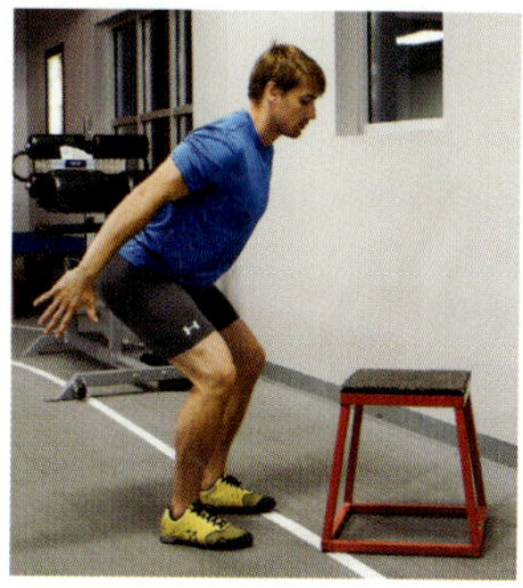

2 박스 점프

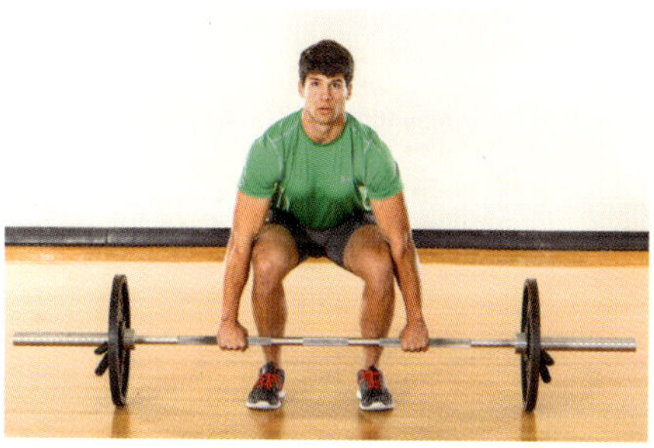

3 클린 그립 또는 스내치 그립 풀

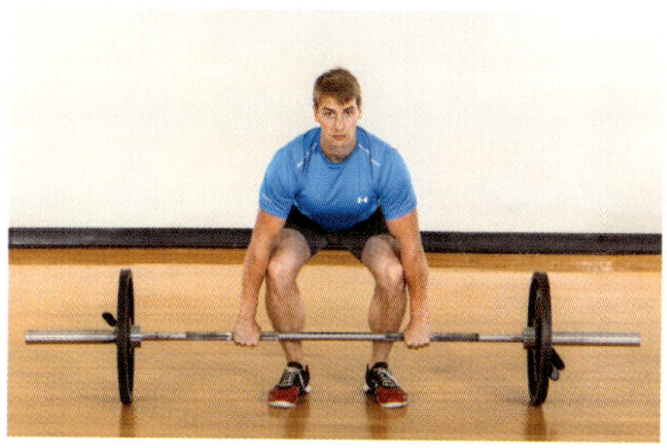

4 파워 클린

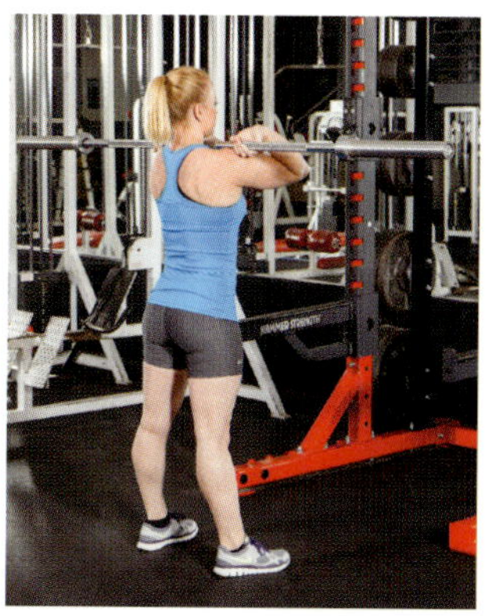

5 바벨 프론트 스쿼트

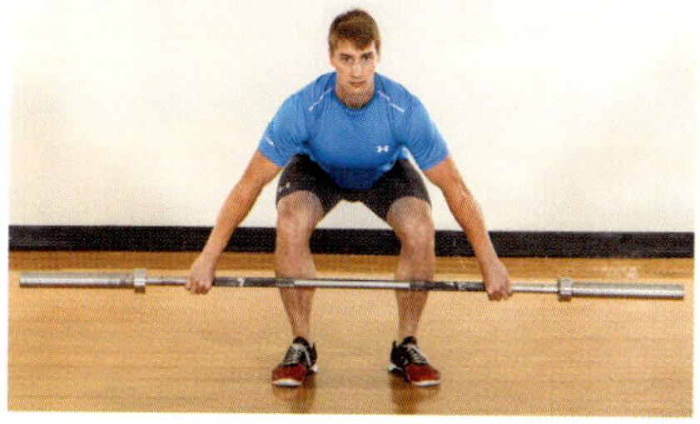

6 파워 스내치

8

체중 감량을 위한 신장성 훈련

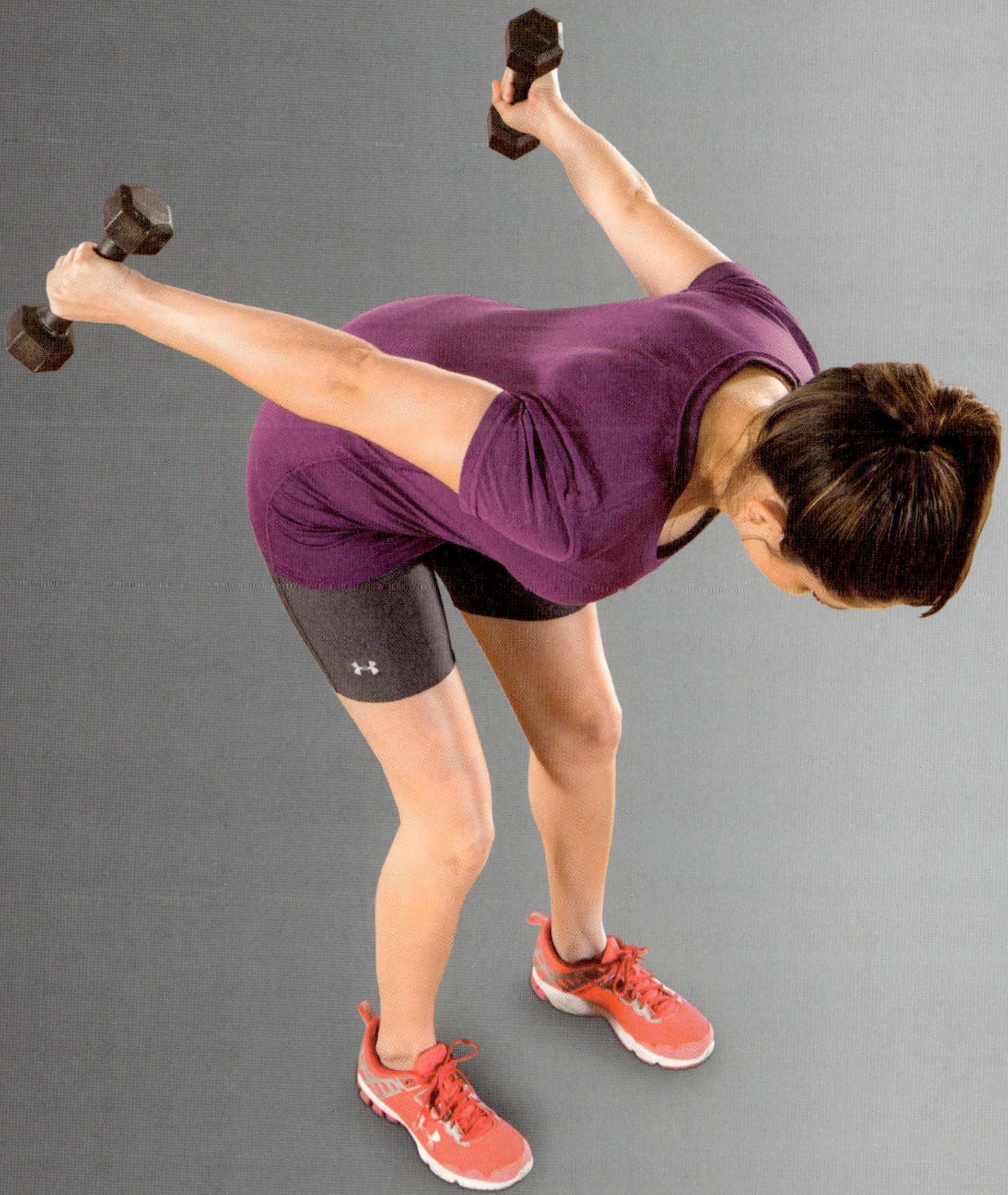

과체중은 심장병, 고혈압, 제2형 당뇨병, 담석, 호흡 문제, 근골격계 장애 및 특정 암(자궁내막암, 유방암, 결장암)의 위험 증가와 관련이 있고(National Institutes of Health, 2012), 조기 사망과도 관련이 있다(American College of Sports Medicine, 2013). 또한 이러한 상태를 치료하는 재정적 비용은 비만이 많은 국가의 경제에 해를 끼친다는 것을 의미한다.

궁극적으로 과체중과 비만의 주된 요인은 에너지 균형에 있다. 즉, (신체 활동 및 운동을 통한) 소비량보다 (음식 소비를 통한) 섭취량이 더 많기 때문이다(American College of Sports Medicine, 2013). 즉, 음식 섭취가 신체의 에너지 소비보다 높아져 사람의 에너지 균형이 깨질 때 과체중과 비만이 발생한다. 진정한 에너지 균형은 에너지 섭취가 에너지 소비와 같다는 것을 의미한다.

인간의 유전자는 뛰어난 에너지 효율로 기능할 수 있도록 생물학적 능력을 발전시켰다. 지방 조직에 많은 양의 과잉 지방을 저장하여 탄력을 유지한다. 이 능력은 우리가 생명에 대한 끊임없는 위협인 영양 결핍에 대처하도록 진화했기 때문이다(Loos & Bouchard, 2003). 그러나 오늘날 많은 사람들은 TV를 보고, 영상 게임을 하고, 책상에 앉아 학업을 하고, 장시간 앉아서 다른 활동에 몇 시간을 보낸다. 이러한 활동은 신체에 영향을 끼친다. 예를 들면, 한 연구에서는 매일 2시간 이상의 TV 시청이 과체중 및 비만과 관련이 있다고 밝혀냈다(National Institutes of Health, 2012). 오늘날 많은 사람들이 즐기는 풍요로운 식량은 현대 문명의 성과의 부산물이다.

다른 한편으로 그것은 우리의 라이프스타일에서 실제적인 에너지 불균형을 일으킨다. 비만에 기여하는 다른 요인에는 좌식 생활을 장려하거나 활동적인 생활을 저해하는 환경적 요인이 포함된다. 동시에 많은 사람들이 많은 양의 음식을 제공하는 식당, 패스트푸드 식당, 영화관 및 기타 오락 시설에 둘러싸여 있다. 그뿐만 아니라 주요 언론사에는 고칼로리, 고지방 과자, 과당음료 등을 홍보하는 광고가 넘쳐난다. 불행하게도, 건강한 음식 선택은 더 비싸기 때문에 재정적 어려움에 직면한 사람들에게는 실행 가능한 선택이 아니다.

저항 운동과 체중 감량에 대한 연구는 전통적인 방법에 집중되어 왔다. 비만과 과체중 치료를 위한 단축성, 신장성 훈련으로, 이것은 체중 관리를 촉진하기 위해 신장성 훈련을 사용하기 위한 기본 구조를 제공한다. 체중 관리의 핵심 요소 중 하나는 휴식 에너지 소비(REE)라고도 하는 휴식대사율(RMR)이다. 그리고 휴식 에너지 소비량의 중요한 결정 요인 중 하나는 골격근이다. 근육이 많을수록 휴식 에너지 소비량이 높아진다.

근육량은 나이가 들면서 감소하며 이러한 변화는 다음과 같은 다양한 결과를 가져올 수 있다. 근력 및 근력 감소, 휴식 에너지 소비량 감소, 지방 분해 능력 감소, 복부 지방 증가(내장 비만). 그러나 저항 훈련을 통해 많은 근육량을 유지함으로써 부분적으로 이러한 변화를 최소화할 수 있으며, 이는 제2형 당뇨병의 위험을 감소시킬 수도 있다는 증거도 있다(LaStayo et al., 2014). 보다 구체적으로, 연구에 따르면 저항 운동은 제지방량과 휴식 에너지 소비를 증가시키고 내장 및 피하 지방조직을 동원하여 총 지방량을 감소시킨다(Strasser & Schobersberger, 2011).

그러나 이러한 이점을 얻으려면 충분한 저항 훈련을 해야 한다. 이것이 바로 신장성 훈련이 체중 감량 목표를 가진 고객에게 유익한 개입이 될 수 있다. 분명한 증거는 신장성 훈련이 근육량 증가를 촉진하는 데 매우 효과적인 자극이라는 것을 보여준다(de Souza-Teixeira & de Paz, 2012). 따라서 신장성 운동은 운동전문가가 여러 체중 감량 프로그램(즉, 행동 관리, 심혈관 운동, 저항 훈련 및 인지 중재를 사용하는 프로그램)에서 사용할 수 있는 전략적 도구이다. 연구에 따르면, 모든 저항 훈련 프로그램은 과체중 및 비만인 사람들이 운동 훈련 또는 에너지 섭취의 제한 후에 체지방 감소를 유지하는 데 도움이 된다(Strasser & Schobersberger, 2011). 또한, 연구에 따르면 근육과 신진대사에 영향을 미치는 저항 훈련의 긍정적인 변화가 나이든 남성과 여성에게서 가능하다(Melov et al., 2007; Hunter et al., 2007).

운동 프로그램 설계

모든 운동 프로그램은 운동을 수행하기 전에 2가지 요소가 필요하다.

1. 전신 워밍업: 일반 유산소 운동(예: 자전거 타기, 조정, 걷기, 달리기, 일립티컬 머신 사용 또는 기타 다관절 운동)을 15~20분 동안 수행해야 한다.
2. 체중 감량 훈련을 위한 특정 워밍업: 일반적으로 들어 올리는 것의 약 50~60%로 운동의 1~2개의 전통적인 워밍업 세트(즉, 단축성 단계에 이어 신장성 단계)를 수행해야 한다. 목표는 특히 힘줄, 인대, 결합 조직, 윤활액 및 주변의 모든 근육과 근막을 포함하는 관절을 따뜻하게 하는 것이다.

체중 감량을 위해서는 신장성 운동을 단축성 훈련 기법과 함께 사용해야 한다. 각각의 방법은 근육에 다른 자극을 제공하며, 둘 다 신진대사에 긍정적인 영향을 미치고 더 나은 체중 관리 성공에 기여한다. 리프트의 신장성 부분을 강조하면 고객이 올바른 형태를 확립하고 운동 후 신진대사를 10%까지 높일 수 있다(Hackney et al., 2008).

다음은 체중 감량 운동을 위한 몇 가지 기본 지침 및 기본 전제다. 더 많은 지방을 태우려면 더 많은 칼로리를 태워야 한다. 체중 감량을 위해서는 칼로리 부족이 발생해야 하며 이는 식이요법과 운동의 조합을 통해 달성할 수 있다. 연구에 따르면, 근육량이 많을수록 휴식기 신진대사가 증가하는 것으로 나타난다(Elia, 1999). 따라서 체지방을 줄이면서 근육 조직을 추가하는 것이 체중 관리를 위한 최고의 전략 중 하나이다.

근육 조직을 추가하기 위해 고객이 근력, 근비대 및 지구력에 맞춰진 훈련 단계를 포함하는 주기적인 계획을 따르도록 권장한다. 또한, 다중 관절 운동은 단일 관절 운동보다 동화 호르몬을 더 많이 증가시키는 것으로 나타났다. 따라서 근육량과 휴식대사율에서 긍정적인 변화를 유도하기 위해 우선순위로 두어야 한다(Simao et al., 2012; Hansen, Kvorning, Kjaer, & Sjogaard, 2001).

근력 증가를 위한 고객이 각 운동을 1~6회 반복으로 2~6세트를 완료하도록 요구한다. 미국 근력 컨디셔닝 협회(NSCA, 2008)의 지침은 세트 사이에 2~5분의 휴식과 함께 최대 1반복(1RM)의 85% 강도로 운동할 것을 제안한다.

근비대 개선을 위한 운동 설계는 고객이 2~4세트를 완료하도록 요구한다. 각 운동을 8~12회 반복한다. NSCA(2008) 가이드라인은 1RM의 70~85% 강도로 운동하고 세트 사이에 60~90초 휴식을 취할 것을 제안한다.

지구력 향상을 위한 운동 설계는 고객이 다음 세트를 2~4세트 완료하도록 요구한다. 각 운동을 최소 12회 반복한다. NSCA(2008) 가이드라인은 세트 사이에 30~60초의 휴식과 함께 1RM의 70% 미만의 강도로 운동할 것을 제안한다.

신장성 훈련을 위한 적용 방법

다음은 최적의 저항 훈련을 위한 몇 가지 지침이다.

- 단축성-신장성(CON-ECC): 1~2초 신장과 1~2초 단축
- 신장성 강조(EE): 1초(단축)에서 3초 또는 4초(신장)의 이동 비율
- 초최대치(SUP): 반복 최대치의 105~125%(1~10RM)
- 투업/원다운(2UP/1DN): 최대 반복횟수의 40~50%(1~10RM), 판단에 따라 반대측 또는 동일측 방법을 실시한다.

강사는 각 고객의 필요와 목표에 따라 교육 방법을 수정하도록 권장된다. 이러한 목표를 염두에 두고 트레이너에게 다양한 옵션을 제공하기 위해 운동 변경 목록이 제공된다. 이 장의 뒷부분에 제시된 운동에는 상체에 대한 6가지와 하체에 대한 6가지가 포함되며, 각 운동은 시작 자세와 종료 자세에 표시된다.

많은 트레이너는 근육량 증가와 저항 훈련의 이점에 중점을 둔다. 휴식 신진대사율뿐만 아니라 건강상의 이점을 강조하는 것도 중요하다. 저항 운동은 요통, 관절염, 비만, 심장병 및 당뇨병을 포함한 많은 만성 질환의 징후와 증상을 감소시키는 것으로 나타난다(LaStayo et al., 2014). 따라서 고객이 체중관리 목표를 달성하기 위해 이러한 운동을 사용하도록 도울 때 경험할 수 있는 다른 많은 건강상의 이점을 이해하도록 돕는 것도 좋다.

핵심 요약

현대 사회의 많은 사람들에게 일상생활에서의 음식 가용성과 편리함은 긍정적인 에너지 균형을 촉진하여 점진적인 체중 증가를 촉진하는 좌식 생활 방식을 채택하게 되었다. 노화와 함께 발생하는 근육량의 감소는 휴식대사율을 직접적으로 낮추고 지방 분해 효과를 늦추며, 특히 복부에 지방 축적을 증가시킨다. 증거에 따르면 저항 훈련을 통해 근육량을 유지하면 이러한 악영향을 줄일 수 있으며, 이는 제2형 당뇨병을 포함한 다양한 건강 문제의 위험을 줄일 수 있다(LaStayo et al., 2014).

이 장의 나머지 부분에서는 체중 감량을 위한 저항 운동에 대한 설명을 제공한다. 예시 운동 방법, 그리고 운동 변경 목록을 제공한다.

체중 감량을 위한 훈련

고객과 함께 표 8.1에 제시된 운동을 사용할 때 근육이 지방 감소(따라서 체중 감소)의 엔진이며 모든 근육 수축이 중요하다는 점을 상기시켜야 한다. 따라서 수축하는 근육량이 많을수록 더 많은 칼로리를 태운다. 또한 고객이 체지방 감소에 도움이 되는 특정 호르몬의 방출을 보장하기 위해 각 운동을 완료하는 데 에너지와 강도를 집중하도록 도와준다. 특히 특이한 방법의 저항 운동은 세포를 운동 전 수준으로 복원하고 근육 세포 복구를 촉진하기 위해 운동 후 에너지 소비를 증가시키기 때문에 체중 감량 프로그램의 목표를 용이하게 한다.

표 8.1 체중 감량을 위한 운동

상체	하체
케이블 크로스오버 플라이	운동-볼 스쿼트
아놀드 프레스	이너타이&아웃타이 머신
덤벨 슈러그	스텝업
풀업(어시스트 머신)	글루트 브릿지
조트만 컬	시티드 햄스트링 컬
벤트 오버 트라이셉스 킥백	푸시-풀(파트너)

8.1 케이블 크로스오버 플라이

(2UP/1DN, CON-ECC, EE)

시작 자세

1. 케이블 기둥에서 머리 높이보다 높게 손잡이를 배치한다. 근력 수준에 가장 적합한 저항을 선택하고 양손을 손잡이에 놓는다.
2. 두 손잡이를 잡고 앞으로 나아간다.
3. 손바닥이 서로를 향하도록 골반 바로 앞으로 두 손을 함께 당긴다.
4. 상체를 앞으로 약간 기울인다.

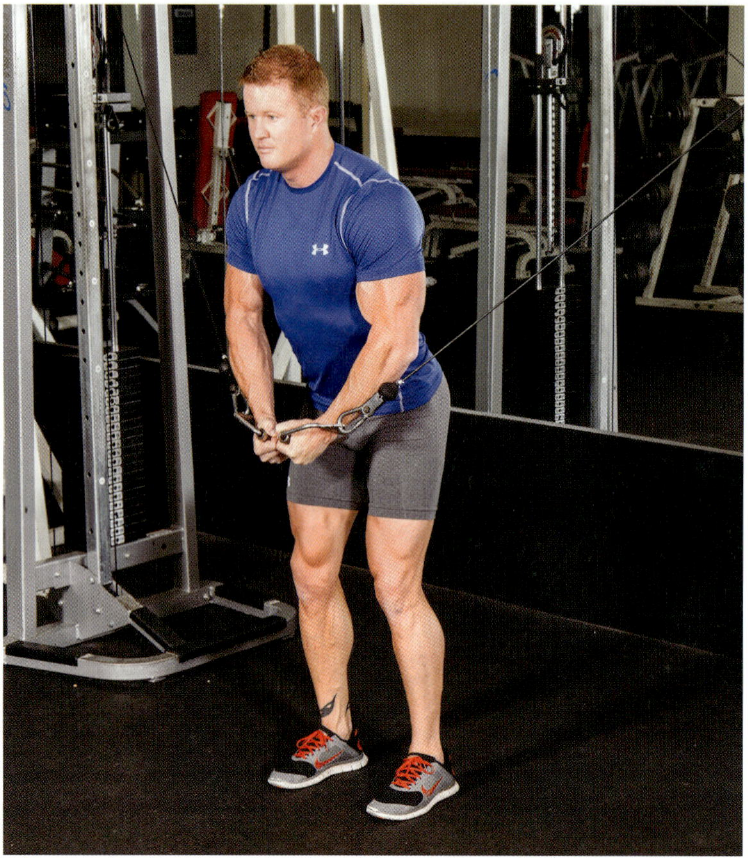

8.1a 케이블 크로스오버 플라이 시작 자세

트레이너 권장 사항

- 고객이 움직임에 적합한 하중을 선택하여 신장성 부분과 단축성 부분을 완벽한 기술로 완성할 수 있도록 도와준다.
- 고객 앞에 서서 움직임의 단축성 운동을 하는 동안 고객의 손을 함께 안내하도록 돕는다.

영상 8.1
케이블 크로스오버 플라이 의 CON-ECC 및 EE 방법은 온라인 영상 8.1 참조.

운동 동작

1. 시작하기 전에 팔꿈치를 약간 구부린다.
2. 동시에 팔을 옆으로 쭉 뻗는다. 천천히 조절하면서 팔꿈치를 구부린 상태에서 가슴이 당기는 느낌이 들 때까지 한다.
3. 동작의 정점에서 팔이 커다란 비치볼을 감싸는 것처럼 해야 한다.
4. 힘을 주어 손을 시작 자세로 되돌린다. 이 부분은 단축성 운동 단계이다.

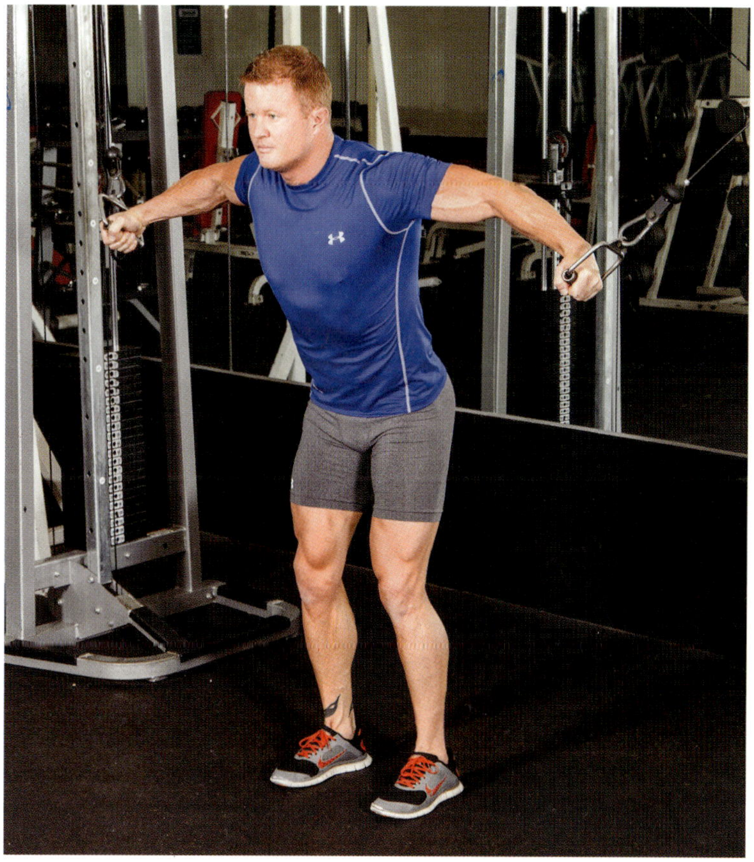

8.1b 케이블 크로스오버 플라이 마지막 자세

운동수행력 향상을 위한 조언

- 항상 팔에 원 모양을 유지한다.
- 너무 무거운 무게를 사용하지 않는다. 그렇게 하면 가동범위가 감소한다.
- 약간의 전방으로 몸의 기울기를 유지한다.

8.2 아놀드 프레스

(2UP/1DN, CON–ECC, EE, SUP)

시작 자세

1. 등받이를 약간 기울어지거나 곧게 펴고 2개의 덤벨을 어깨 앞에 놓고 앉는다(눈높이까지).
2. 손바닥이 자신을 향하고 팔꿈치가 손목 아래에 있어야 한다.

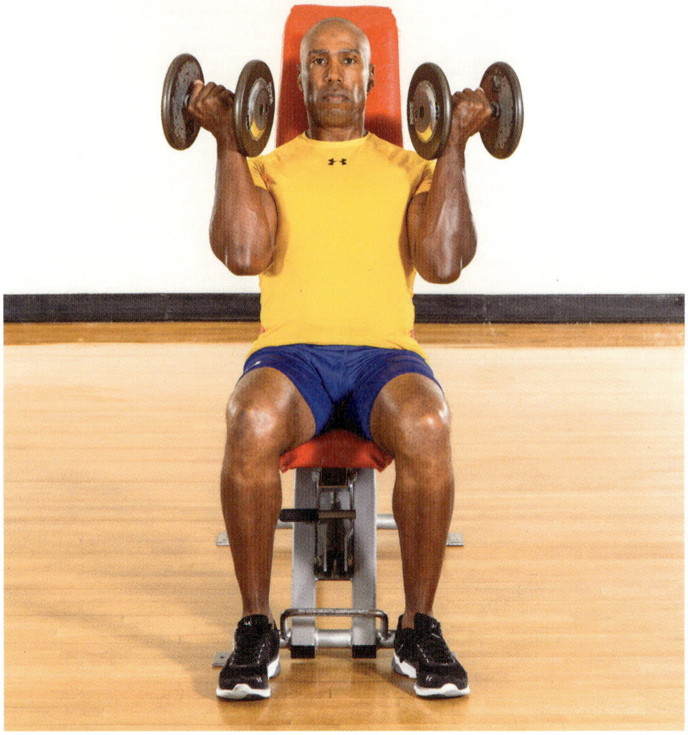

8.2a 아놀드 프레스 시작 자세

트레이너 권장 사항

- 고객의 뒤에서 팔꿈치를 확인하고, 팔을 위쪽으로 움직이게 하고 시작 자세로 다시 움직이도록 도와준다.
- 고객의 전완이 항상 서로 평행하고 지면과 수직이 되는지 확인해주어야 한다.
- 이 운동은 인클라인 벤치, 등 받침대를 사용하거나 추가적으로 지지대 없이 수행할 수 있다.

영상 8.2
아놀드 프레스의 2UP/1DN, CON-ECC, EE 및 SUP 방법은 온라인 영상 8.2 참조.

운동 동작

1. 두 개의 미닫이 문을 열 때와 마찬가지로 위쪽으로 누르기 시작하면서 팔꿈치를 비틀어 연다. 팔이 완전히 펴질 때까지 덤벨을 머리 위로 밀면서 팔꿈치를 계속 들어 올린다.
2. 정점에 도달하면 초기 패턴을 천천히 되돌려 시작 자세로 돌아간다.

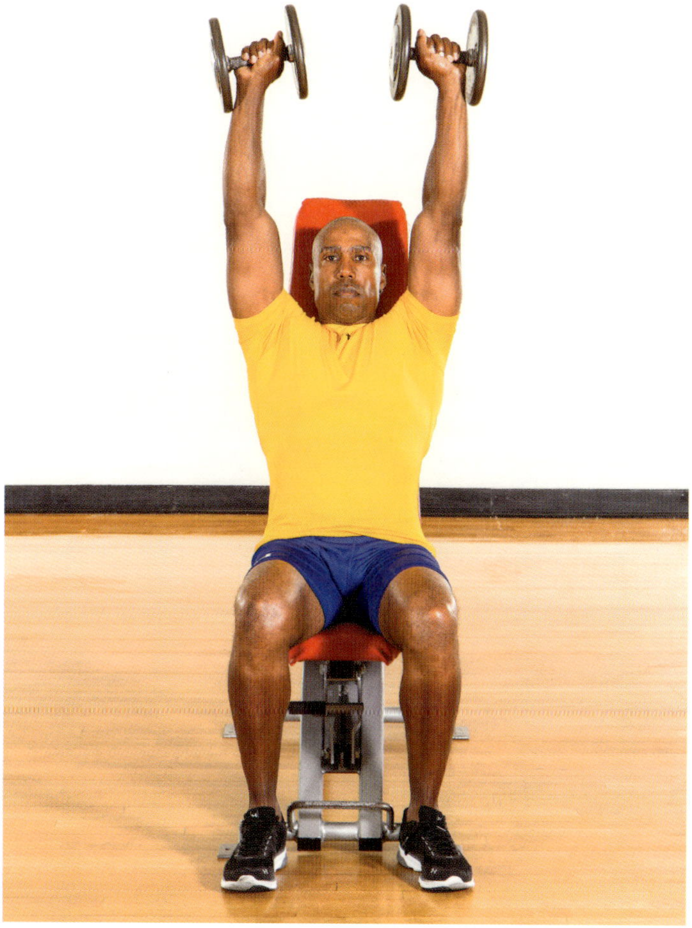

8.2b 아놀드 프레스 마지막 자세

운동수행력 향상을 위한 조언

- 처음에는 무게를 가볍게 시작한다.
- 어깨를 외회전 할 때 안정화된 방식으로 수행하는지 확인한다.

8.3

덤벨 슈러그

(CON–ECC, EE, SUP)

시작 자세

1. 발을 어깨너비로 벌리고 서서 양손에 덤벨을 든다.
2. 척추 주위의 복부 및 허리 근육을 조여(브레이싱이라고 함) 허리와 코어 근육을 사용한다.

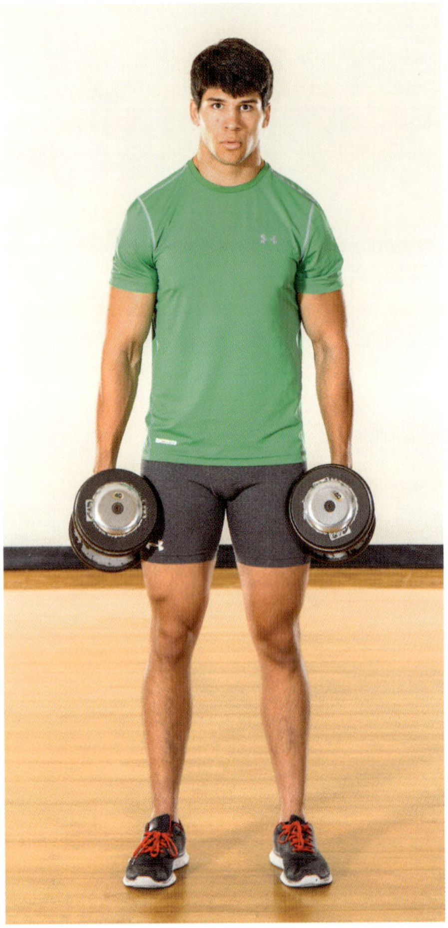

8.3a 덤벨 슈러그 시작 자세

트레이너 권장 사항

- 고객의 동작을 측면에서 지켜본다.
- 고객이 움직임의 상단에서 완전한 수축을 달성하는지 확인한다.
- 고객이 피로해지면 손잡이를 잡는 데 도움이 되는 리프팅 스트랩을 사용하도록 제안한다.
- 다양성을 위해 동작을 케이블 머신으로 변경하거나 고객이 바벨을 사용하도록 한다.

운동 동작

1. 어깨를 귀 쪽으로 들어 올려 동작을 수행한다. 팔을 똑바로 유지한다.
2. 움직임의 최고점에서 상부 승모근을 수축시킨 다음(어깨를 움직임의 끝점까지 들어 올림) 천천히 시작 자세로 내린다.

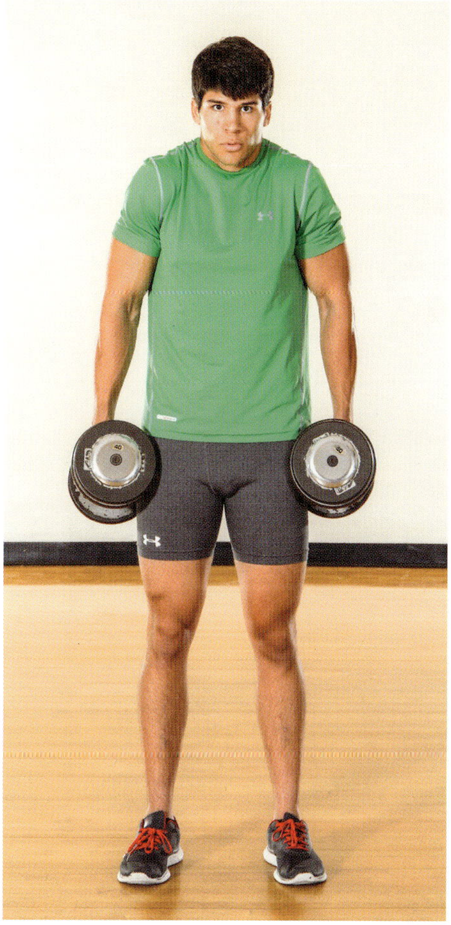

8.3b 덤벨 슈러그 마지막 자세

운동수행력 향상을 위한 조언

- 항상 무릎을 약간 구부리되 움직이지 않도록 한다.
- 동작을 수행할 때 정면을 바라본다. 어깨를 으쓱할 때 고개를 돌리지 않는다. 고개를 돌리면 목에 부상을 입을 수 있으므로 주의해야 한다.

8.4 풀업(어시스트 머신)

(2UP/1DN, CON-ECC, EE)

시작 자세

1. 머신에 오르기 전에 정확한 반복횟수를 수행하는 데 도움이 되는 충분한 보조 중량을 선택한다.
2. 어시스트 머신의 맨 위 계단에 서서 손바닥이 앞을 향하도록 풀업 바를 잡는다. 양손은 어깨너비보다 넓게 벌려준다.
3. 보조 플랫폼에 무릎이나 발(머신 유형에 따라 다름)을 놓는다.

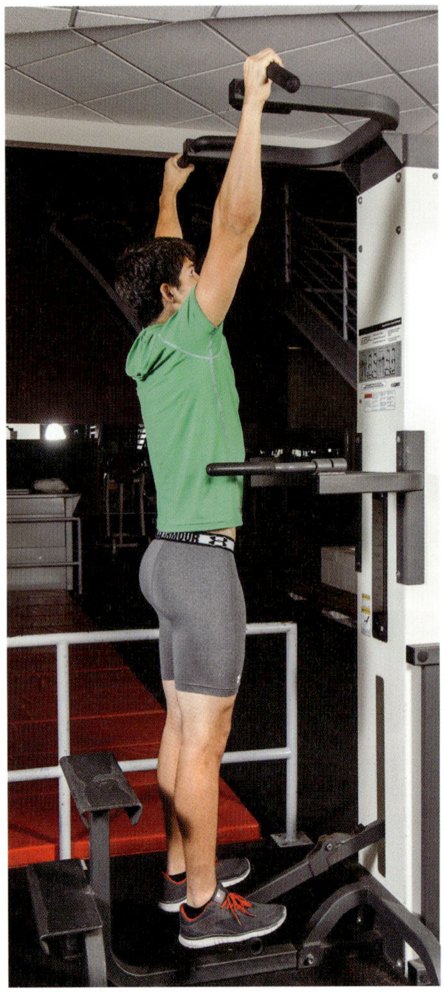

8.4a 풀업 어시스트 머신 시작 자세

트레이너 권장 사항

- 고객이 풀업을 시작하면 옆에 서서 고객의 자세를 지켜본다. 고객이 상단에서 완전한 수축과 움직임을 달성하는지 확인한다.
- 더 높은 강도가 필요한 고객의 경우 보조를 덜 받는 상태에서 턱걸이로 진행하는 것부터 시작한다. 물론 궁극적인 목표는 고객이 도움 없이 맨몸 풀업을 수행하는 것이다.

운동 동작

1. 허리를 약간 아치형으로 만들고 가슴을 위로 뻗은 상태에서 턱이 바 라인을 넘을 때까지 몸을 바 쪽으로 당긴다.
2. 제어하면서 천천히 시작 자세로 몸을 내린다. 동작의 맨 아래에서 광배근을 완전히 스트레칭시킨다.
3. 기구에서 나갈 때에는 보조 플랫폼을 웨이트 스택의 고정 위치로 천천히 가져온다. 웨이트 스택이 돌아오면 머신에서 나올 수 있다.

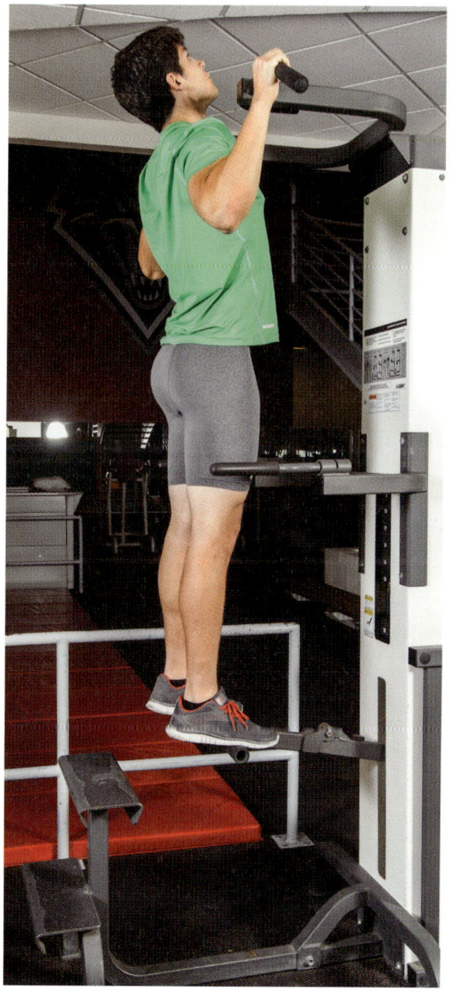

8.4b 풀업 어시스트 머신 마지막 자세

운동수행력 향상을 위한 조언

- 머리 위의 바를 향해 당길 때 가슴을 위로 유지한다.
- 손 너비 위치를 다양하게 바꿔서 시도해본다.
- 더 많은 운동을 위해서는 가슴을 바까지 가져온다.

8.5 조트만 컬

(2UP/1DN, CON-ECC, EE)

시작 자세

1. 양손에 덤벨을 들고 똑바로 서서 양팔을 몸 옆으로 뻗는다.
2. 팔꿈치를 접어 덤벨을 몸 가까이 가져온다.

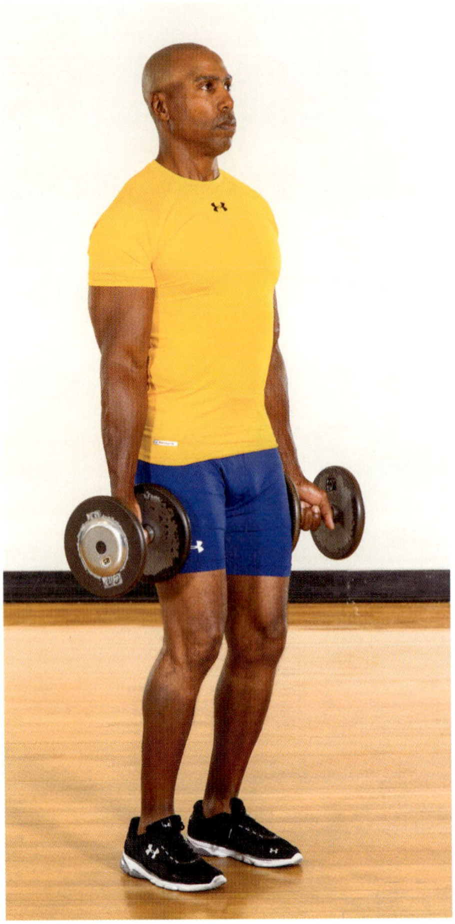

8.5a 조트맨 컬 시작 자세

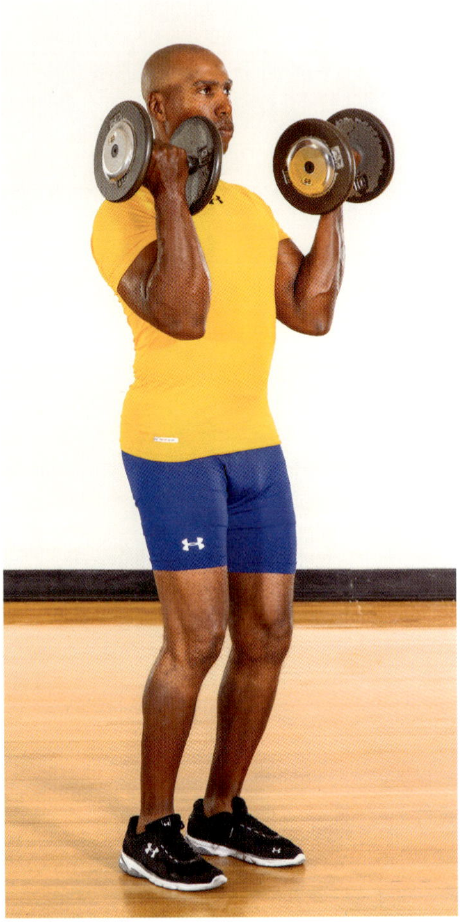

8.5b 조트맨 컬 두 번째 자세

트레이너 권장 사항

- 처음에는 고객의 옆에 서서 고객의 팔꿈치가 어깨, 엉덩이 및 무릎과 일직선이 되도록 한다.
- 어깨 관절에 움직임이 없어야 한다. 모든 움직임은 팔꿈치에서 일어나야 한다.

운동 동작

1. 컬을 시작하되 팔을 들어 올릴 때(팔꿈치만) 손바닥이 위를 향할 때까지 손목을 비틀기 시작한다.
2. 컬 자세의 정점까지 덤벨을 들고 이두근을 강하게 수축한다.
3. 천천히 무게를 시작 자세로 되돌린다.

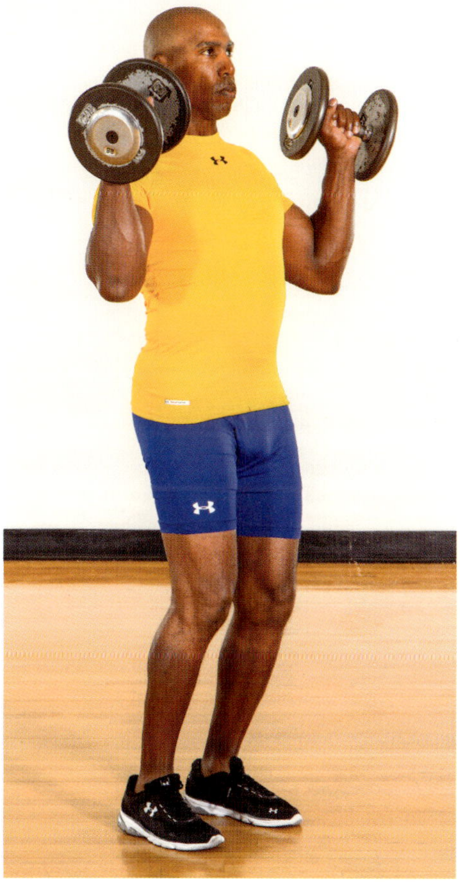

8.5c 조트맨 컬 세 번째 자세

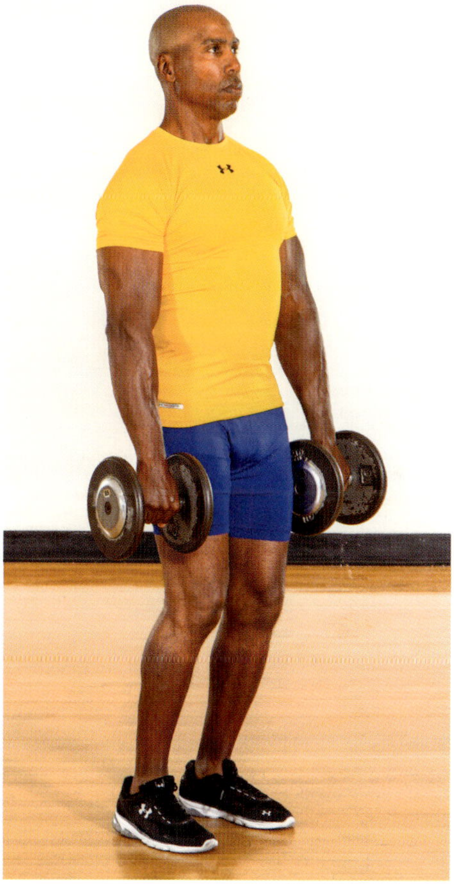

8.5d 조트맨 컬 마지막 자세

운동수행력 향상을 위한 조언

- 회내 그립에서 회외 그립까지 그리고 다시 아래로 완전히 동작을 제어할 수 있는 중량을 사용한다.
- 이 운동을 하는 동안 가슴을 위로 들어 유지한다.

8.6 벤트 오버 트라이셉스 킥백

(2UP/1DN, CON–ECC, EE, SUP)

시작 자세

1. 양손에 덤벨을 들고 발을 어깨너비로 벌리고 허리를 숙이고 등은 평평해야 한다.
2. 상반신과 같은 높이까지 팔을 들어 올린다. 팔은 지면과 평행해야 하고 팔뚝은 수직이어야 한다.

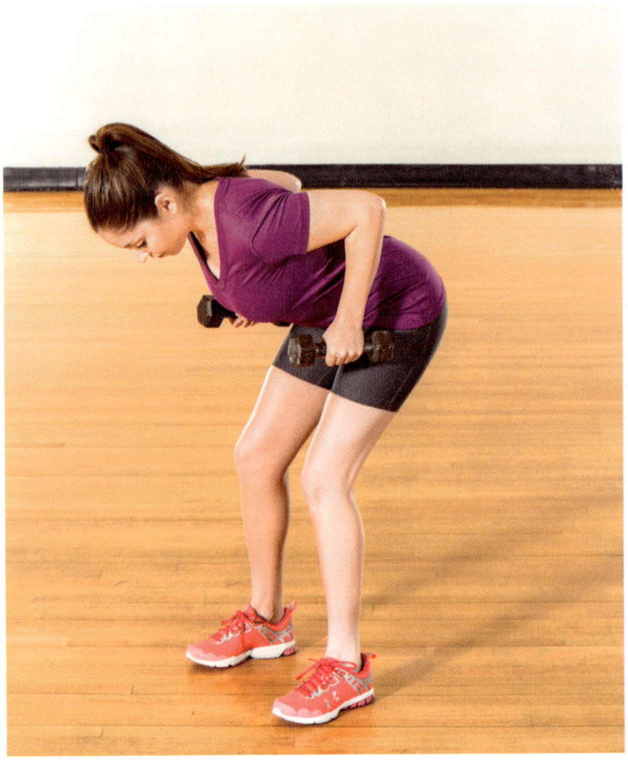

8.6a 밴트오버 트라이셉스 킥백 시작 자세

트레이너 권장 사항

- 고객이 평평한 등을 유지하는지 확인하기 위해 고객의 동작을 계속 확인한다.
- 고객이 반복할 때마다 팔꿈치를 위로 들고 완전히 펴도록 한다.

운동 동작

1. 덤벨이 몸통과 일직선이 될 때까지 팔꿈치를 바깥쪽으로 뻗는다.
2. 삼두근을 강하게 수축한 후 천천히 시작 자세로 돌아간다.

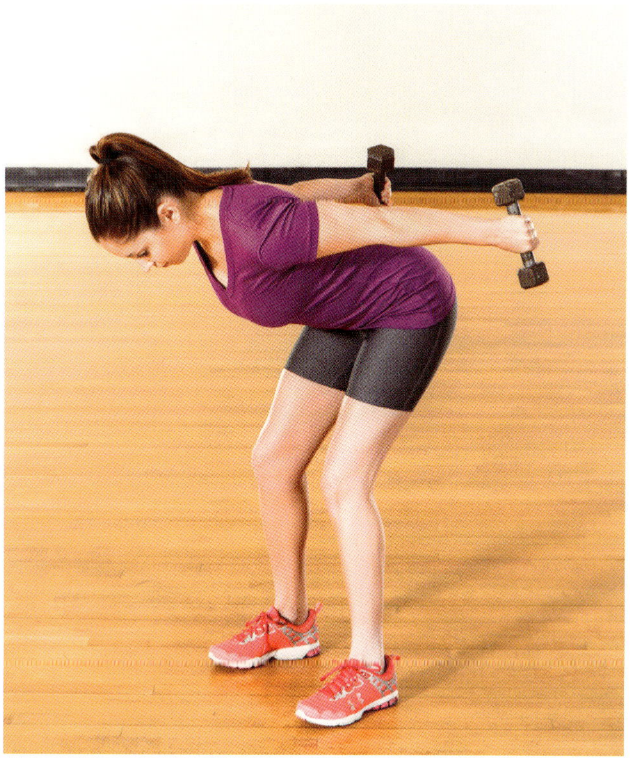

8.6b 밴트오버 트라이셉스 킥백 마지막 자세

운동수행력 향상을 위한 조언

- 등을 평평하게 유지하고 코어 근육들의 수축을 단단하게 유지한다. '가슴을 들다'라고 생각하며 하는 것이 도움이 된다.
- 이 움직임에 대해 너무 무거운 무게를 사용해서는 안 된다. 팔을 항상 몸통과 일직선으로 유지할 수 있는 무게를 선택한다.

8.7 운동-볼 스쿼트

(CON-ECC, EE, SUP)

시작 자세

1. 짐볼을 등의 아래쪽 중간 부분에 둔 다음 벽에 대고 약간 기울인 자세에서 시작한다.
2. 체중이 발뒤꿈치에 있는지 확인한다.

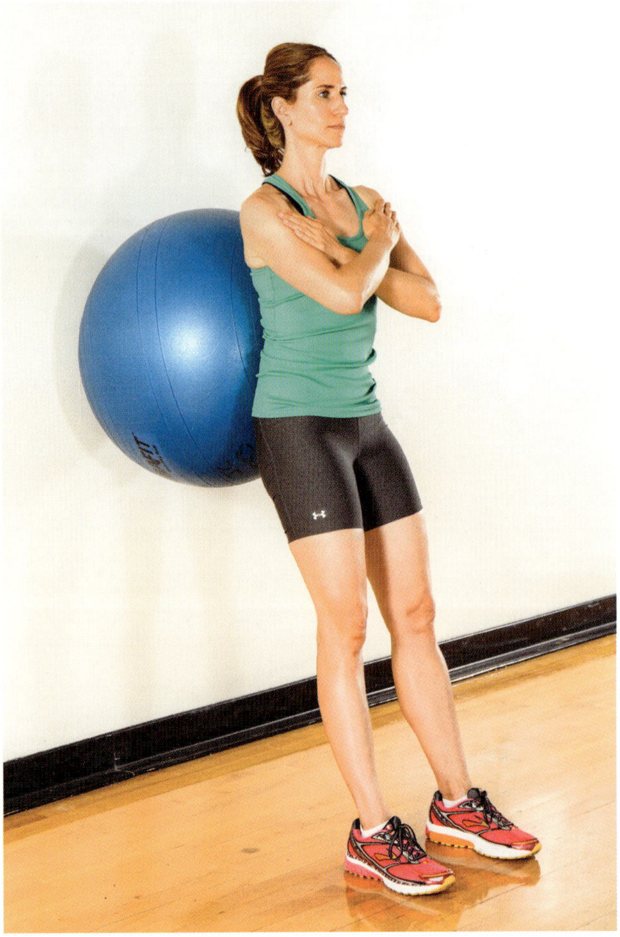

8.7a 짐볼 스쿼트 시작 자세

트레이너 권장 사항

- 고객의 옆에 서서 동작 내내 고객의 무릎이 발목과 일직선을 이루는지 관찰한다.
- 고객에게 코어 근육들을 수축시키고 발뒤꿈치에 체중을 싣도록 지시를 한다.
- 부하를 추가하려면 고객에게 덤벨이나 케틀벨을 활용해 움직임에 대한 저항을 추가할 수 있다. 고객이 한 번에 한 쪽 다리로 움직임을 수행하도록 할 수도 있다.

영상 8.7
운동-볼 스쿼트의 CON-ECC 및 EE 방법은 온라인 영상 8.7 참조.

8.7

운동 동작

1. 무릎을 구부려 스쿼트 자세로 천천히 내린다. 무릎에서 90도(또는 그 이하)에 도달하도록 노력한다. 항상 발뒤꿈치에 체중을 유지한다.
2. 공이 뒤에서 미끄러지지 않도록 공을 누르는 데 집중한다.
3. 바닥에 도달하면 대둔근, 햄스트링, 대퇴사두근을 사용해서 다시 위로 올라간다. 발뒤꿈치에 힘을 싣는다.

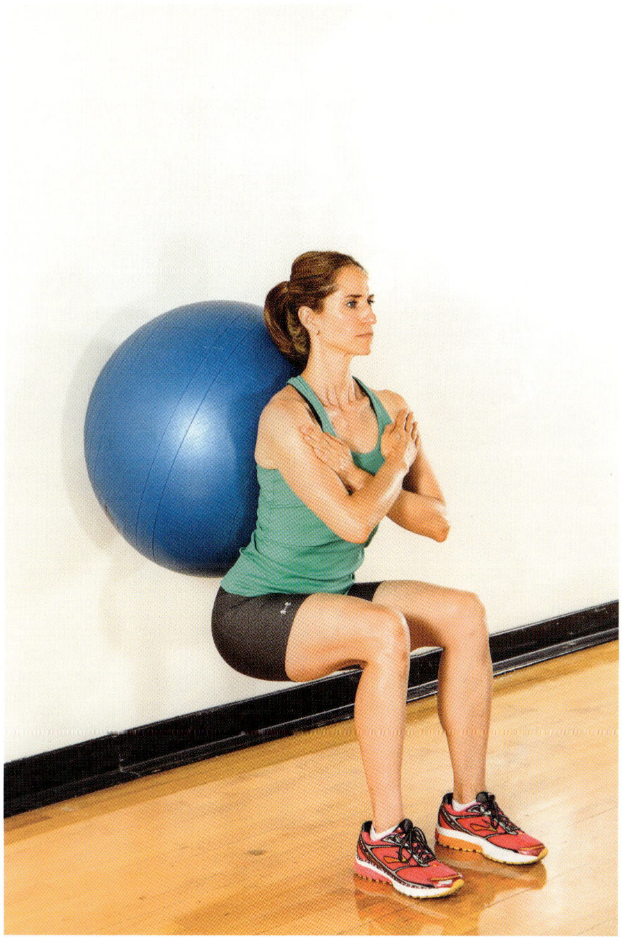

8.7b 짐볼 스쿼트 마지막 자세

운동수행력 향상을 위한 조언

- 스쿼트를 할 때는 항상 체중을 발뒤꿈치에 싣는다.
- 천천히 내려가는 데 집중한 다음 다시 정상으로 돌아온다.

8.8 이너타이 & 아웃타이 머신

(CON-ECC, EE, SUP)

시작 자세

1. 머신의 패드에 앉아 레버를 조정하여 다리가 패드 바깥쪽으로 가도록 한다. 이 설정은 내전근 운동을 위한 것이다.
2. 패드를 열어 편안하게 움직일 수 있도록 한다. 움직임에 적합한 무게를 선택한다.

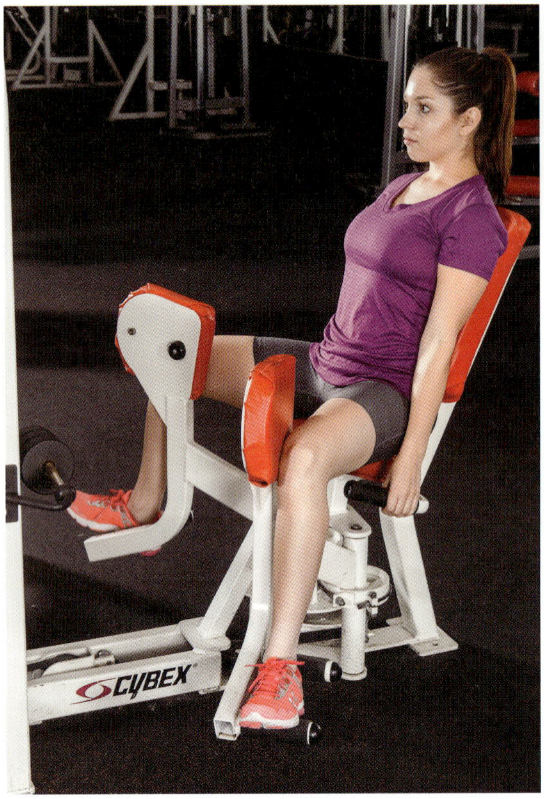

8.8a 이너타이 머신 시작 자세

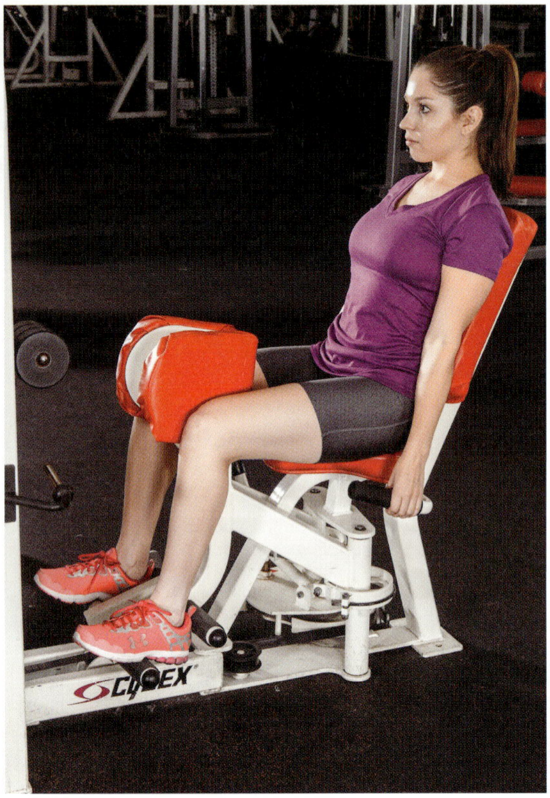

8.8b 이너타이 머신 마지막 자세

트레이너 권장 사항

- 고객에게 이 운동을 최적의 스트레칭으로 사용하고 양 방향으로 완전한 가동범위를 달성하는 데 집중하도록 한다.
- 유연성 감소로 인해 동작 범위가 짧은 고객의 경우 초기 동작 범위를 늘리는 것을 목표로 하도록 한다.

운동 동작

1. 패드가 닿을 때까지 다리를 모은다. 천천히 시작 자세로 돌아간다.
2. 외측 허벅지(외전근) 운동을 수행하려면 허벅지 바깥쪽에 있도록 허벅지 패드를 변경하기만 하면 된다. 레버를 선택하고 다리를 완전히 닫은 다음 레버를 제자리에 고정한다. 외전근을 운동시키려면 다리를 최대한 넓게 벌린 다음 천천히 시작 자세로 돌아간다.

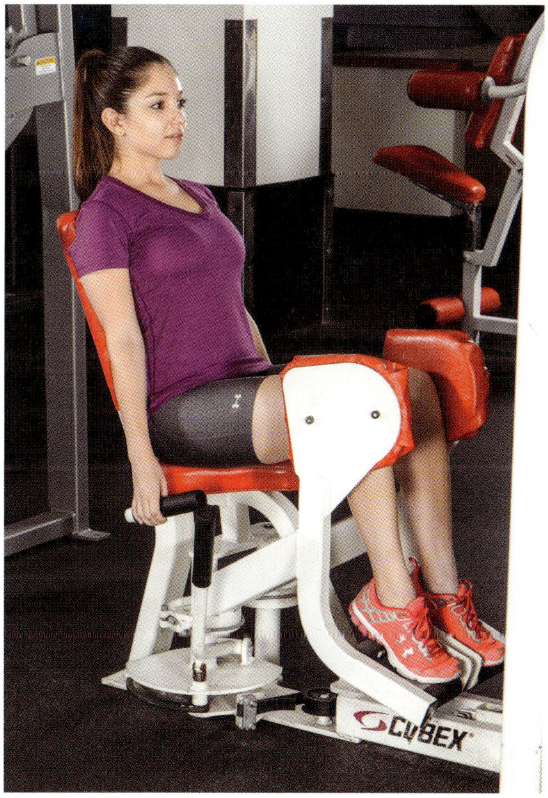

8.8c 아웃타이 머신 시작 자세

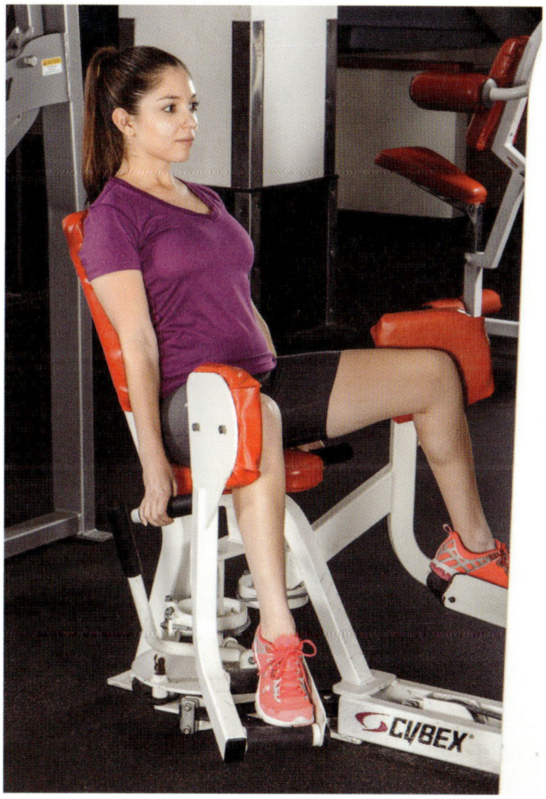

8.8d 아웃타이 머신 마지막 자세

운동수행력 향상을 위한 조언

- 내전근 동작에 무게를 더할 때 주의한다. 익숙한 가동범위보다 더 많이 늘어날 수 있다.
- 항상 완전한 동작 범위로 동작을 모두 수행해야 한다.

8.9 스텝업

(CON–ECC, EE, SUP)

시작 자세

1. 벤치나 발판을 앞에 놓고 높이 설정은 자세가 무너질 만큼은 아니어야 한다.
2. 발판 앞에 발을 어깨너비로 벌리고 선다.

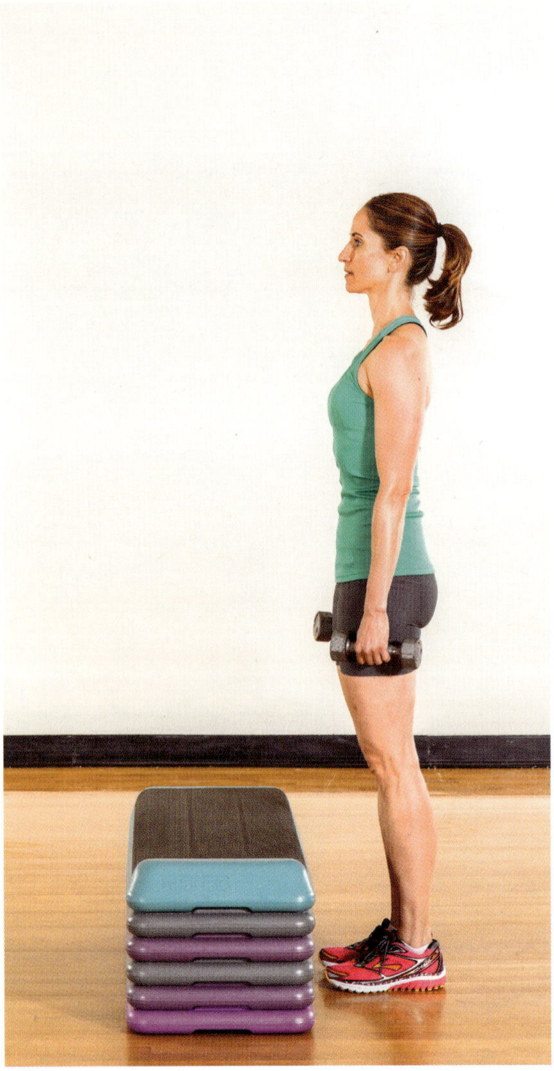

8.9a 스텝업 시작 자세

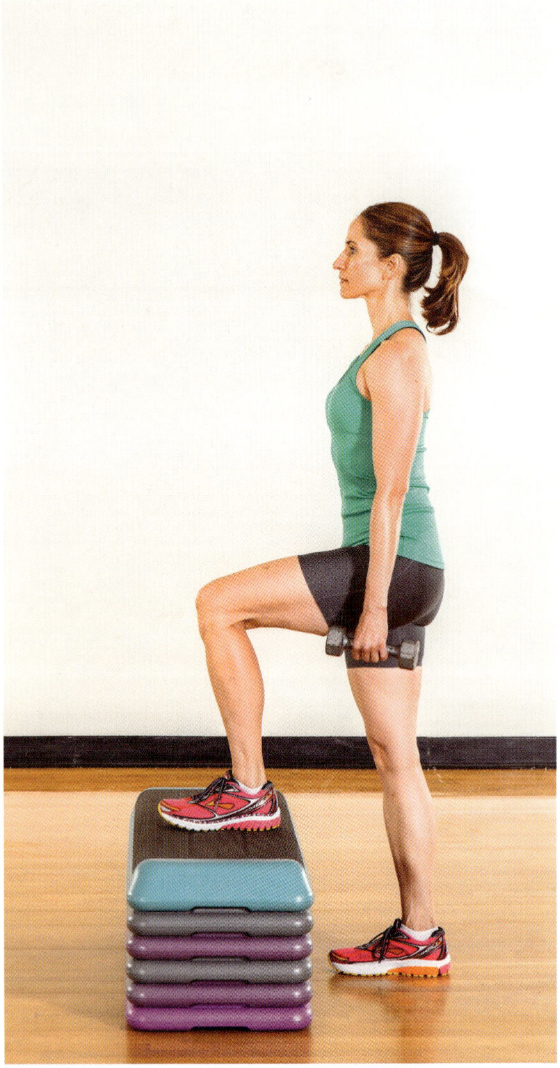

8.9b 스텝업 중간 자세

트레이너 권장 사항

- 고객 옆에 서서 고객이 발뒤꿈치를 통해 각각 다리의 스텝업을 진행하고 무릎이 발목과 일직선이 되도록 유지한다.
- 운동의 난이도를 올리려면 덤벨, 메디신볼 또는 바벨 형태로 중량을 추가할 수 있고, 높이를 높이거나 조절할 수도 있다.

영상 8.9
스텝업의 CON-ECC 및 EE 방법은 온라인 영상 8.9 참조.

운동 동작

1. 한 발로 계단이나 벤치 위로 올라가서 시작한다. 움직임은 런지와 같고 무릎을 발목과 일직선으로 유지하고 앞발 뒤꿈치를 밀고 발판에 선다. 이제 두 발이 벤치에 평평해야 한다.
2. 벤치에서 내려 두 발을 시작 자세로 되돌리고 다리를 바꿔 반복한다.

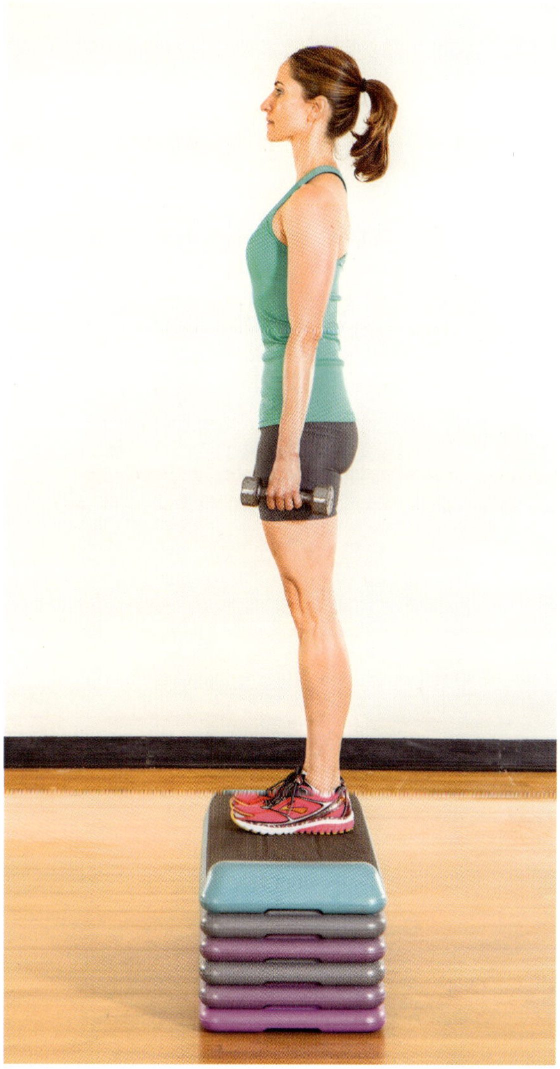

8.9c 스텝업 마지막 자세

운동수행력 향상을 위한 조언

- 항상 무릎을 발목과 일직선으로 유지한다.
- 발뒤꿈치를 밀어본다.
- 난이도를 올리기 위해 덤벨을 들거나 등에 바벨을 얹는다.

8.10 글루트 브릿지

(CON–ECC, EE, SUP)

시작 자세

1. 발을 바닥에 평평하게 놓고 무릎을 구부린 채 등을 대고 눕는다.
2. 척추를 지지하기 위해 코어 근육들과 허리 근육을 사용한다.

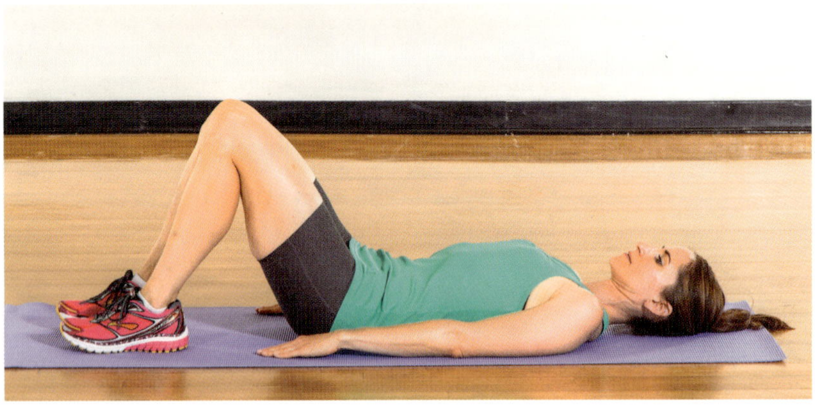

8.10a 글루트 브릿지 시작 자세

트레이너 권장 사항

- 발뒤꿈치에 체중을 실은 상태에서 고객이 엉덩이를 바닥에서 최대한 높이 올리도록 한다.
- 난이도를 올리려면 고객에게 덤벨이나 중량을 골반 위에 놓으라고 한다.

영상 8.10
글루트 브릿지의 CON-ECC 및 EE 방법은 온라인 영상 8.10 참조.

운동 동작

1. 천장을 향해 엉덩이를 들어 올려 완전히 대둔근을 수축한다.
2. 항상 그렇듯이 체중을 발뒤꿈치로 밀어낸다.
3. 천천히 시작 자세로 내린다.

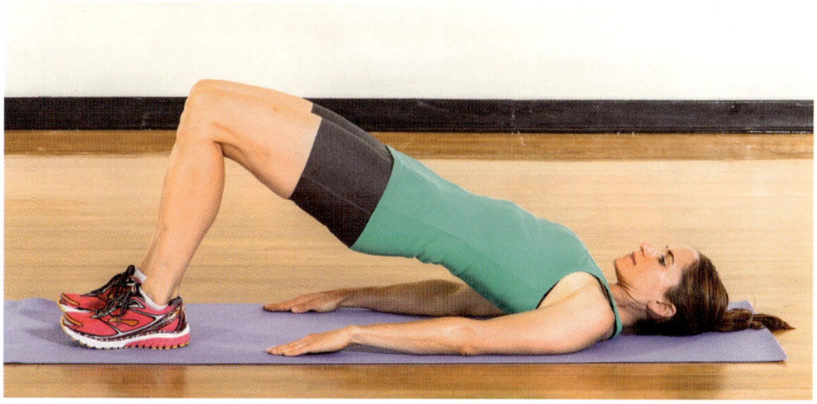

8.10b 글루트 브릿지 마지막 자세

운동수행력 향상을 위한 조언

- 움직임의 최고점에서 둔근을 수축하고 고관절 굴곡근을 스트레칭하는 데 집중한다.
- 이 운동을 하는 동안 등이 구부러지지 않도록 한다.

8.11 시티드 햄스트링 컬

(CON–ECC, EE, SUP)

시작 자세

1. 등받이에 등을 기대고 햄스트링 컬 머신에 앉는다.
2. 양쪽 다리를 패드 위에 놓고 패드를 각도 뒤쪽에 더 가깝게 조정한다.

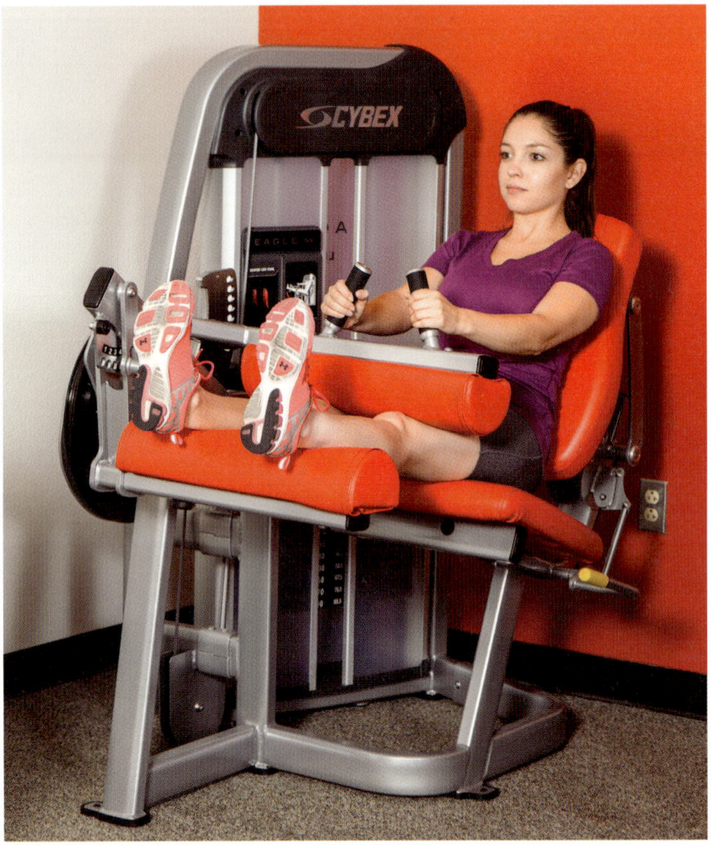

8.11a 시티드 햄스트링 컬 시작 자세

트레이너 권장 사항

- 패드 배치는 부하에 큰 차이를 만든다. 발목 뒤쪽에 가까울수록 레버가 길어지고 저항이 커진다. 무릎 문제가 있는 고객의 경우 패드를 무릎에 더 가깝게 조정하면 레버 암이 줄어들고 무릎 관절의 부담이 줄어든다.
- 고객이 특히 피로해지기 시작할 때 완전한 가동범위에 도달하도록 격려한다.

운동 동작

1. 움직임을 수행하려면 햄스트링 근육을 수축시키면서 다리 아래쪽을 패드에 대고 누른다. 이 운동을 하는 동안 엉덩이가 뒤틀리지 않도록 한다.
2. 햄스트링을 수축하여 최적의 동작 범위에 도달한다.
3. 머신의 신장력에 저항하면서 천천히 다리를 시작 자세로 되돌린다.
4. 지정된 반복횟수를 수행한 다음 다리를 전환한다.

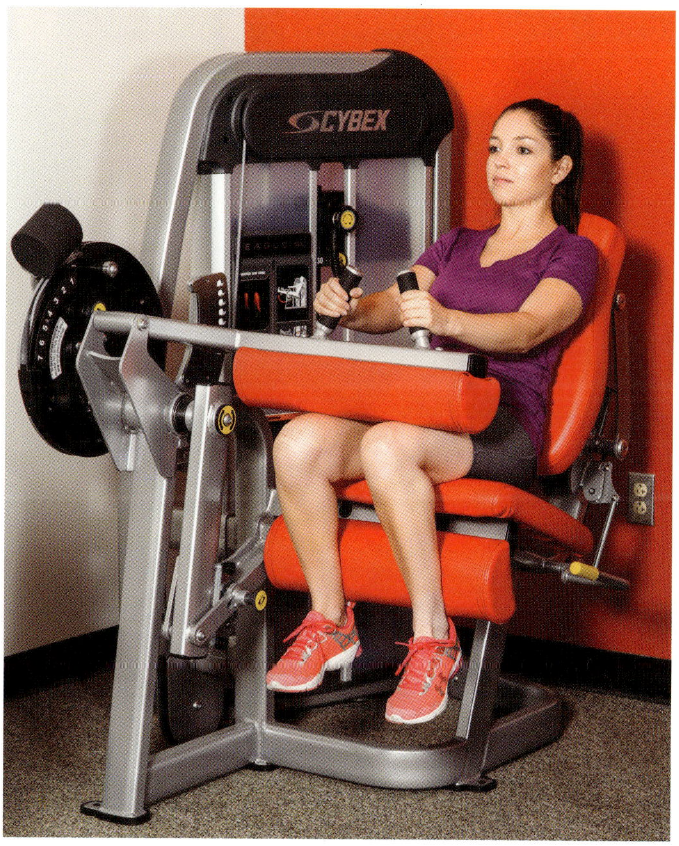

8.11b 시티드 햄스트링 컬 마지막 자세

운동수행력 향상을 위한 조언

- 한쪽 다리는 종종 다른 쪽 다리보다 더 강하다. 따라서 한쪽 다리 햄스트링 컬을 수행하는 것이 다리 근력의 균형을 개선하는 데 가장 도움이 될 것이다.
- 원레그 햄스트링 컬을 수행할 때 특정 횟수만큼 반복한 다음 다리를 전환한다.
- 특히 신장성 운동 단계에서 움직임을 계속 유지한다.

8.12 푸시-풀(파트너)

(CON-ECC, EE)

시작 자세

1. 이 연습에는 트레이너와 고객이 모두 참여한다. 시작할 때 트레이너는 가볍고 단단한 바를 몸통에 수직으로 잡고 중립적인 그립을 사용한다.
2. 고객은 트레이너를 마주 보고 서서 바에 손을 얹는다.

운동 동작

1. 먼저 트레이너는 고객에게 가능한 한 세게 트레이너를 밀도록 지시한다. 트레이너는 가능한 한 많이 저항한다(또는 고객에게 매우 어렵게 만드는 데 필요한 만큼).
2. 다음으로, 트레이너가 밀 때 고객은 저항한다. 트레이너는 세게 밀어야 하지만 고객을 바닥에 쓰러뜨리면 안 된다!

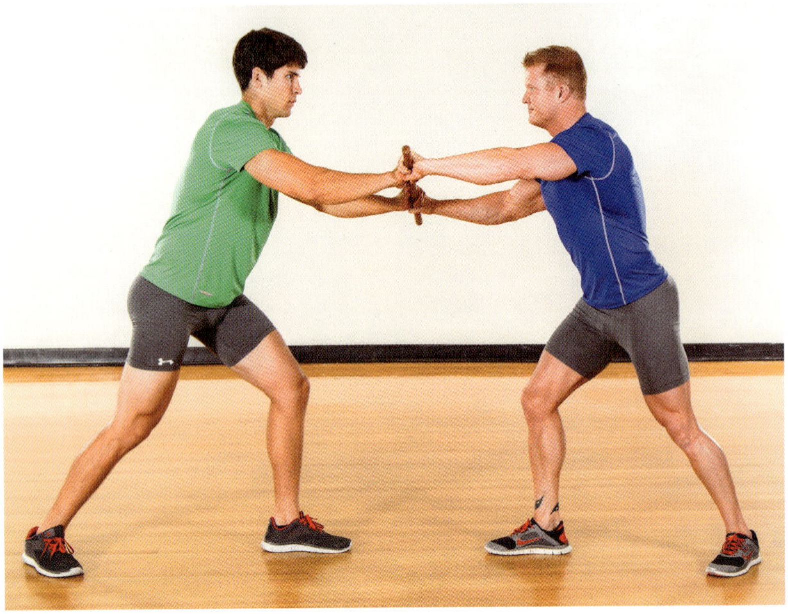

8.12 파트너와 함께 밀고 당기기

영상 8.12
푸시-풀(파트너)의 CON-ECC 방법은 온라인 영상 8.12 참조.

트레이너 권장 사항

- 이 운동은 운동을 즐기지 않는 경향이 있는 고객에게 훌륭한 신뢰 형성과 동기부여가 된다.
- 효과가 덜하지만 또 다른 방법은 썰매 당기는 것이 있지만, 아쉽게도 신장성 훈련의 부하가 적용되지 않는다.

운동수행력 향상을 위한 조언

- 다리를 낮추고 운동하는 데 집중한다.
- 트레이너의 밀기에 저항할 때는 넓고 구부린 무릎 자세를 유지한다.
- 코어 근육의 수축을 단단히 유지해라!

체중 감량을 위한 상체 및 하체 운동 루틴

칼로리 소비를 늘리는 한 가지 방법은 저항 운동 사이에 30초~3분의 유산소 운동을 추가하는 것이다. 이 접근법은 일반적으로 유산소 서킷 트레이닝이라고 한다. 서킷이라는 용어는 여기에 제시된 루틴과 같이 연속적으로 배열된 엄선된 여러 운동을 의미한다. 유산소 서킷 트레이닝 모델의 변형에는 2개, 3개, 4개 또는 그 이상의 운동 스테이션을 연속으로 수행한 다음 에어로빅 스테이션을 수행하는 것이 포함된다. 에어로빅 스테이션에는 걷기, 조깅, 자전거 타기, 줄넘기 또는 다른 에어로빅 활동이 포함될 수 있다. 그러나 에어로빅 스테이션 동안 더 가벼운 강도(즉, 회복 강도)로 저항 훈련 운동에 운동 강도를 집중하도록 한다. 또한 이 서킷 트레이닝 접근법을 사용할 때 근육이 최적으로 수축하도록 항상 일련의 운동을 혼합하도록 한다.

사례 연구: 고객 프로필 및 목표

샘Sam은 50세의 대학 교수다. 그는 5피트 10인치(178cm)이고 몸무게는 185파운드(84kg)다. 샘은 걷기를 좋아하고 현재 매일 8,000~10,000보를 걷고 있으며 모바일 장치의 만보계 애플리케이션으로 활용한다. 그는 최근 등록한 영양사를 만나 새로운 식단을 수정해서 개발했다. 그는 방대한 장비를 갖춘 웨이트 룸이 있는 대학에서 운동을 할 것이다. 그는 계속 활동적이지만 10년 넘게 지속적으로 운동하지는 않았다. 그래서 근육의 탄력과 발달이 다소 부족하다. 그는 6주간의 기본 저항 훈련 프로그램을 완료하여 신체의 모든 주요 운동을 배웠고 이를 아주 좋은 기술로 수행할 수 있다. 그는 이제 더 많은 근육을 추가하기 위해 우선적인 저항 훈련 프로그램을 시작할 준비가 되었다. 체중 감량을 원할 경우 트레이너는 심폐 운동과 저항 훈련을 통해 고객의 긍정적인 에너지 균형에 집중해야 한다. 지구력, 근력 및 근비대 단계를 포함하는 주기화 프로그램은 체중 감량 고객을 위한 매우 좋은 프로그래밍 옵션이 될 수 있다.

신장성 운동을 강조한 체중 감량 프로그램의 3주 메조사이클

요일	운동	세트	횟수	기법
월	바벨 벤치 프레스	3~5	5~6	EE
	시티드 머신 숄더 프레스	3~5	5~6	EE
	풀업(어시스트 머신)	3~5	5~6	EE
	운동-볼 스쿼트	3~5	4~6	EE
	스탠다드 데드리프트	3~5	3~5	EE
화	유산소(30~45분 적당한 강도)			
	전신 스트레칭, 복부와 코어 운동			
수	인크라인 스미스 머신 프레스	3~4	8~12	2UP/1DN
	아놀드 프레스	3~4	8~12	EE
	스미스 머신 스쿼트	3~4	8~12	EE
	시티드 케이블 로우	3~4	8~12	2UP/1DN
	스티프 레그 데드리프트	3~4	8~12	EE
목	휴식일			
	또는			
	유산소(30~45분 적당한 강도)			
	전신 스트레칭, 복부와 코어 운동			

요일	운동	세트	횟수	기법
금	케이블 크로스오버 플라이	3~4	10~15	EE
	시티드 숄더 프레스	3~4	10~15	2UP/1DN
	레그 프레스	3~4	10~15	2UP/1DN
	원암 덤벨 로우	3~4	10~15	EE
	조트만 컬	3~4	10~15	EE
	벤트 오버 트라이셉스 킥백	3~4	10~15	EE
토	유산소(30~45분 적당한 강도) 전신 스트레칭, 복부와 코어 운동			
일	휴식			

주요 운동 방법으로 전환하기 전에 고객의 운동에 다양성을 추가하는 데 사용할 수 있는 운동 변경 목록이 있다. 이러한 운동은 피트니스 수준 적응, 근골격계의 고려 또는 운동 능력 향상과 관련하여 고객의 다양한 요구와 목표를 충족할 수 있는 옵션도 제공한다. 운동 변경 목록은 근육에 다른 자극을 제공하며, 이는 일부 고객의 근골격계 건강을 향상시키거나 훈련의 정체 현상을 극복하는 데 필요할 수 있다. 이러한 연습은 또한 저항 훈련을 설계할 때 유연성과 창의성을 촉진한다. 효과적인 운동 및 저항 훈련 프로그램은 각 대상자의 체력 상태를 다루기 위해 정기적으로 변경된다.

운동	운동 변경 목록
상체 체중 감량 트레이닝 운동	
케이블 크로스오버 플라이	바벨 벤치 프레스, 덤벨 벤치 프레스, 체스트 플라이
아놀드 프레스	덤벨 숄더 프레스, 바벨 오버헤드 프레스, 덤벨 래터럴 레이즈
덤벨 슈러그	시티드 머신 로우, 원암 덤벨 로우, 벤트 오버 바벨 로우
풀업(어시스트 머신)	케이블 스트레이트 암 풀 다운(로프 또는 스트레이트바) 사용, 랫풀다운, 풀업
조트만 컬	바벨 프리처 컬, 얼티네이트 덤벨 컬, 해머 컬
벤트 오버 트라이셉스 킥백	로프 또는 스트레이트바 프레스 다운, 오버헤드 덤벨 익스텐션, 라잉 트라이셉스 익스텐션(바벨 또는 덤벨)
하체 체중 감량 트레이닝 운동	
운동-볼 스쿼트	바벨 프론트 스쿼트, 바벨 백 스쿼트, 오버헤드 스쿼트, 레그 프레스, 다른 다양한 스쿼트
이너타이& 아웃타이 머신	워킹 런지, 바벨 런지, 레그 프레스
스텝업	레그 익스텐션, 피스톨, 런지, 레그 프레스
글루트 브릿지	스티프레그 데드리프트, 햄스트링 컬, 하이퍼 익스텐션, 글루티어 케이블 킥백
시티드 햄스트링 컬	라잉 레그 컬, 리버스 햄스트링-글루티어 레이즈, 볼 햄스트링 컬
푸시-풀(파트너)	시티드 카프 레이즈, 스탠딩 카프 레이즈, 높은 박스 점프 또는 수직 점프(주량 또는 맨몸), 원레그 카프 레이즈

상체 체중 감소

루틴 A

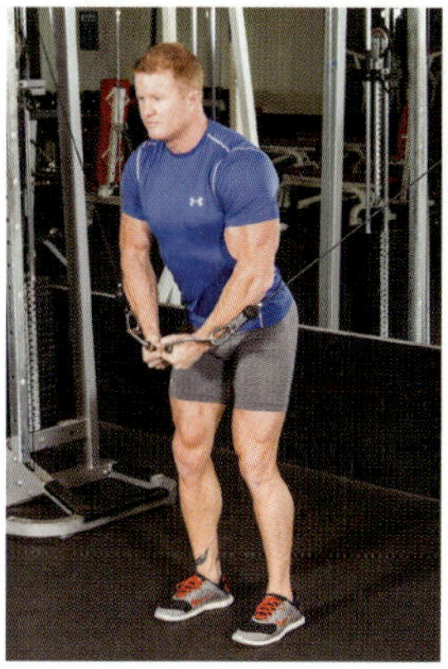

1 케이블 크로스오버 플라이

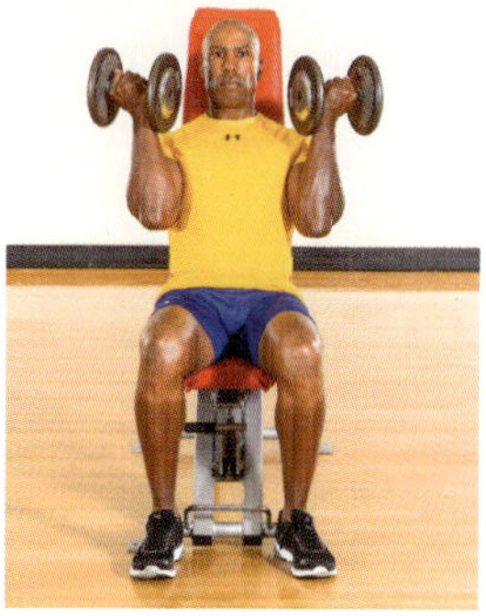

2 아놀드 프레스

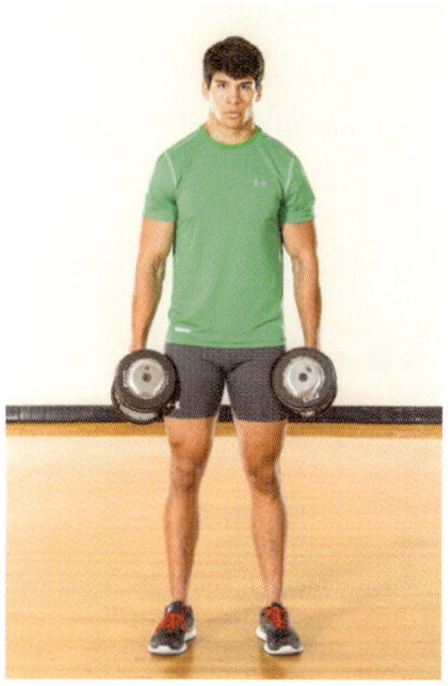

3 덤벨 슈러그

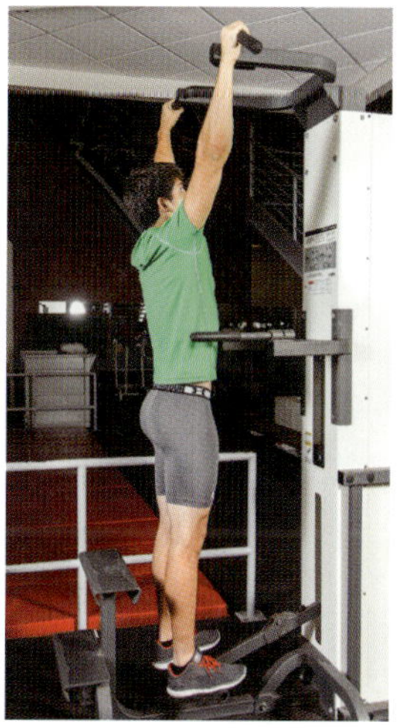

4 풀업(어시스트 머신)

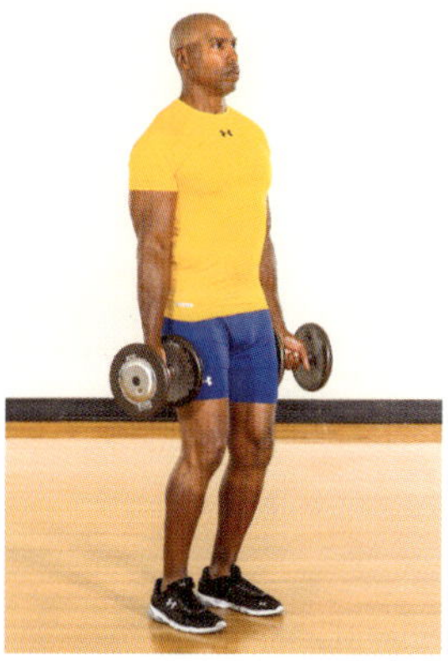

5 조트만 컬

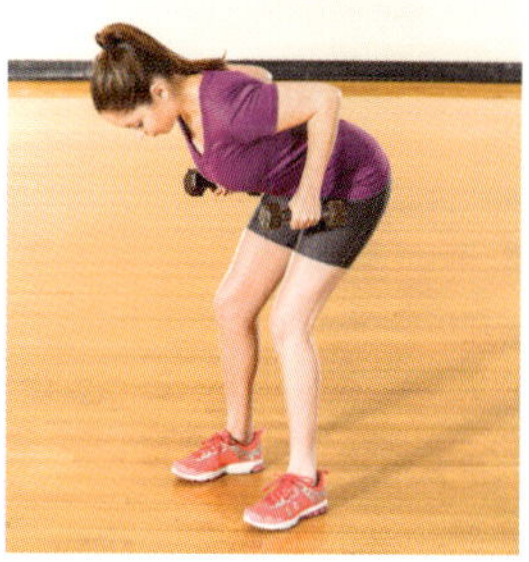

6 벤트 오버 트라이셉스 킥백

루틴 B

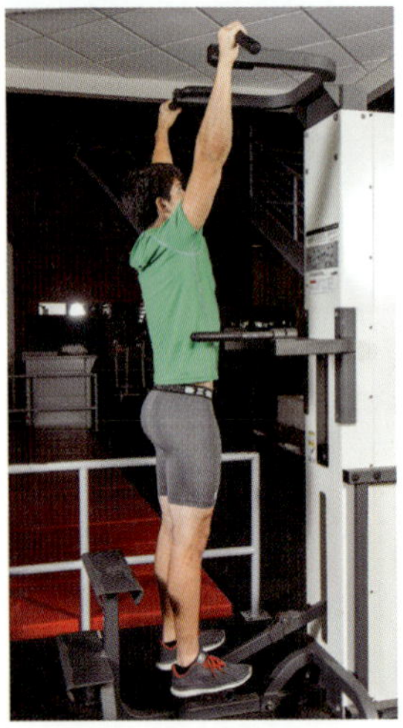

1 풀업(어시스트 머신)

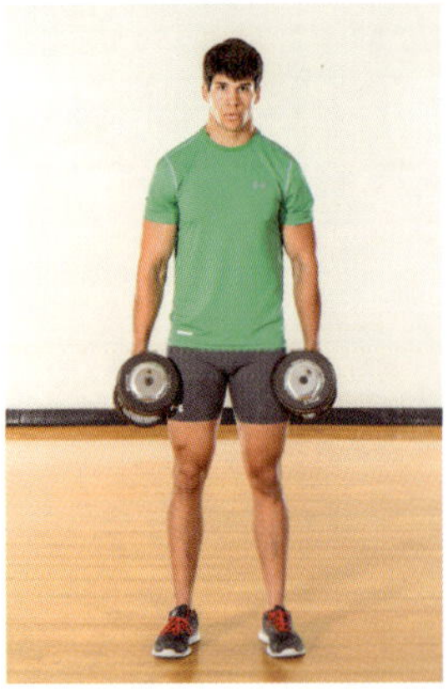

2 덤벨 슈러그

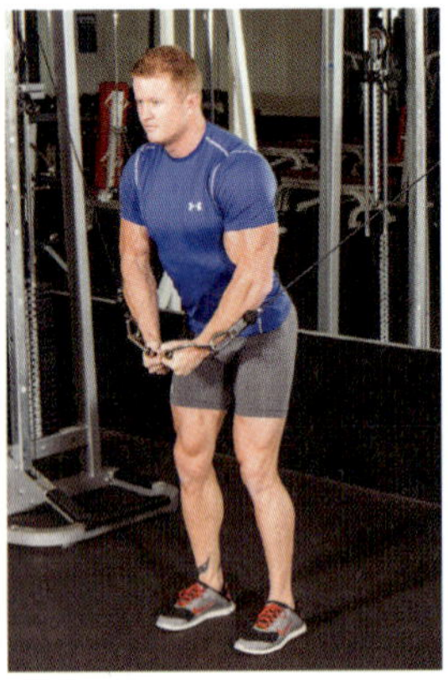

3 케이블 크로스오버 플라이

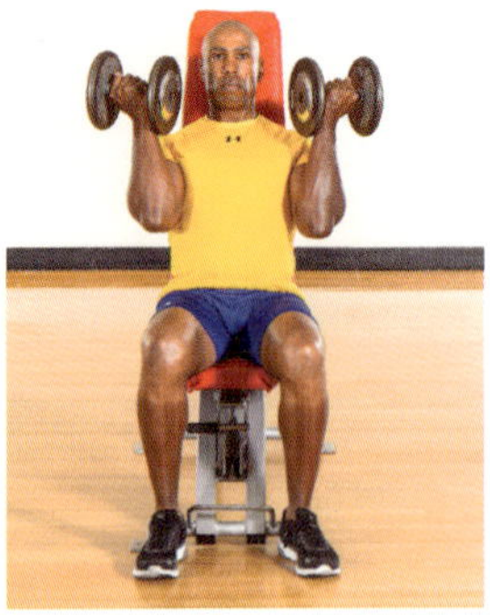

4 아놀드 프레스

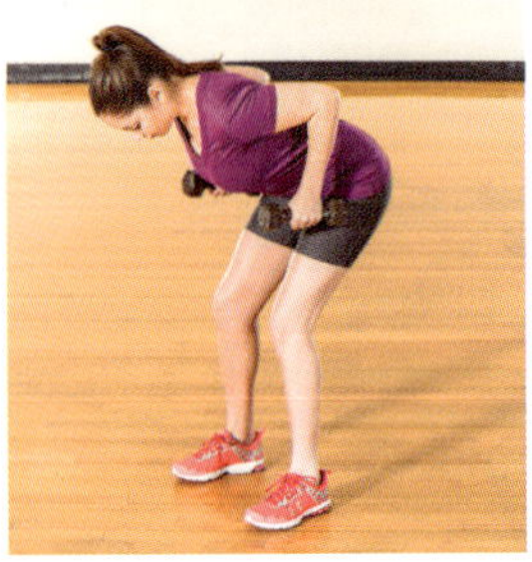

5 벤트 오버 트라이셉스 킥백

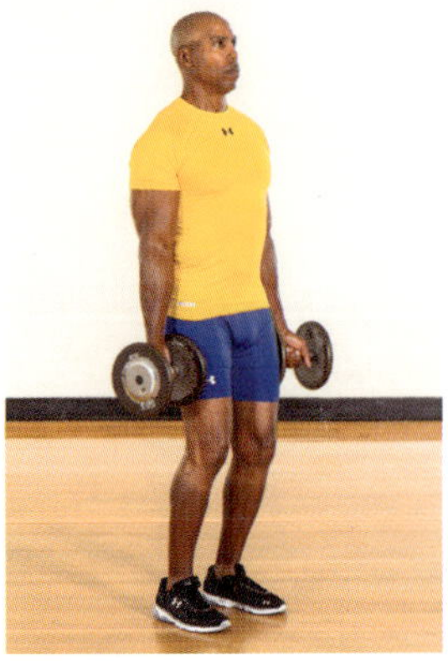

6 조트만 컬

From L. Kravitz and A. Bubbico, 2015, *Essentials of Eccentric Training* (Champaign, IL: Human Kinetics).

루틴 A

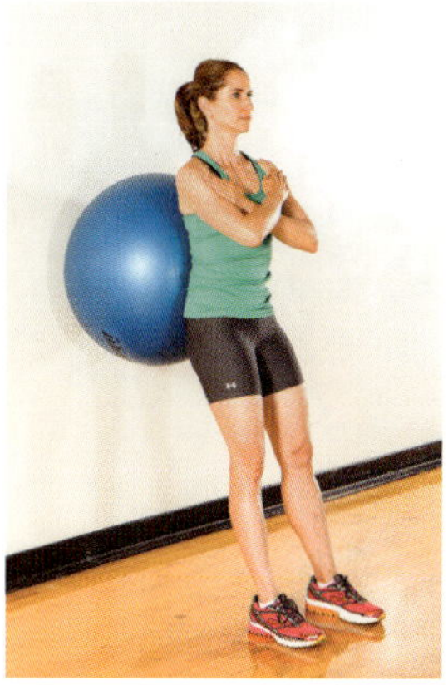

1 운동-볼 스쿼트

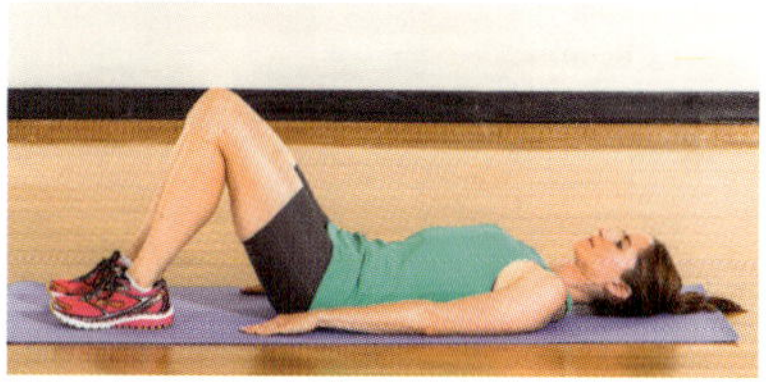

2 글루트 브릿지

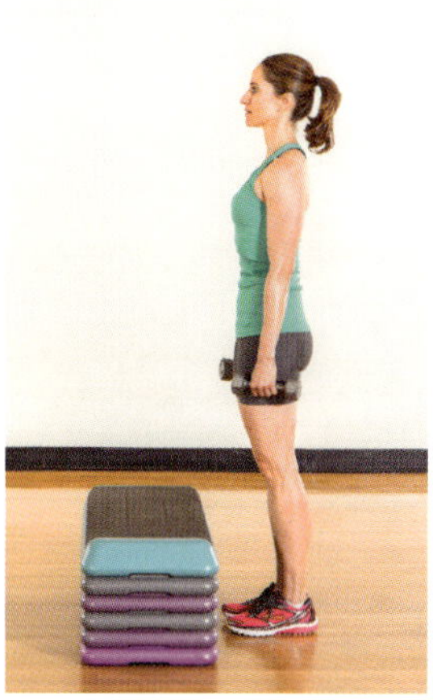

3 스텝업

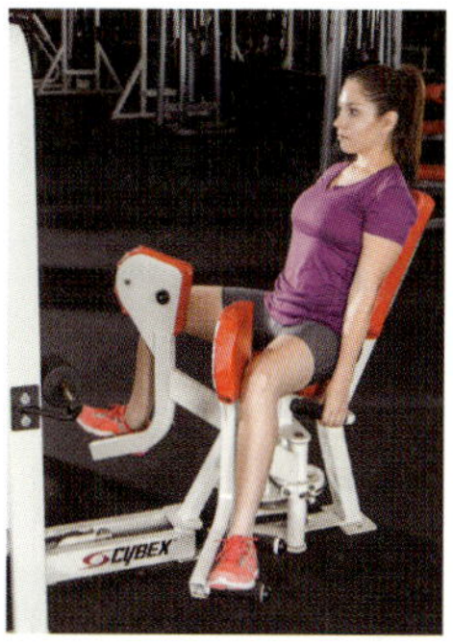

4 이너타이 & 아웃타이 머신

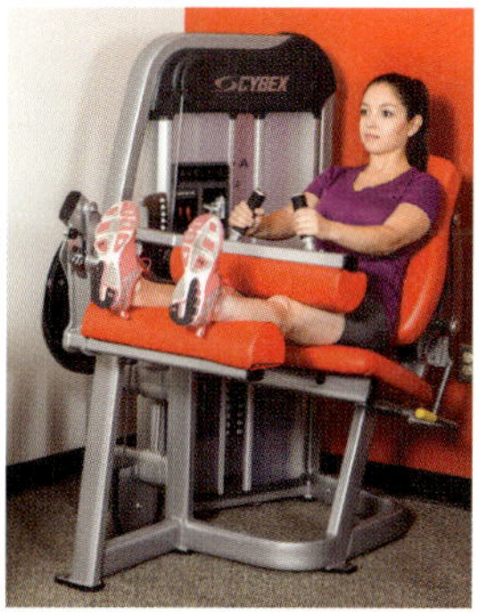

5 시티드 햄스트링 컬

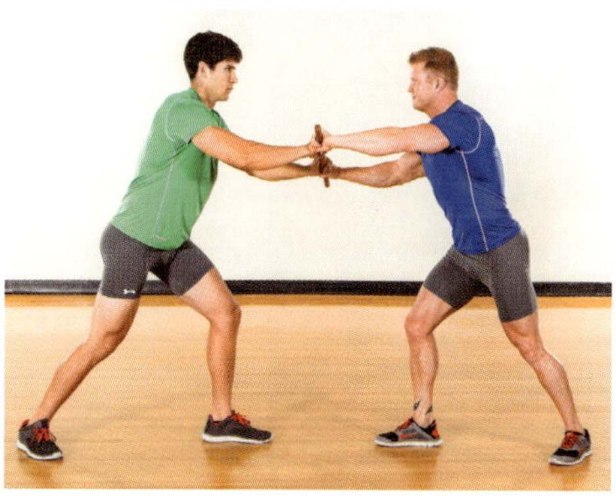

6 푸시-풀(파트너)

From L. Kravitz and A. Bubbico, 2015, *Essentials of Eccentric Training* (Champaign, IL: Human Kinetics).

루틴 B

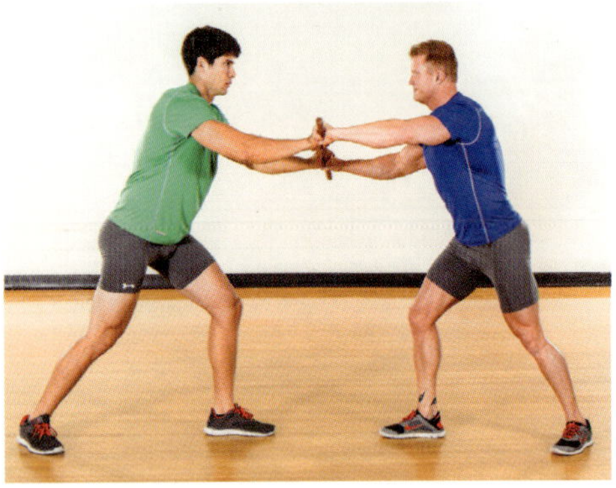

1 푸시-풀(파트너)

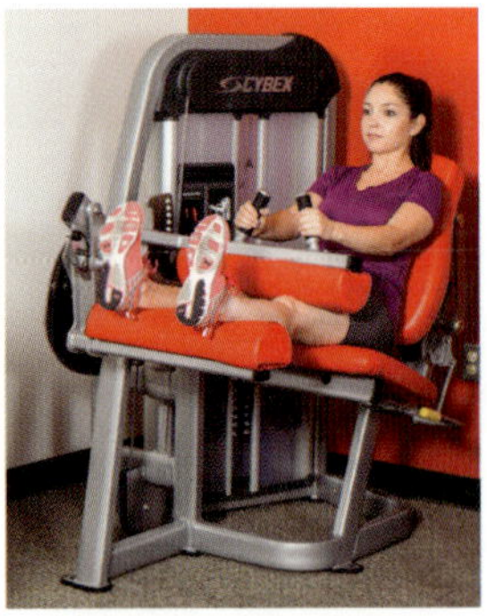

2 시티드 햄스트링 컬

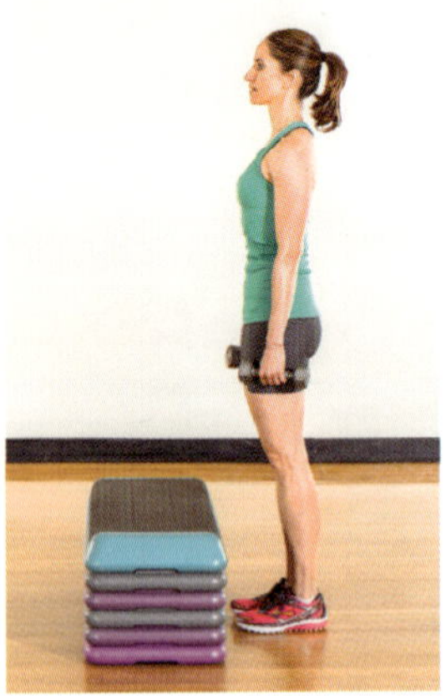

3 스텝업

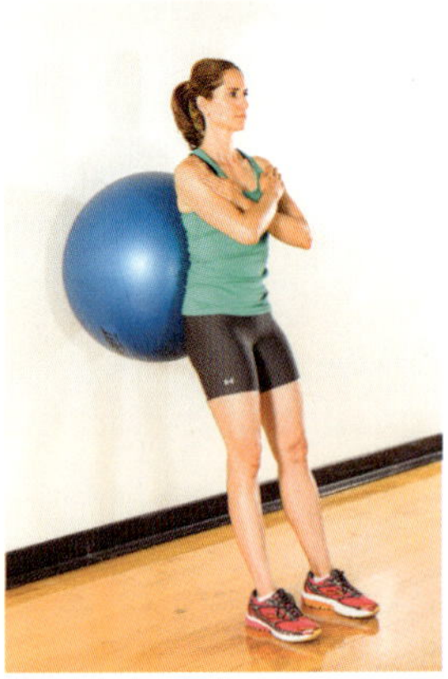

4 운동-볼 스쿼트

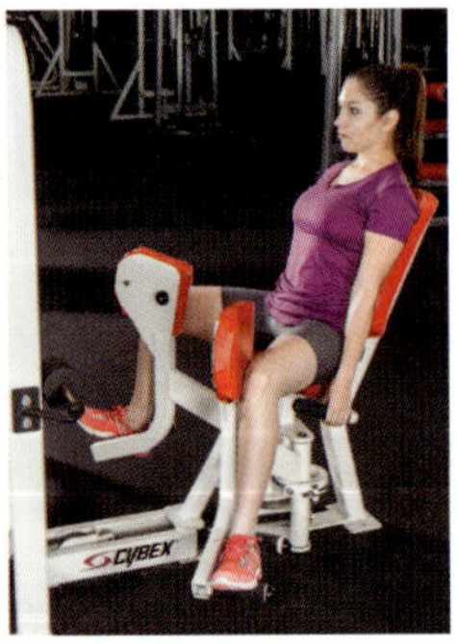

5 이너타이 & 아웃타이 머신

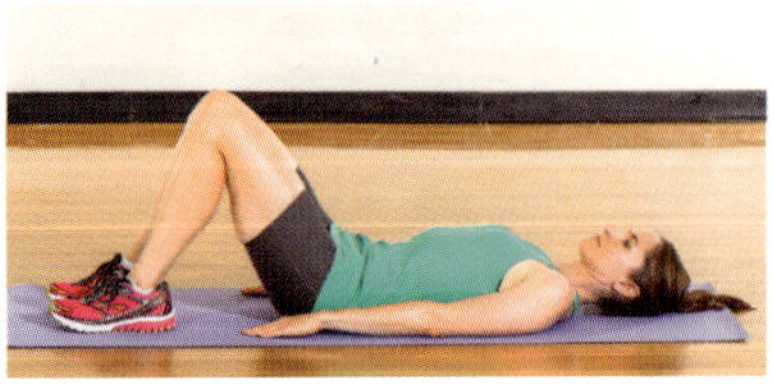

6 글루트 브릿지

9

근비대를 위한 신장성 훈련

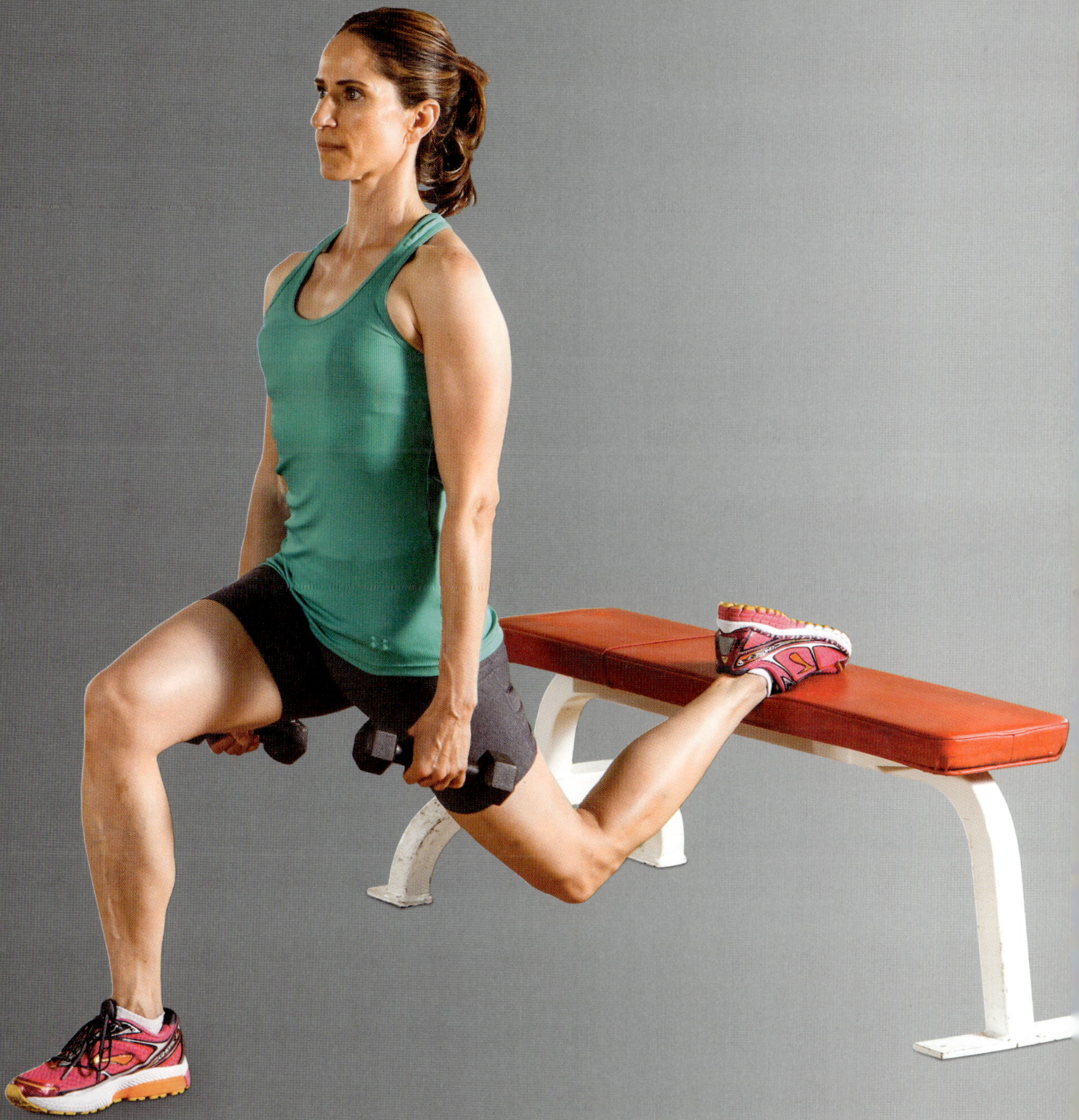

근비대는 근육 섬유 크기의 증가, 근육의 직경이나 단면적이 커지면서 관찰된다. 인간의 근비대는 새로운 근육 섬유의 생성을 포함하지 않지만 폴Paul과 로젠탈Rosenthal(2002)이 지적한 바와 같이 일부 동물 연구에서 종간 근육 해부학적인 독특한 구조적 차이로 인해 그 현상이 관찰되었다. 세포 수준의 인간 근육 비대에서 액틴 및 미오신 수축성 단백질의 크기와 수가 모두 증가한다(Schoenfeld, 2010). 또한 쇤펠트Schoenfeld(2010)가 연구한 것처럼 체액(근형질)과 근육 내에 산재된 비수축성 결합 조직도 증가한다. 총체적으로 이러한 발달을 근형질 비대라고 한다. 신장하는 동안 근육에 과부하가 걸리는 신장성 훈련을 통해 근육 세포는 근절(근육 섬유의 가장 작은 기능적 단위)을 세로로(즉, 근육 섬유와 직렬로) 추가하여 근육 섬유에 길이를 추가한다(Proske & 알렌, 2005).

근비대의 생리학적 기전은 골격근의 줄기세포로 기능하는 위성 세포의 복잡한 상호 작용을 포함한다(Schoenfeld, 2010). 줄기세포와 마찬가지로 위성 세포는 독특한 생리적 특성과 기능을 가지고 있다. 위성 세포는 근육 섬유의 기저막(기저판)과 근섬유(분극화된 원형질막) 사이에 위치한 작은 단핵(핵 1개) 세포다. 그들은 손상된 근육 조직을 복구하고 모든 유형의 과부하 후에 골격근 성장을 유발한다. 일단 위성 세포가 근육 과부하에 의해 자극을 받으면, 그들은 근육 섬유와 융합하고 새로운 핵을 형성함으로써 근비대를 촉진한다(사람의 근육 섬유는 수많은 핵을 가지고 있다는 점에서 독특하다). 쇤펠트(2010)가 설명했듯이 각 핵은 근육 섬유 내에서 부피와 조직의 유한 영역인 근핵 영역을 담당한다.

저항 운동으로 인한 운동 유발 자극은 또한 근비대를 일으키게 하는 세포의 전달 경로 과정인 사이토카인 및 호르몬의 복잡한 반응을 활성화한다(그림 9.1 참조). 그리고 특히 다음과 같은 3가지 특징을 나타낸다. 메시지 전달 경로(칼슘 의존성, 미토겐 활성화 단백질-키나제 및 라파마이신)는 세포를 단백질 합성 상태로 전환하는 동시에 단백질 분해를 억제한다(Schoenfeld, 2010). 면역 체계의 사이토카인이라고 하는 메시지

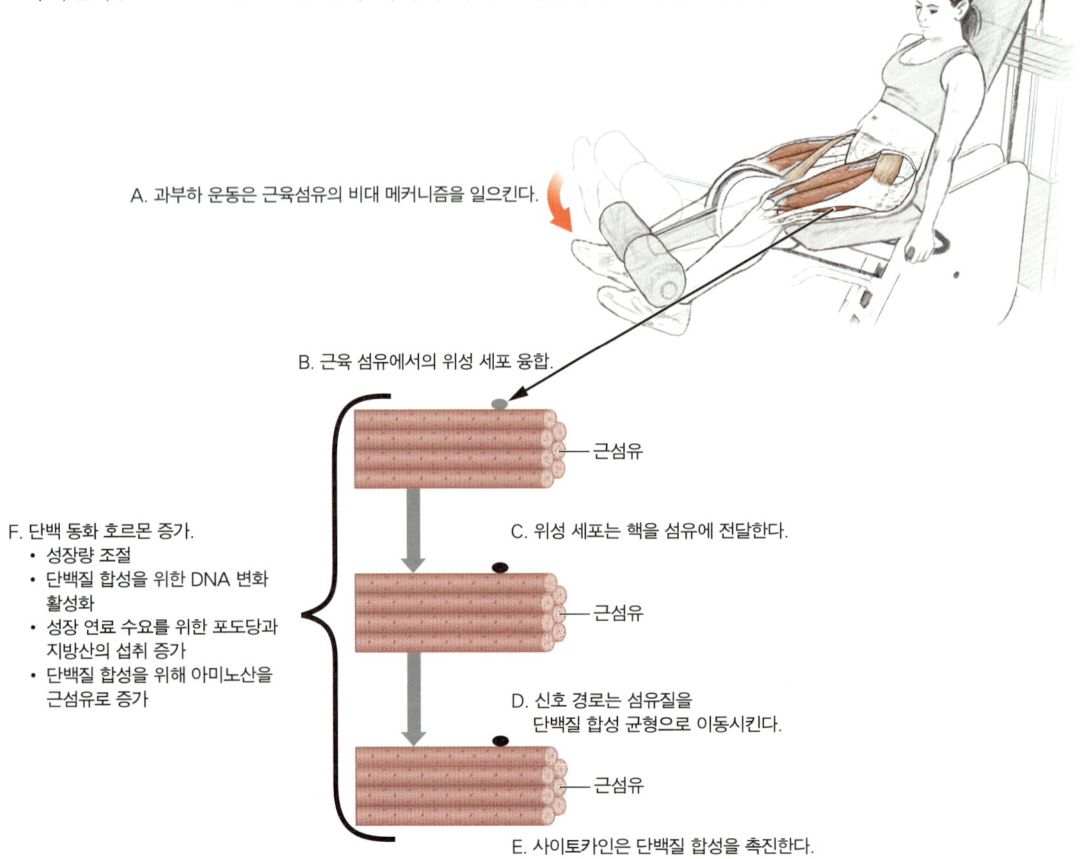

그림 9.1 근비대를 촉진하는 세포 메시지 전달 경로, 사이토카인 및 호르몬.

전달 단백질은 근육의 특수 수용체와 상호 작용하여 조직 성장을 촉진한다. 또한, 일부 아나볼릭 또는 근육 성장 호르몬은 비대를 촉진하는 데 주요 역할을 한다. 이러한 호르몬에는 인슐린 유사 성장 인자, 테스토스테론 및 성장 호르몬이 포함된다(Schoenfeld, 2010).

신장성 운동은 단축성 운동보다 근육 크기에 더 큰 영향을 미치는 것으로 나타난다. 사실 최적의 근비대는 전략적으로 계획된 프로그램에서 신장성 운동을 수행하지 않고는 달성할 수 없다(Schoenfield, 2011). 동시에 운동 자극에 따라 신장성 운동은 때때로 근육 손상을 일으켜 단기적으로 성능을 제한할 수 있다. 그러나 장기적으로 지연성 근육통은 염증과 단백질 교체를 증가시키고 실제로 비대 적응으로 이어진다. 이러한 장기적인 적응은 추가 부상으로부터 보호하기 위해 근육이 더 강해지도록 강제되기 때문에 발생한다(Schoenfield, 2011).

운동 프로그램 설계

모든 운동 프로그램은 운동을 수행하기 전에 2가지 요소가 필요하다.

1. 전신 워밍업: 일반 에어로빅(예: 자전거 타기, 조정, 걷기, 달리기, 일립티컬 머신 사용 또는 기타 다관절 운동)을 5~10분 동안 수행해야 한다.
2. 근비대 훈련을 위한 특정 워밍업: 일반적으로 들어 올리는 것의 약 50~60%로 운동의 1~2개의 전통적인 워밍업 세트(즉, 단축성 운동 단계에 이어 신장성 운동 단계)를 수행해야 한다. 또한 워밍업의 목표는 특히 힘줄, 인대, 결합 조직, 윤활액 및 주변의 모든 근육과 근막을 포함하는 관절을 따뜻하게 하는 것이다.

근비대 개선을 위해 신장성 운동 전용 프로토콜을 사용하는 것은 드문 일이 아니다. 그러나 신장성 훈련 방법만 수행하면 과도한 통증과 신경 피로가 발생할 수 있다. 따라서 근비대 계획 전반에 걸쳐 단축성 및 신장성 기술을 사용해야 한다.

비대 훈련은 3가지 신장성 훈련을 모두 사용하여 최상의 결과를 얻을 수 있다. 행동 양식이나 근비대 개선을 위한 운동 설계는 고객이 각 운동을 8~12회 반복하는 2~4세트를 완료하도록 요구한다. National Strength and Conditioning Association(2008)의 가이드라인은 세트 사이에 60~90초의 휴식과 함께 최대 1RM(1회 반복)의 70~85% 강도로 운동할 것을 제안한다. 다관절 운동은 단일 관절 운동보다 아나볼릭 호르몬을 더 많이 증가시키는 것으로 나타났으며 그에 따라 우선순위를 정해야 한다(Hansen, Kvorning, Kjaer, & Sjogaard, 2001).

신장성 훈련을 위한 적용 방법

다음은 최적의 저항 훈련을 위한 몇 가지 지침이다.

- 단축성-신장성(CON-ECC): 1~2초 신장성과 1~2초 단축성 운동
- 신장성 운동 강조(EE): 1초(단축)에서 3초 또는 4초(신장)의 이동 비율
- 초최대치(SUP): 반복 최대치의 105~125%(1~10RM)
- 투업/원다운(2UP/1DN): 최대 반복횟수의 40~50%(1~10RM), 판단에 따라 반대측 또는 동일측 방법을 실시한다.

트레이너는 각 고객의 필요와 목표에 따라 교육 방법을 수정하도록 권장된다. 이러한 목표를 염두에 두고 트레이너에게 다양한 옵션을 제공하기 위해 방법이 제공된다. 이 장의 뒷부분에 제시된 운동에는 상체에 대한 6가지와 하체에 대한 6가지가 포함되며, 각 운동은 시작 자세와 종료 자세를 제시한다.

대부분의 운동선수와 경쟁력 있는 보디빌더들은 운동 후 충분한 휴식을 취하는 것이 성능과 근육 성장에 필수적이다. 회복 기간은 신체가 운동의 스트레스에 적응하고 스스로를 회복하고 강화하는 시간이다. 따라서 고객의 목표를 달성하는 데 휴식일은 운동일만큼 중요하다. 회복 및 보충할 시간이 충분하지 않으면 부상, 쇠약, 우울증 및 기능 저하를 포함할 수 있는 과잉 훈련의 징후 및 증상을 경험할 수 있다. 이러한 함정을 피하고 고객이 훈련을 통해 최대한의 이점을 얻도록 돕기 위해 휴식, 회복 및 수면을 위한 적절한 시간을 허용해야만 한다.

핵심 요약

근비대 훈련에 대한 생리학적 반응은 사람의 나이, 체력, 호르몬 수치, 성별, 기계적 과부하에 대한 내성에 따라 다르다. 저항 운동으로 인한 근육 확대는 생리학적 변화를 시작하는 세포 전달 경로, 사이토카인 및 호르몬의 복잡한 반응을 활성화하는 운동 유발 자극의 결과이다. 그런 다음 3가지 고유한 신호 경로(칼슘 의존성, 미토겐 활성화 단백질-키나제 및 라파마이신)가 근육 세포를 단백질 합성 상태로 전환한다. 운동전문가는 이러한 생리학적 적응을 이해하고 고객이 이를 달성하도록 돕는 저항 훈련 프로그램을 설계해야 한다.

이 장의 나머지 부분에서는 근비대를 강조하기 위한 운동에 대한 설명을 제공한다. 예시 운동 방법, 그리고 운동 변경 목록을 제공한다.

근비대를 위한 트레이닝

근비대 훈련에는 적절한 양의 훈련량(즉, 수행한 총 운동량)으로 다양한 운동 동작(표 9.1 참조)을 완료하는 것이 포함된다. 반복 세트 사이의 휴식은 근육 증가를 최대화하는 데 기여한다(Schoenfeld, 2010). 일부 사람의 경우 동일한 운동에서 여러 세트 사이의 짧은 휴식 간격(~60초)이 호르몬 성장 신호 경로를 향상시킬 수 있다. 동시에 근비대 훈련은 종종 매우 힘든 일이다. 따라서 운동전문가는 프로그램에 적절한 수면 시간과 적절한 영양 전략이 포함되어 있는지 확인해야 한다.

표 9.1 근비대를 위한 운동

상체	하체
머신 체스트 프레스	스미스 머신 스쿼트
시티드 머신 숄더 프레스	바벨 굿모닝
원암 덤벨 로우	불가리안 런지
덤벨 풀오버	원레그 익스텐션
머신 프리처 컬	라잉 원레그 햄스트링 컬
머신 트라이셉스 익스텐션	덩키 카프 레이즈

9.1

머신 체스트 프레스

(2UP/1DN, CON-ECC, EE, SUP)

시작 자세

1. 체스트 프레스 머신에 앉아 무게를 선택한다.
2. 손바닥을 아래로 하여 손잡이를 수평으로 잡는다.
3. 팔뚝이 바닥과 평행이 되도록 팔꿈치를 구부린다.

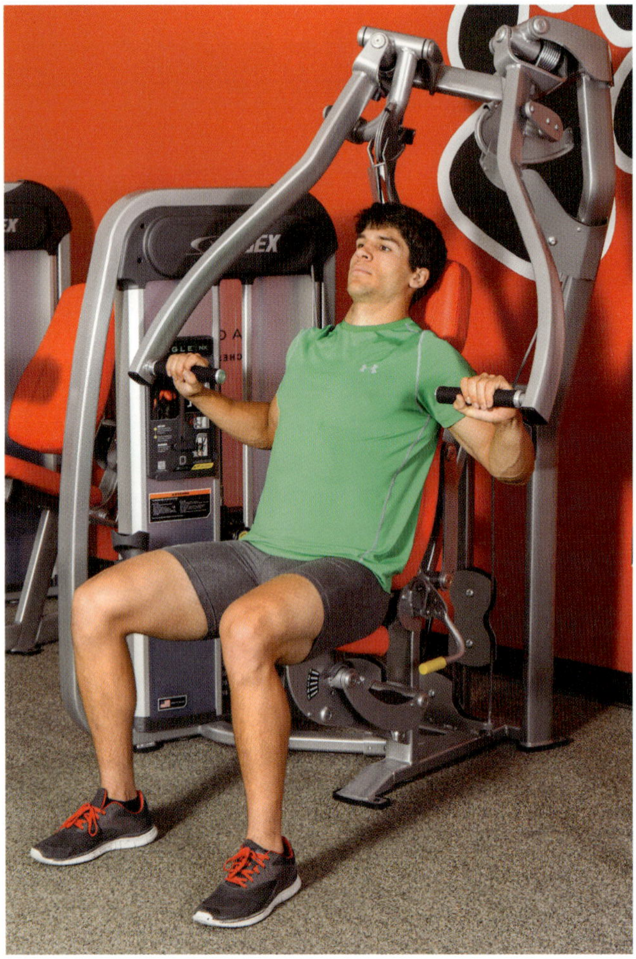

9.1a 머신 체스트 프레스 시작 자세

트레이너 권장 사항

- 고객 바로 앞에 서서 움직임이 어려워지면 손잡이를 완전히 확장된 위치로 보조한다.
- 고객이 자신의 손 위치를 변경하도록 한다(손바닥이 아래를 향함에서 손바닥이 안쪽을 향하게 한다).

운동 동작

1. 팔이 완전히 펴질 때까지 손잡이를 가슴 바깥쪽으로 밀어낸다.
2. 팔꿈치 관절을 다 펴지 않도록 하며, 천천히 손잡이를 다시 가슴으로 가져온다.
3. 권장 반복횟수만큼 반복한다.

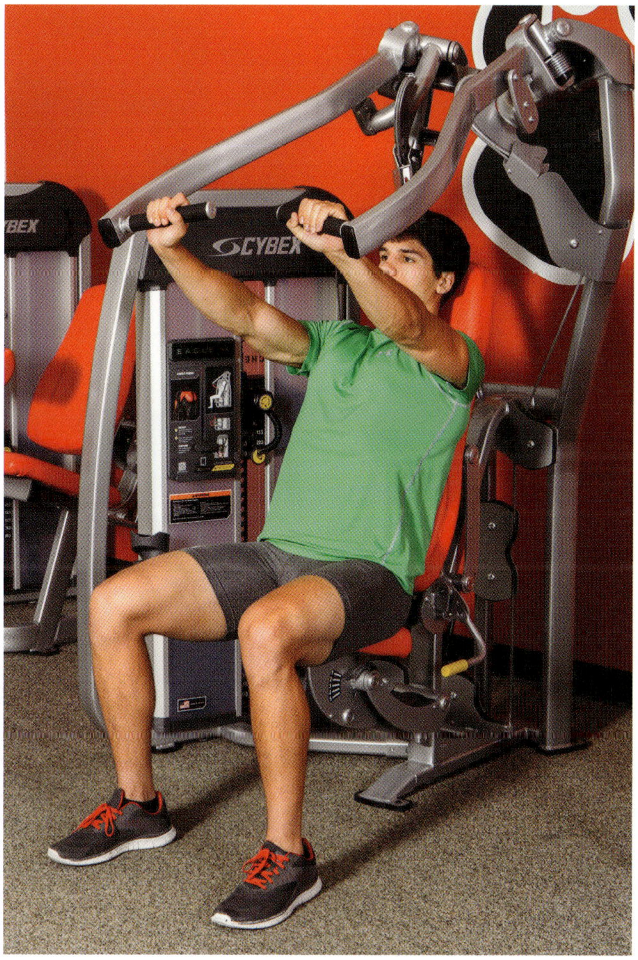

9.1b 머신 체스트 프레스 마지막 자세

운동수행력 향상을 위한 조언

- 손잡이를 가슴과 일직선으로 누르면서 가슴 근육을 수축하는 데 집중한다.
- 운동 범위 전체에 걸쳐 좋은 자세를 유지한다.
- 가슴을 펴고 코어 근육을 수축한다.

9.2 시티드 머신 숄더 프레스

(2UP/1DN, CON-ECC, EE, SUP)

시작 자세

1. 숄더 프레스 머신에 앉는다.
2. 오버 그립으로 손잡이를 잡는다. 손바닥은 몸 바깥쪽을 향해야 한다.

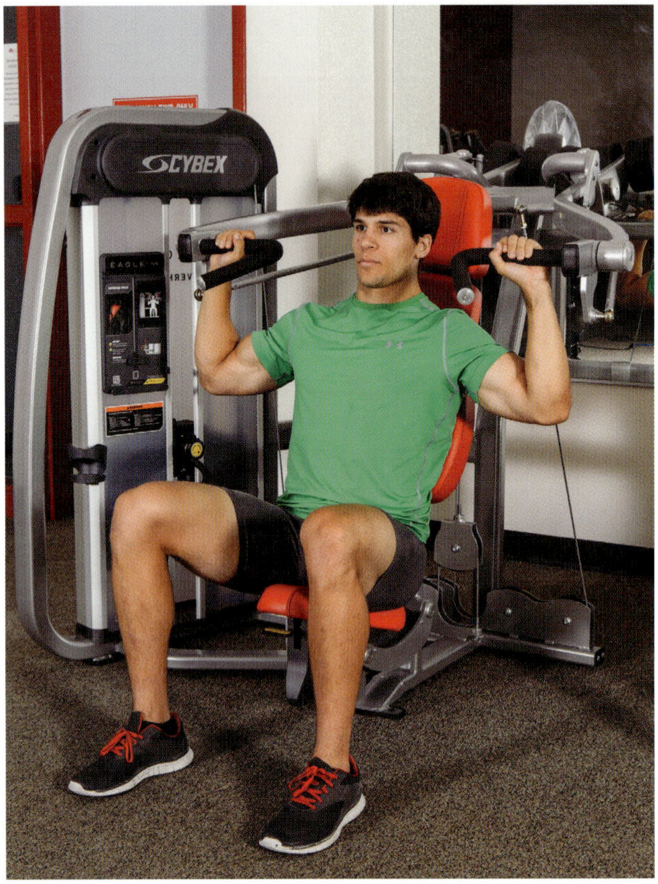

9.2a 시티드 머신 숄더 프레스 시작 자세

트레이너 권장 사항

- 고객 앞에 서서 중량이 무거워지면 손잡이를 잡아서 위쪽으로 움직이도록 돕는다.
- 고객에게 손 위치를 다르게 사용해보도록 한다. 고객이 신장성 운동 훈련에서 한 번에 한쪽 팔씩 수행할 수도 있다.

운동 동작

1. 팔이 완전히 펴질 때까지 머리 위로 들어 올린다. 팔꿈치 관절은 다 펴지 않아야 한다.
2. 천천히 무게를 시작 자세로 내리고 반복한다.

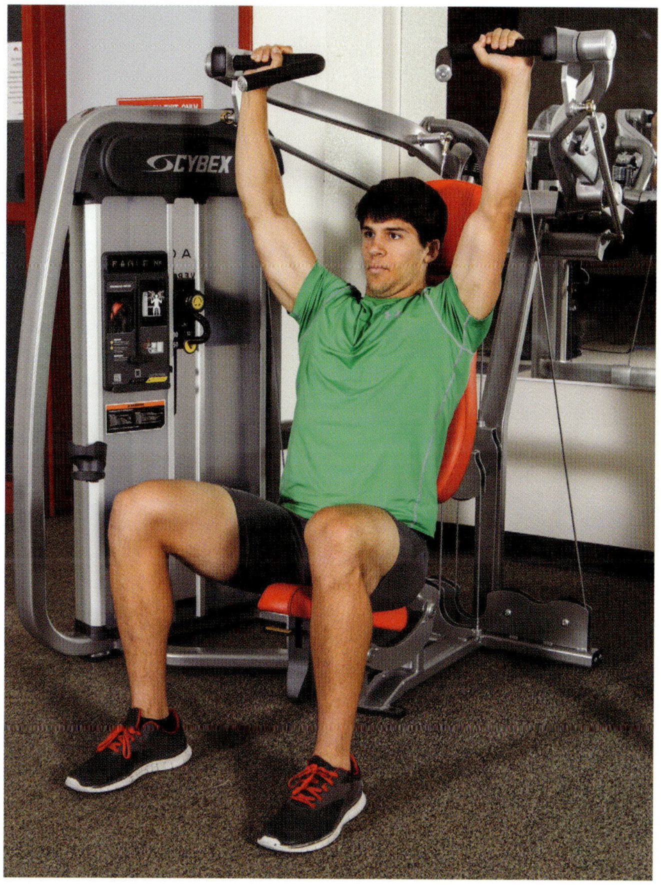

9.2b 시티드 머신 숄더 프레스 마지막 자세

운동수행력 향상을 위한 조언

- 동작을 수행하는 동안 등에서 약간의 자연스러운 아치(또는 중립 척추 위치)를 유지한다. 코어 근육을 수축하여 안정성을 보강한다.
- 다양한 그립으로 시도해본다(예: 손바닥이 안으로 들어간 경우와 손바닥이 밖으로 나온 경우).

9.3 원암 덤벨 로우

(CON-ECC, EE, SUP)

시작 자세

1. 한 손에 덤벨을 잡는다.
2. 덤벨을 잡은 손의 반대쪽 팔과 다리로 벤치에 무릎을 꿇는다.
3. 몸통과 등을 제자리에 단단히 고정한다.
4. 벤치에 무릎을 꿇은 상태에서 덤벨이 바닥을 향하도록 늘어뜨린다.

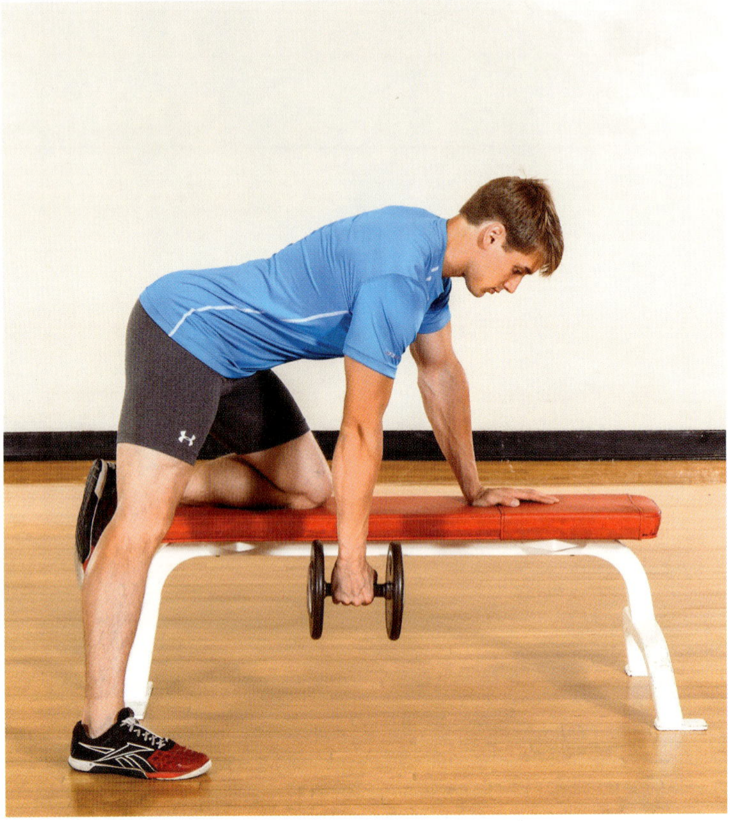

9.3a 원암 덤벨 로우 시작 자세

트레이너 권장 사항

- 고객을 측면에서 관찰한다. 등이 평평한지 또는 정상적인 중립 척추를 가지고 있는지 확인한다.
- 고객에게 이두보다는 등 근육으로 중량을 당기는 데 집중하도록 상기시킨다.

영상 9.3
원암 덤벨 로우의 CON-ECC, EE 및 SUP 방법은 온라인 영상 9.3 참조.

운동 동작

1. 등의 정렬을 유지하면서 복부 중앙을 향해 덤벨을 당긴다.
2. 움직임의 최고점에서 잠시 멈춘 다음 천천히 무게를 시작 자세로 내린다.

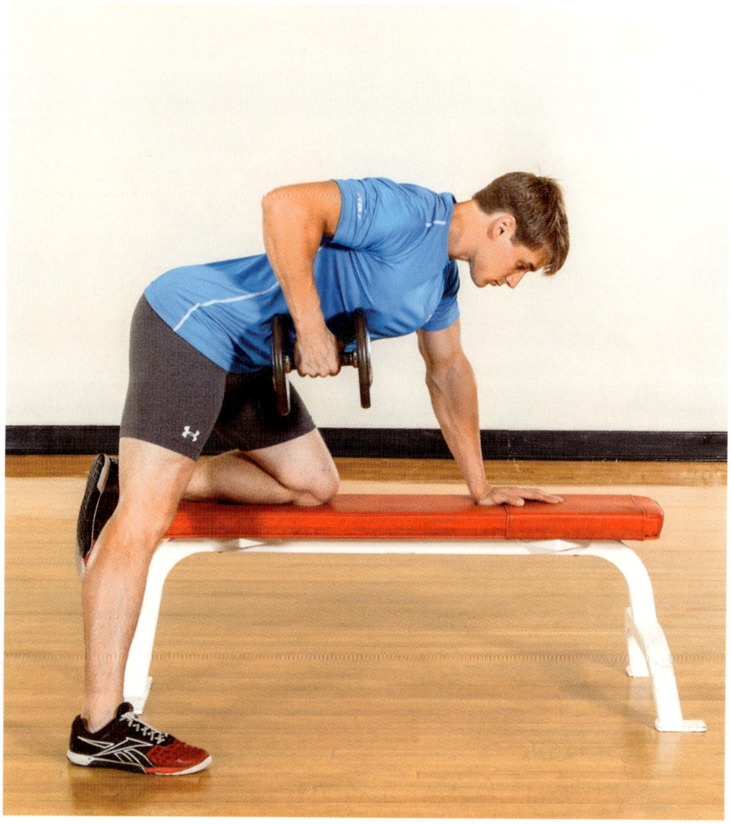

9.3b 원암 덤벨 로우 마지막 자세

운동수행력 향상을 위한 조언

- 반복할 때마다 광배근의 수축에 집중한다.
- 등을 평평하게 유지하고 코어 근육의 수축을 단단하게 유지한다.
- 움직임의 하강 단계에서 광배근의 스트레칭을 강조한다.

덤벨 풀오버

(2UP/1DN, CON-ECC, EE, SUP)

시작 자세

1. 플랫 벤치에 등 상부를 대고 누워서, 양손으로 위쪽 덤벨 헤드 아래로 손을 넣어 덤벨을 잡는다.
2. 덤벨을 가슴 바로 위에 위치시키고, 팔꿈치는 약간 구부려야 한다.

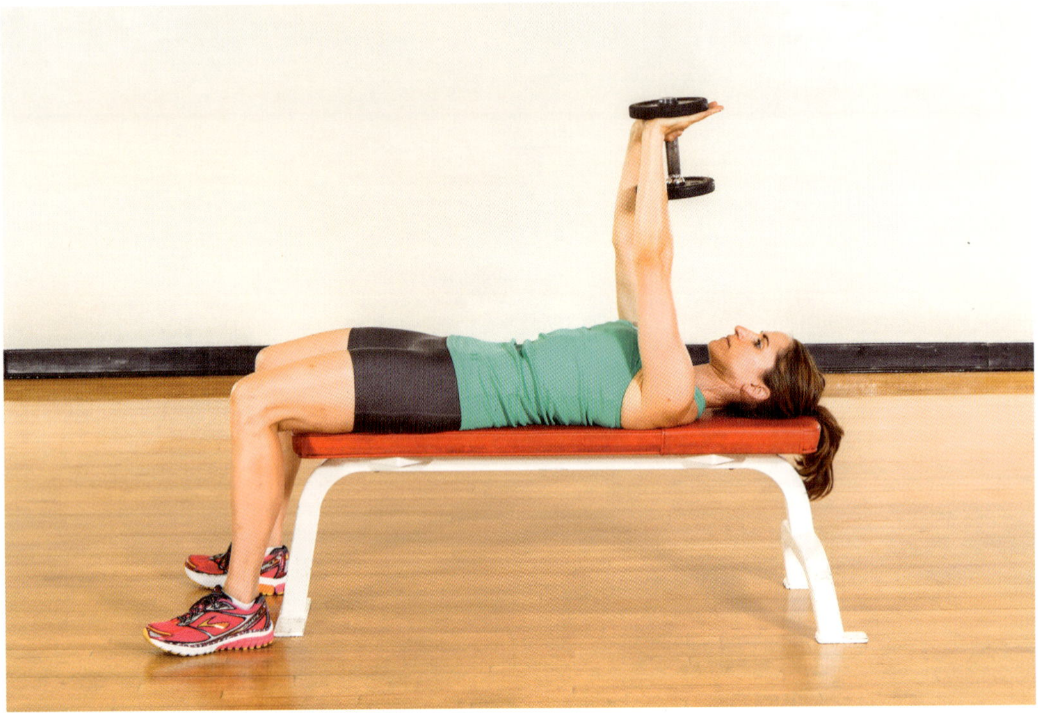

9.4a 덤벨 풀오버 시작 자세

트레이너 권장 사항

- 고객이 운동에 적합한 중량을 사용하도록 한다. 너무 무거운 무게를 사용하면 자세가 나빠져 부상을 입을 수 있다.
- 고객 뒤에서 무게를 확인한다. 동장 하단에서 시작 자세로 덤벨을 다시 움직이도록 도와준다.

영상 9.4
덤벨 풀오버의 2UP/1DN, EE 및 SUP 방법은 온라인 영상 9.4 참조.

운동 동작

1. 상완이 몸통과 일직선이 될 때까지 덤벨을 머리 위로 내린다. 더욱 스트레칭하기 위해선 팔을 더 멀리 뻗을 수도 있다.
2. 덤벨을 뒤로 당겨 가슴 위로 시작 자세로 돌아간다.

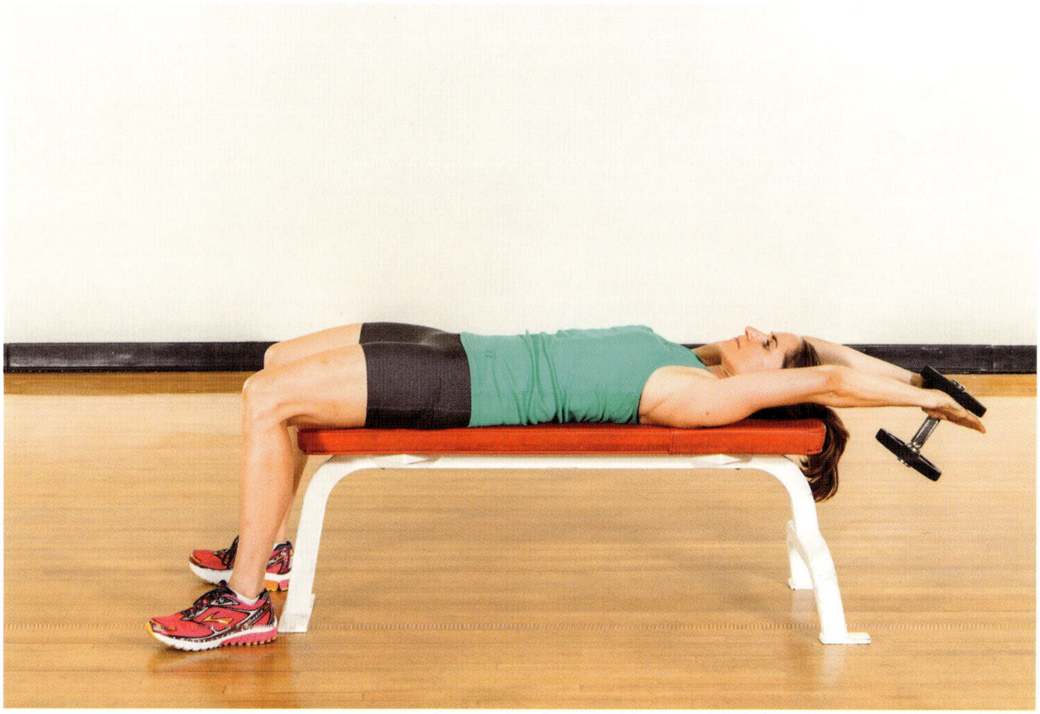

9.4b 덤벨 풀오버 마지막 자세

운동수행력 향상을 위한 조언

- 가볍게 시작하고 스트레칭에 집중한다.
- 어깨뼈를 웨이트 벤치에 대고 누른다.

9.5 머신 프리처 컬

(2UP/1DN, CON–ECC, EE, SUP)

시작 자세

1. 시티드 프리처 컬 머신에 앉는다. 팔꿈치 뒤쪽을 패드에 댄다.
2. 언더핸드 그립으로 레버 손잡이를 잡는다.

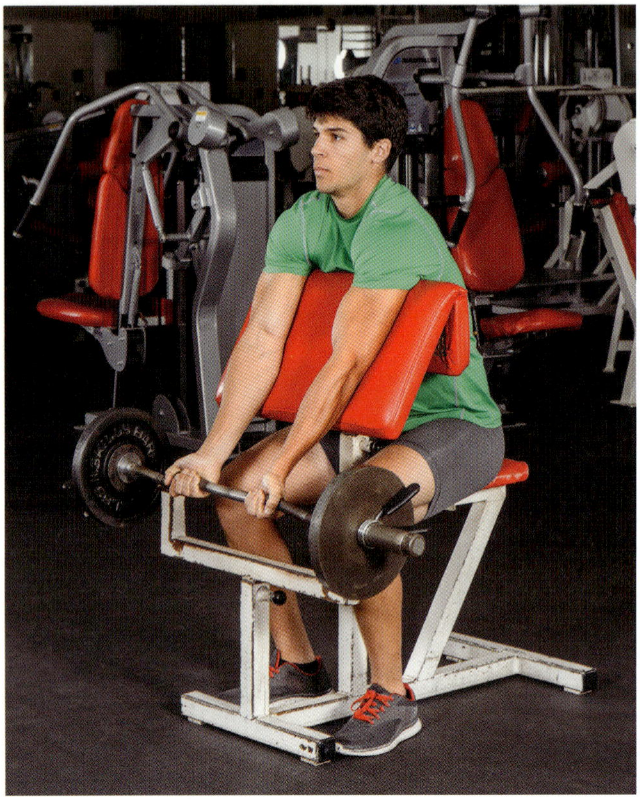

9.5a 머신 프리처 컬 시작 자세

트레이너 권장 사항

- 고객이 똑바로 앉아 프리처 컬 패드에 팔을 대고 올바른 자세를 취하는지 확인한다.
- 움직임 앞에 서서 고객을 발견한다. 고객의 필요에 따라 무게를 위아래로 안내하는 데 도움을 준다.

운동 동작

1. 레버 손잡이를 어깨 쪽으로 들어 올려 움직임의 정점에서 이두근을 완전히 수축시킨다.
2. 중량을 다시 시작 자세로 내린다.

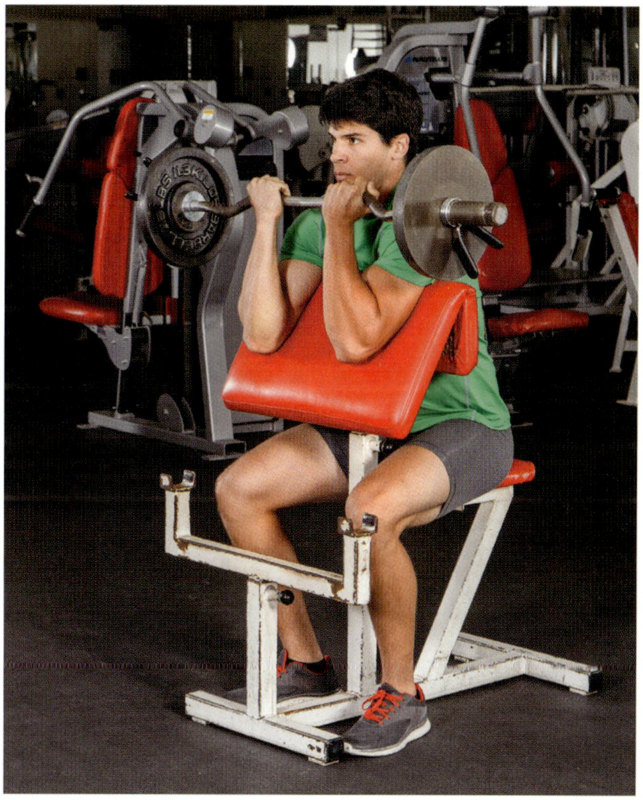

9.5b 머신 프리처 컬 마지막 자세

운동수행력 향상을 위한 조언

- 겨드랑이가 패드 상단 근처에 놓일 수 있도록 좌석을 조정한다.
- 상완의 뒷면은 동작 내내 팔은 패드와 접촉한 상태를 유지해야 한다.

9.6

머신 트라이셉스 익스텐션

(2UP/1DN, CON–ECC, EE, SUP)

시작 자세

1. 머신에 앉은 상태에서 시작한다.
2. 손잡이를 잡고 상완의 뒤쪽을 패드 위에 놓는다.

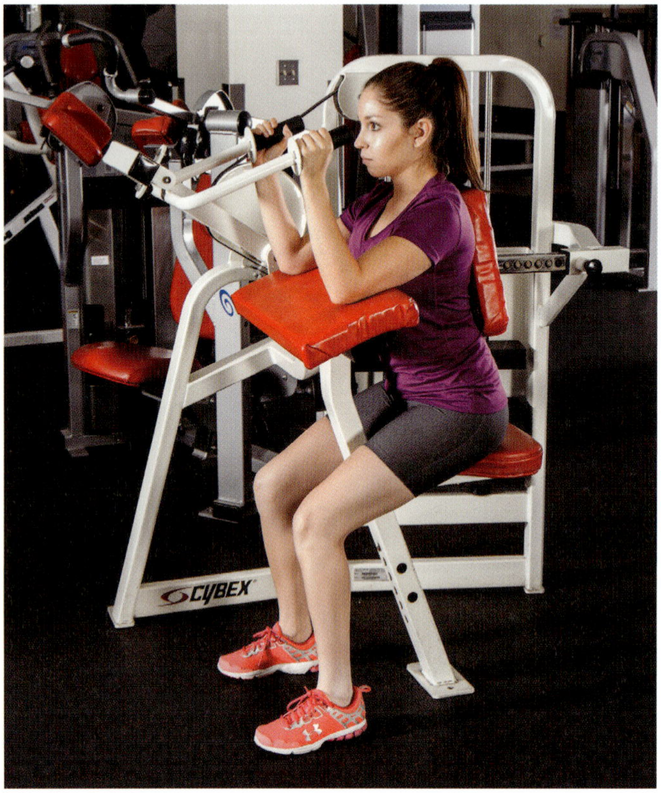

9.6a 머신 트라이셉스 익스텐션 시작 자세

트레이너 권장 사항

- 고객이 팔 뒤쪽을 삼두근을 패드에 대고 누르고 있는지 확인한다.
- 움직임이 쉬워지면 고객에게 중량을 올리도록 한다.
- 2UP/1DN 방법은 점진적인 과부하로 인해 이 운동에 적합하다.

운동 동작

1. 윗팔을 패드에 평평하게 유지하고 팔이 완전히 펴질 때까지 손잡이를 아래로 민다. 팔꿈치 관절을 다 펴지 않는다.
2. 동작을 반대로 하고 천천히 중량을 원래 시작 자세로 되돌린다.

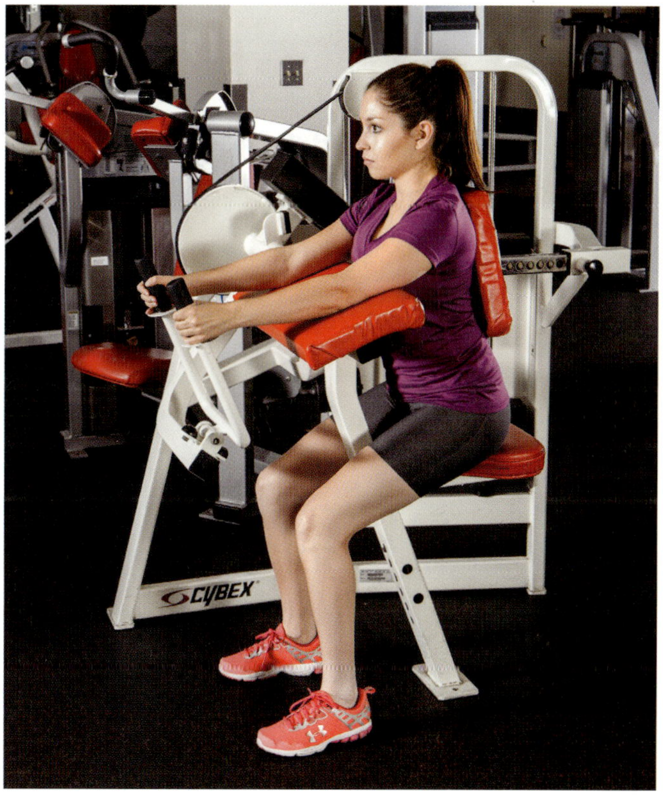

9.6b 머신 트라이셉스 익스텐션 마지막 자세

운동수행력 향상을 위한 조언

- 가벼운 무게로 시작한다.
- 팔의 뒷면이 항상 아래쪽 패드와 접촉을 유지하도록 한다.
- 복근과 코어 근육의 수축을 단단하게 유지한다.

9.7 스미스 머신 스쿼트

(CON–ECC, EE, SUP)

시작 자세

1. 스미스 머신 랙 안에서 어깨 위에 바벨을 놓는다. 바는 승모근 아래 있는 견갑골 위에 있어야 한다.
2. 들어 올릴 때 일어서서 머신 고리를 푼다.
3. 바벨을 어깨에 걸치고 서서 발을 약간 앞으로 내밀어 스쿼트 자세로 더 많이 앉을 수 있도록 한다.
4. 발은 어깨너비로 서야 한다.
5. 움직임을 시작하기 전에 체중이 발목 위에서 직접 균형을 이루어야 한다.

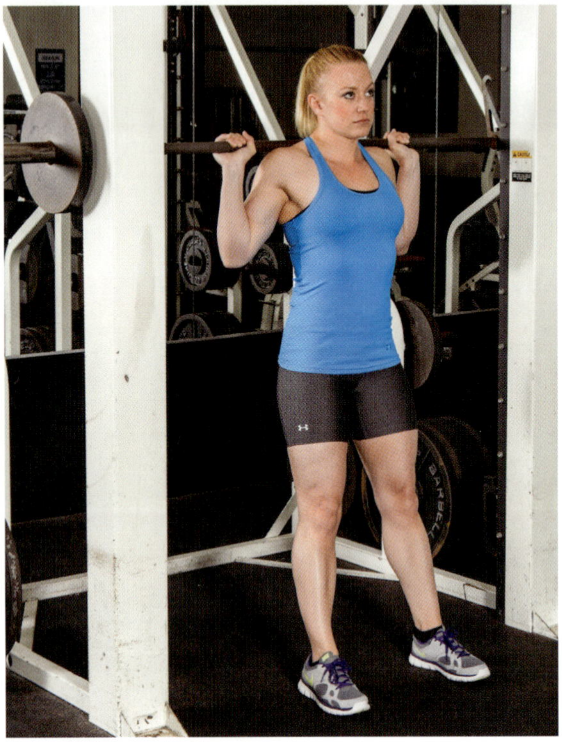

9.7a 스미스 머신 스쿼트 시작 자세

트레이너 권장 사항

- 고객이 바를 안전하게 풀도록 도와준다.
- 고객 뒤에 서서 스쿼트를 확인할 준비를 한다.
- 고객의 흉곽 아래에 손을 놓고 고객이 안전한 스쿼트를 수행하도록 도울 준비를 한다.
- 고객과 함께 쪼그리고 앉은 다음 고객의 동작에 맞춰 다시 올라온다.
- 스쿼트 시 자신의 근력 수준에 적합한 부하를 선택하도록 도와준다. 고객이 스스로 동작을 수행할 수 있어야 한다. 트레이너는 부상을 방지하고 잘못된 동작을 바로잡아주기 위해 있는 것이다.
- 고객이 추와 안전고리를 다시 걸 수 있도록 도와준다.

운동 동작

1. 90도를 만들거나 최대 동작 범위에 도달할 때까지 무릎을 구부리고 다리를 내린다. 하강하는 동안 허리에 자연스러운 아치를 유지한다. 스쿼트의 바닥에 도달할 때 햄스트링이 약간 늘어나는 것을 느껴야 한다.
2. 스쿼트가 바닥에 도달하면 대둔근, 햄스트링 및 대퇴사두근을 사용하여 시작 자세로 돌아간다.
3. 발뒤꿈치는 움직이는 동안 항상 바닥에 단단히 닿아 있어야 한다. 그렇게 하면 발목에 체중이 실리게 된다.
4. 운동하는 동안 발꿈치를 계속 밀어내야 한다.
5. 원하는 반복횟수를 완료하면 안전고리를 제자리에 다시 고정시킨다.

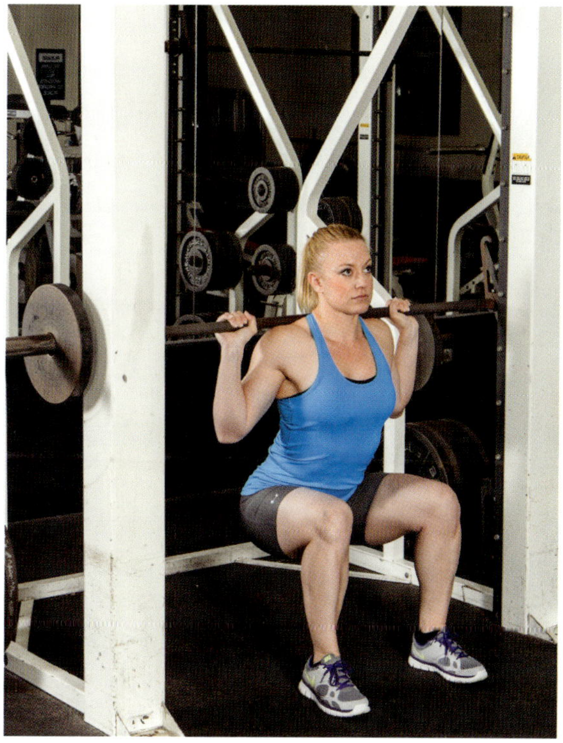

9.7b 스미스 머신 스쿼트 마지막 자세

운동수행력 향상을 위한 조언

- 스쿼트를 하는 동안 발뒤꿈치를 바닥에 단단히 고정시킨다.
- 무릎을 발목과 일직선으로 유지한다.
- 머리와 목을 중립 위치에 유지한다.
- 코어 근육을 수축 상태로 유지한다.

9.8

바벨 굿모닝

(CON–ECC, EE)

시작 자세

1. 어깨 위에 바벨을 얹고 시작한다.
2. 안정성을 제공하기 위해 팔을 와이드 그립(어깨너비보다 약 5~7.5cm 더 넓게) 위치에 놓는다.
3. 가슴을 펴고 코어 근육을 수축시키고, 무릎은 약간 구부려야 한다.

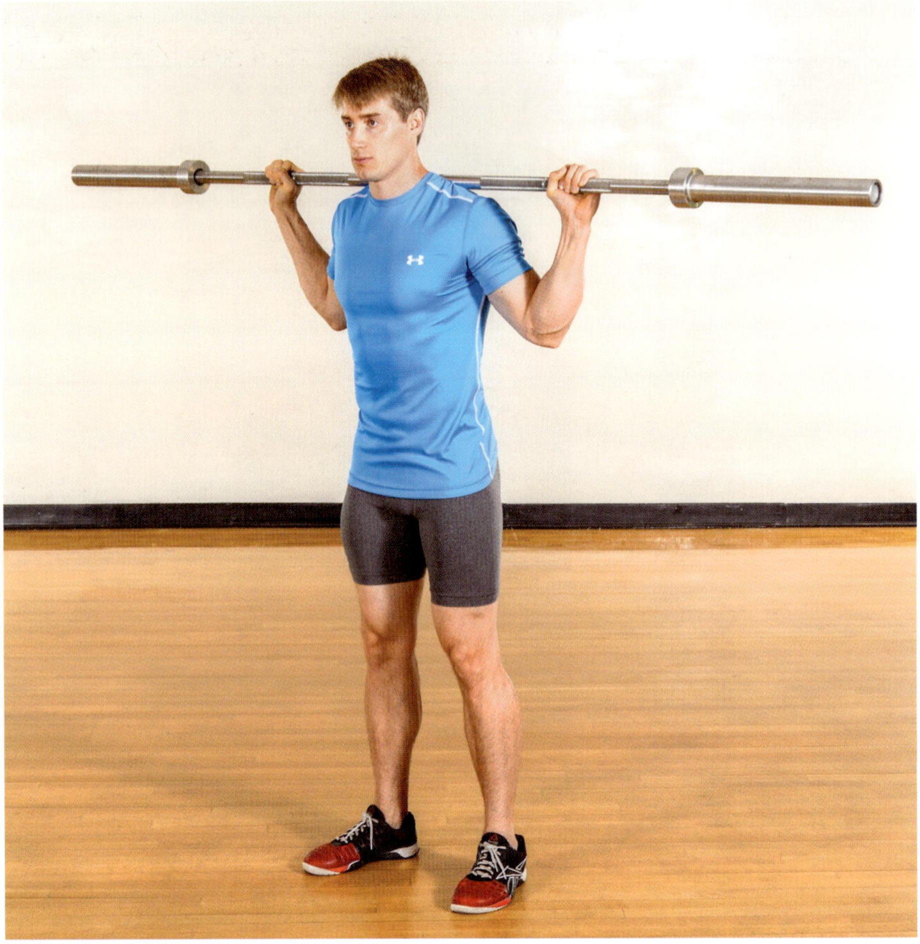

9.8a 바벨 굿모닝 시작 자세

트레이너 권장 사항

- 고객이 스쿼트 랙을 사용하지 않는 경우 고객이 바벨을 어깨에 올려놓도록 도와준다.
- 고객이 동작을 수행할 때 뒤에 서서 바를 잡고 바가 올바른 경로를 따라 움직이도록 돕는다.

운동 동작

1. 시작하려면 둔근을 뒤로 밀어 상체를 구부린다.
2. 발뒤꿈치에 체중을 유지하고, 등을 펴고, 몸통이 바닥과 평행이 될 때까지 내린다.
3. 시작 자세로 돌아갈 때 발뒤꿈치를 밀며 골반을 앞으로 숙인다.

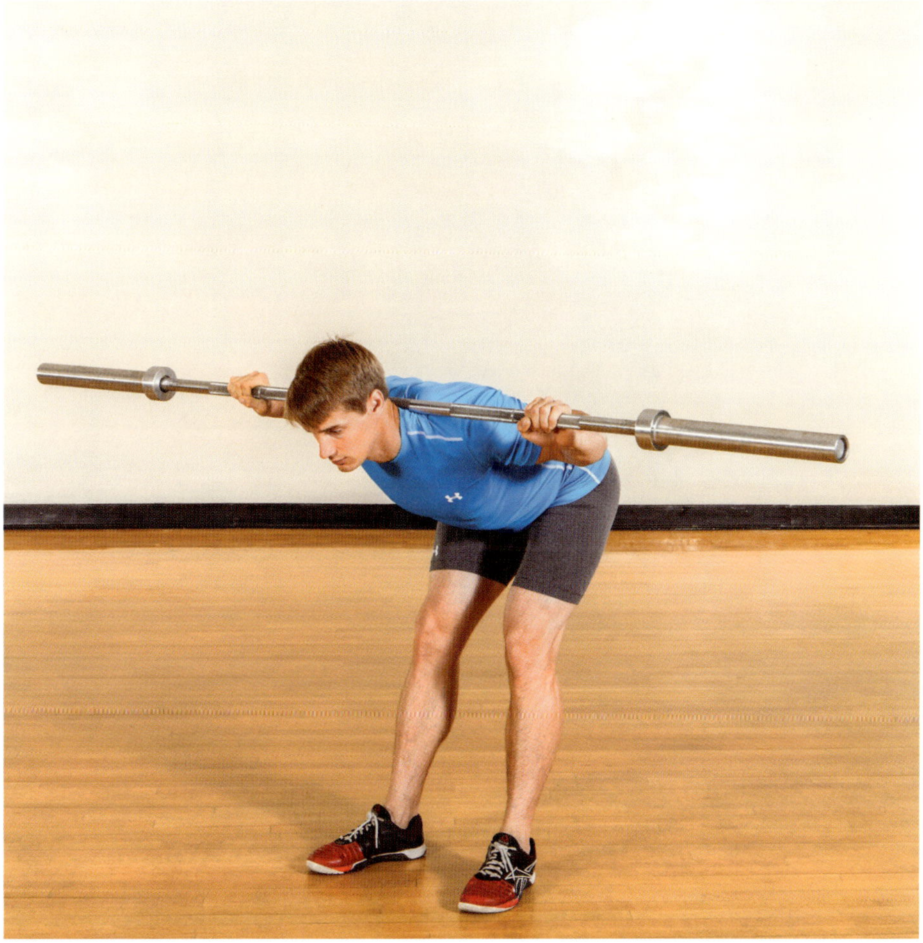

9.8b 바벨 굿모닝 마지막 자세

운동수행력 향상을 위한 조언

- 등을 평평하게 유지해야 하고 둥글게 해서는 안 된다.
- 코어 근육을 수축하고, 가슴을 펴고, 체중을 발뒤꿈치에 싣는다.

9.9 불가리안 런지

(CON–ECC, EE, SUP)

시작 자세

1. 0.5~1m 뒤에 평평한 벤치를 두고 선다.
2. 양손에 덤벨을 들고 반대쪽 다리로 런지 자세를 유지하면서 한쪽 발의 발등을 벤치에 놓는다.
3. 지면에 있는 앞다리는 발목이 무릎과 일직선이 되어야 한다.

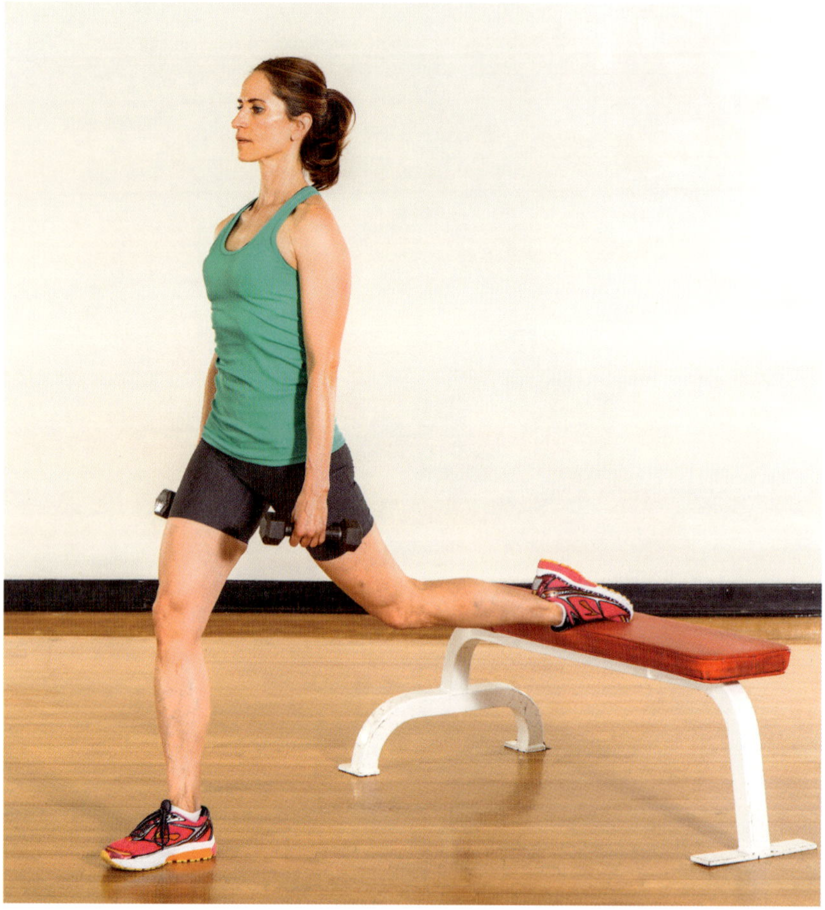

9.9a 불가리안 런지 시작 자세

트레이너 권장 사항

- 고객이 적절한 자세를 취하면 덤벨을 건넨다.
- 옆으로 서서 고객의 앞다리가 무릎 위 발목 위치를 유지하는지 확인한다.
- 고객의 앞다리 무릎이 발끝을 넘지 않도록 주의한다.

영상 9.9
불가리안 런지의 CON-ECC 및 EE 방법은 온라인 영상 9.9 참조.

운동 동작

1. 발뒤꿈치에 체중을 실은 상태에서 앞쪽 무릎을 천천히 구부린다.
2. 최대한 자세를 낮춘다.
3. 대둔근과 햄스트링 근육을 수축하고 시작 자세로 돌아간다.
4. 다리를 바꿔서 반복한다.

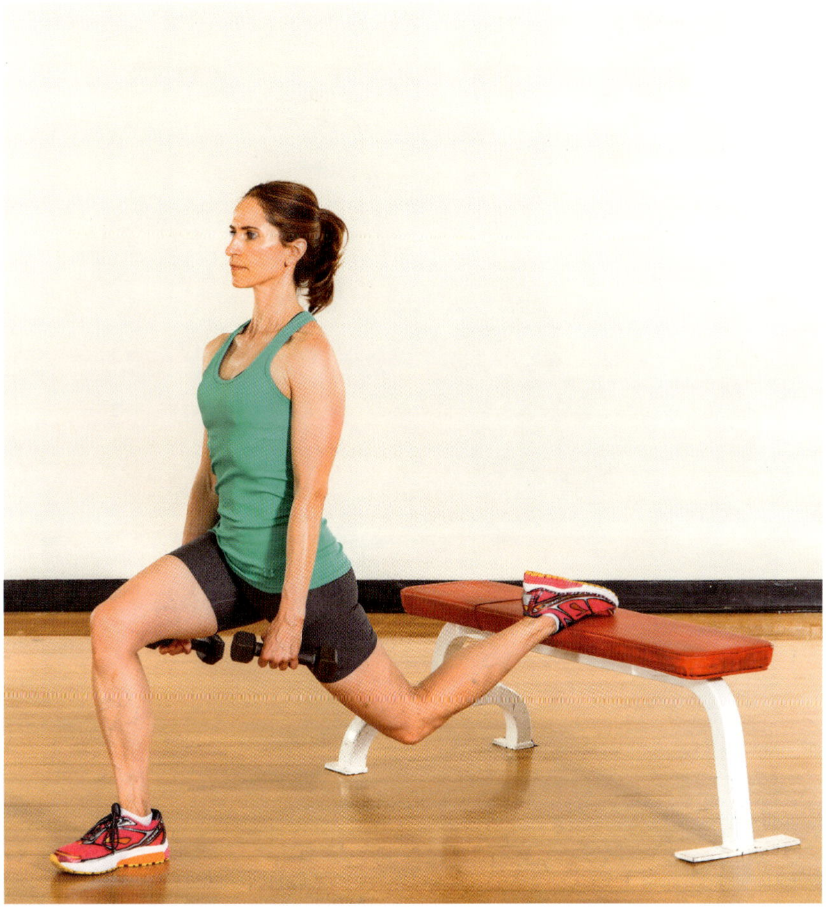

9.9b 불가리안 런지 마지막 자세

운동수행력 향상을 위한 조언

- 항상 무릎을 앞발의 발목과 일직선으로 유지한다.
- 햄스트링과 고관절 굴곡근에 집중하고 스트레칭을 느낀다.
- 가벼운 무게로 시작한다.

9.10

원레그 익스텐션

(CON-ECC, EE, SUP)

시작 자세

1. 발목 바로 위의 정강이에 닿아야 하는 발판 아래에 두 다리를 놓고 머신에 앉는다. 일부 레그 익스텐션 머신은 사용하지 않는 다리를 옆으로 놓을 수 있도록 한다(그림 9.10a 참조).
2. 다리가 무릎 관절의 축에서 90도를 형성하는지 확인한다.

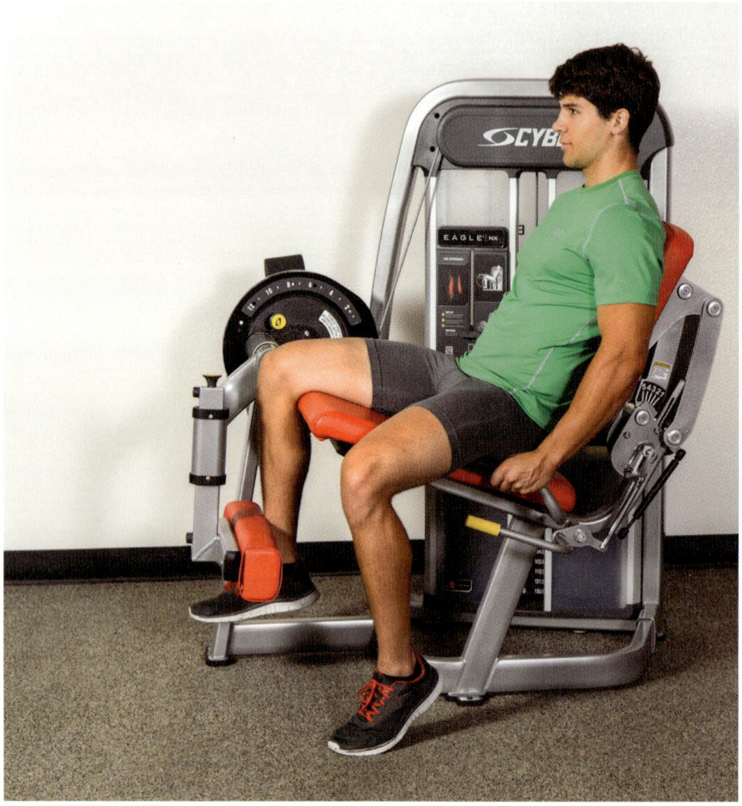

9.10a 원레그 익스텐션 시작 자세

트레이너 권장 사항

- 운동을 시작하기 전에 고객이 적절한 풋패드 위치를 설정했는지 확인한다.
- 고객의 등을 완전히 지탱할 수 있도록 등 패드가 적절하게 조정되었는지 확인한다.
- 움직이는 동안 적절한 동작 범위를 확인한다. 움직임의 복귀 단계에서 중량을 과도하게 적용하거나 세게 내리치는 것을 피하도록 고객을 지도한다.
- 다양성을 위해 고객이 발을 다른 각도로 배치하도록 할 수 있다(예: 안쪽, 바깥쪽, 기본).

운동 동작

1. 대퇴사두근을 사용하여 한쪽 다리를 완전히 편다. 무릎은 부드럽거나 중립적인 자세를 유지해야 한다. 무릎 관절이 잠기거나 무릎이 과신전되는 것을 피한다.
2. 천천히 다리를 다시 시작 자세로 내린다. 근육에 일정한 긴장을 유지하려면 중량을 완전히 내려놓지 않는다.

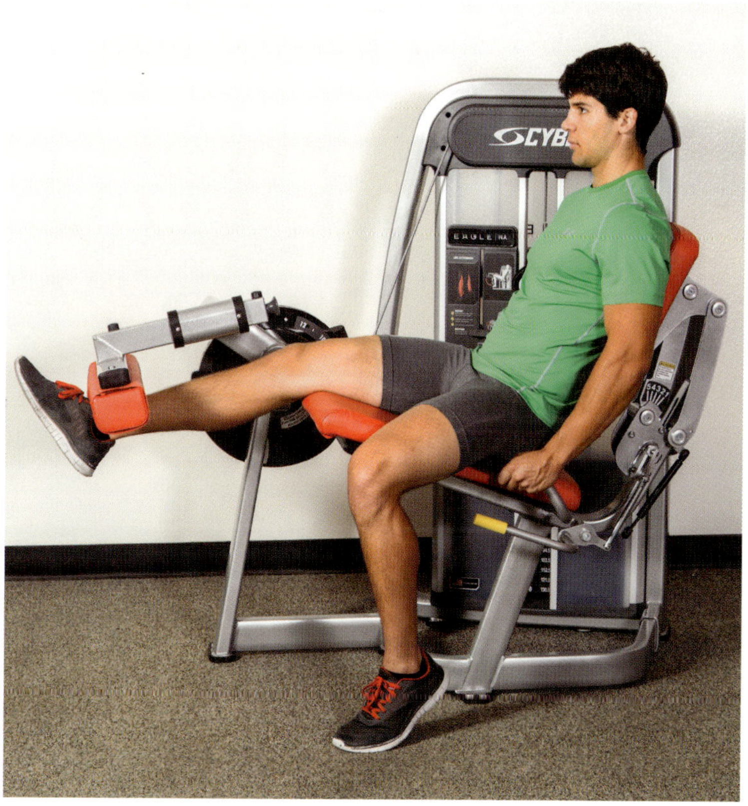

9.10b 원레그 익스텐션 마지막 자세

운동수행력 향상을 위한 조언

- 가벼운 무게로 시작한다.
- 이 운동은 고립 운동이다. 따라서 큰 하중을 움직이는 데 덜 집중하고 전체 동작 범위로 근육을 수축하는 데 더 집중해야 한다.
- 무릎을 과신전하거나 관절을 잠그지 않아야 한다.

9.11 라잉 원레그 햄스트링 컬 (CON–ECC, EE, SUP)

시작 자세

1. 키에 맞게 머신을 조정하고 발판 레버가 발목 바로 위 종아리에 있는 상태에서 레그 컬 머신에 엎드려 눕는다.
2. 배를 벤치에 평평하게 유지하고 한쪽 다리를 완전히 편다. 배측굴곡을 사용하여 발을 구부려 햄스트링 동원을 증가시킨다. 햄스트링 컬 머신에서 운동하지 않는 팔다리는 머신의 측면 또는 운동 중인 다리 옆에 배치한다.

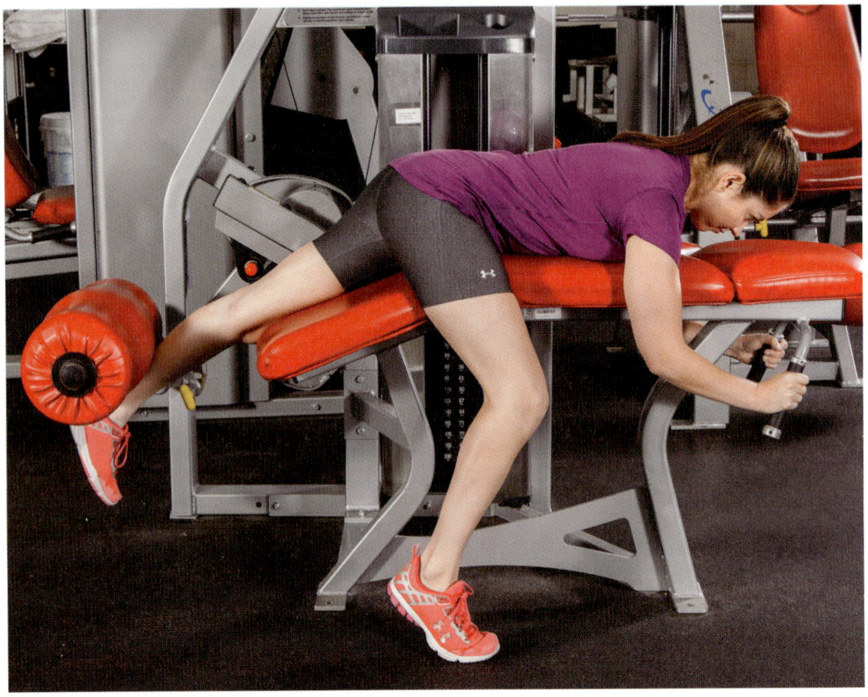

9.11a 라잉 원레그 햄스트링 컬 시작 자세

트레이너 권장 사항

1. 고객이 운동을 시작하도록 허용하기 전에 발판이 올바른 위치에 있는지 확인한다.
2. 고객이 전체 동작 범위를 수행하는지 확인하여 움직임의 상단에서 햄스트링을 완전히 수축시키고 하단에서 늘린다.

운동 동작

1. 햄스트링을 짧게 하고 두 다리를 최대한 수축한다. 한쪽 다리는 힘을 생성하고 다른 쪽 다리는 단순히 동작 범위를 따라간다. 허벅지 위쪽, 엉덩이 및 하체는 머신에 접촉 상태를 유지해야 한다.
2. 햄스트링을 스트레칭하고 두 다리를 시작 자세로 다시 신전시킨다.

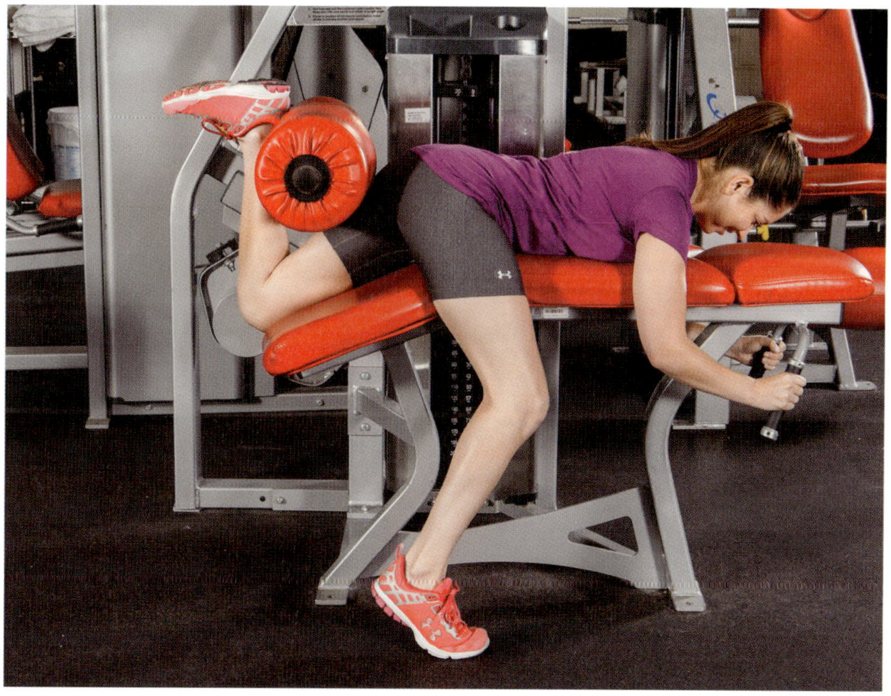

9.11b 라잉 원레그 햄스트링 컬 마지막 자세

운동수행력 향상을 위한 조언

- 햄스트링 수축을 증가시키기 위해 발목 배측굴곡을 사용한다.
- 햄스트링만으로 들 수 있는 중량을 사용한다. 허리의 보상작용을 동원할 필요가 없는 중량을 사용한다.

9.12 덩키 카프 레이즈

(2UP/1DN, CON-ECC, EE, SUP)

시작 자세

1. 덩키 카프 레이즈의 패딩 레버 아래에 허리와 엉덩이를 위치시키는 것으로 시작한다.
2. 발뒤꿈치가 플랫폼에서 확장되도록 발볼을 플랫폼에 놓는다. 무릎을 약간 구부리고 발을 어깨너비로 벌린다.

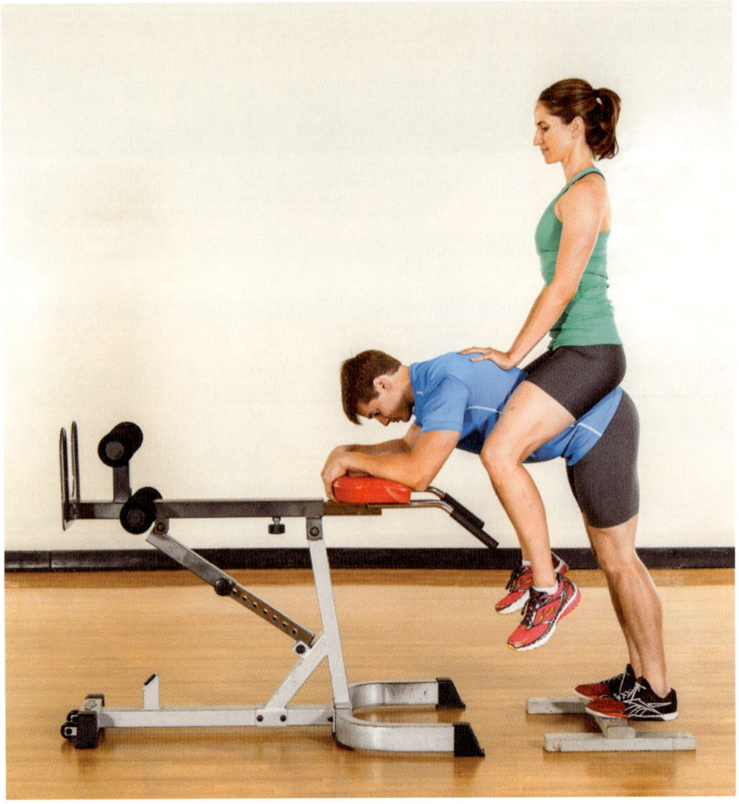

9.12a 덩키 카프 레이즈 시작 자세

트레이너 권장 사항

- 덩키 카프 레이즈 머신을 사용할 수 없는 경우 파트너를 등에 업고 이 운동을 수행할 수 있다.
- 강도를 높일 경우 고객이 2UP/1DN 방법을 사용하도록 한다.

영상 9.12
덩키 카프 레이즈의 2UP/1DN, CON-ECC 및 EE 방법은 온라인 영상 9.9 참조.

9.12

운동 동작

1. 종아리 근육을 완전히 수축하면서 발끝으로 올라간다.
2. 허리를 완전히 피고, 반복한다.

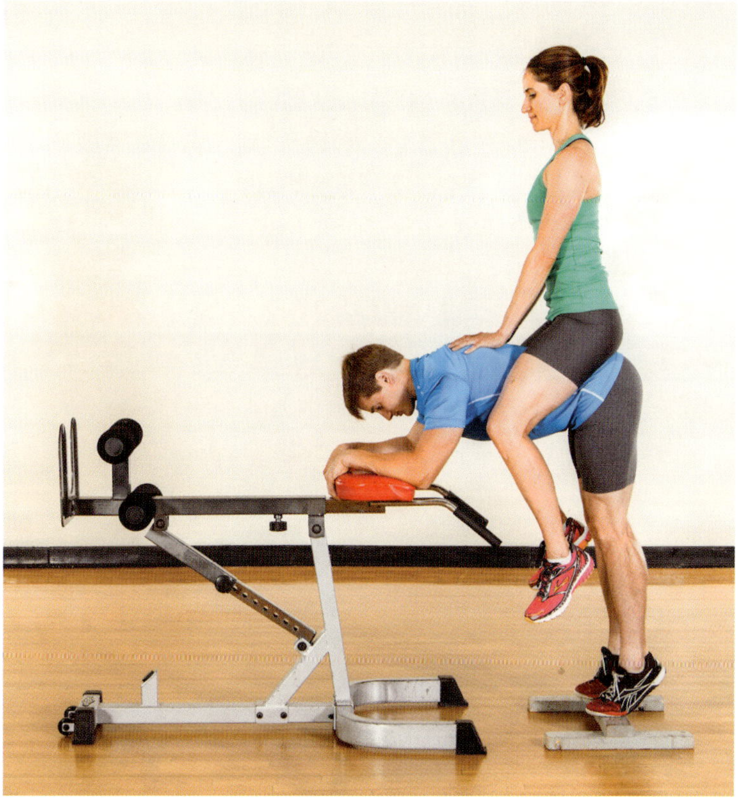

9.12b 덩키 카프 레이즈 마지막 자세

운동수행력 향상을 위한 조언

- 가볍게 시작한다.
- 부드러운 무릎 굽힘을 유지한다.

근비대를 위한 상체 및 하체 운동 루틴

이러한 예시의 근비대 훈련 방법은 완전한 상체 및 하체 근력 훈련 방법을 제공하도록 설계되었다. 각 방법은 48~72시간의 휴식으로 진행되어야 한다. 따라서 프로그램은 상체 훈련에 사용되는 월요일과 수요일, 하체 훈련에 사용되는 화요일과 목요일, 심폐 및 스트레칭 운동에 사용되는 수요일과 토요일에 가장 잘 적용된다.

사례 연구: 고객 프로필 및 목표

에릭Eric은 MBA를 취득한 24세의 청년으로 투자 회사에서 막 첫 직장을 얻었다. 그는 5피트 11인치(180cm)이고 몸무게는 165파운드(74.8kg)이다. 그는 대학에서 레크리에이션 웨이트리프터였으며 이제 더 많은 근육질을 만들고 싶어한다. 그는 대학 시절부터 유산소 운동을 활발하게 해왔으며, 정기적으로 자전거를 타거나 일주일에 서너 번 35분씩 뛰었다. 에릭의 목표는 내년에 10파운드(약 5kg)의 근육을 추가하는 것이다. 그는 자신의 아파트 단지에 웨이트룸을 가지고 있는데 운동 기구와 충분한 프리웨이트가 완비되어 있다. 에릭은 가끔 달리기로 인한 발 관련 통증을 얘기하지만 진단을 위해 의사를 찾아간 적은 없다. 그는 코어 근육들의 근력이 약하다는 것을 나타내는 일련의 기초 근골격계 검사를 완료했다. 근비대의 변화에 대한 지속적인 평가는 종종 사지 및 신체 둘레를 측정하고 체성분 변화를 추적하여 평가한다. 이 프로그램은 각각 CON-ECC(단축성-신장성) 훈련과 EE(신장성 강조) 훈련의 1세트 또는 2세트의 전환 주간으로 시작되었다.

신장성 운동을 강조하는 근비대 프로그램의 3주 메조사이클

요일	운동	세트	횟수	기법
월	머신 체스트 프레스	3~4	8~12	EE
	인클라인 스미스 머신 프레스	3~4	8~12	2UP/1DN
	시티드 케이블 로우	3~4	8~12	2UP/1DN
	덤벨 풀오버	3~4	8~12	EE
화	시티드 머신 숄더 프레스	3~4	8~12	EE
	덤벨 래터럴 레이즈	3~4	8~12	EE
	머신 프리처 컬	3~4	8~12	2UP/1DN
	머신 트라이셉스 익스텐션	3~4	8~12	EE
수	스미스 머신 스쿼트	3~4	8~12	EE
	불가리안 런지	3~4	8~12	EE
	바벨 굿모닝	3~4	8~12	EE
	레그 익스텐션	3~4	8~12	2UP/1DN
	햄스트링 컬	3~4	8~12	2UP/1DN
목	휴식			
금	벤치 프레스	3~4	2~3	SUP
	와이드 그립 랫풀다운	3~4	8~12	EE
	시티드 숄더 프레스	3~4	8~12	2UP/1DN
	바벨 컬	3~4	2~3	SUP
	트라이셉스 케이블 프레스 다운	3~4	8~12	EE

요일	운동	세트	횟수	기법
토	레그 프레스	3~4	2~3	SUP
	스티프 레그 데드리프트	3~4	8~12	EE
	덩키 카프 레이즈	3~4	8~12	2UP/1DN
	플랭크	3~4	60초	None
	행잉 레그 레이즈	3~4	8~12	EE
일	휴식			

주요 운동 방법으로 전환하기 전에 고객의 운동에 다양성을 추가하는 데 사용할 수 있는 운동 변경 목록이 있다. 이러한 운동은 피트니스 적응 수준, 근골격계 질환이나 상태의 고려 또는 운동 능력 향상과 관련하여 고객의 다양한 요구와 목표를 충족할 수 있는 옵션도 제공한다. 운동의 다양한 변경은 근육에 다른 자극을 제공하며, 이는 일부 고객의 근골격계의 건강을 향상시키거나 훈련의 정체 상태를 극복하는 데 필요할 수 있다. 이러한 연습은 또한 저항 훈련을 설계할 때 유연성과 창의성을 촉진한다. 효과적인 운동 및 저항 훈련 프로그램은 각 대상자의 체력 상태를 다루기 위해 정기적으로 변경된다.

운동	운동 변경 목록
상체 근비대 트레이닝 운동	
머신 체스트 프레스	바벨 벤치 프레스, 덤벨 벤치 프레스, 체스트 플라이
시티드 머신 숄더 프레스	덤벨 숄더 프레스, 바벨 오버헤드 프레스, 덤벨 래터럴 레이즈
원암 덤벨 로우	시티드 머신 로우, 시티드 케이블 로우, 벤트 오버 바벨 로우
덤벨 풀오버	케이블 스트레이트, 암 풀 다운(로프 또는 스트레이트 바), 랫풀다운, 풀업
머신 프리처 컬	바벨또는 덤벨 프리처 컬, 얼티네이트 덤벨 컬, 해머 컬
머신 트라이셉스 익스텐션	로프 또는 스트레이트바 프레스 다운, 오버헤드 덤벨 익스텐션, 라잉 트라이셉스 익스텐션 바벨 또는 덤벨
하체 근비대 트레이닝 운동	
스미스 머신 스쿼트	바벨 프론트 스쿼트, 바벨 백 스쿼트, 오버헤드 스쿼트, 레그 프레스, 다른 다양한 스쿼트
바벨 굿모닝	스티프 레그 데드리프트, 햄스트링-글루티어 레이즈, 햄스트링 컬, 하이퍼 익스텐션, 케이블 둔근 킥백, 웨이티드 글루트 브릿지
불가리안 런지	워킹 런지, 바벨 런지, 레그 프레스
원레그 익스텐션	레그 익스텐션, 피스톨, 런지, 레그 프레스
라잉 원레그 햄스트링 컬	시티드 레그컬, 라잉 레그컬, 리버스 햄스트링-글루티어 레이즈, 볼 햄스트링 컬(한 발 또는 양발)
덩키 카프 레이즈	시티드 카프 레이즈, 스탠딩 카프 레이즈, 높은 박스 점프 또는 수직 점프(주량 또는 맨몸), 원레그 카프 레이즈

상체 근비대

루틴 A

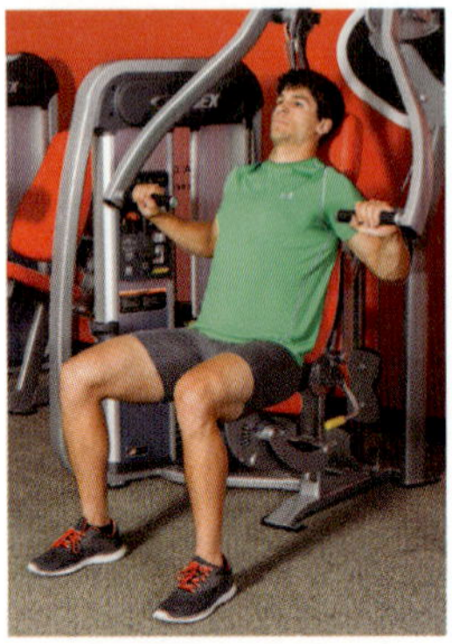

1 머신 체스트 프레스

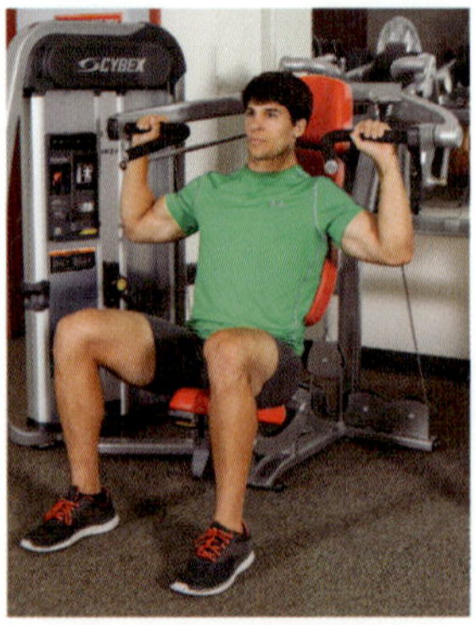

2 시티드 머신 숄더 프레스

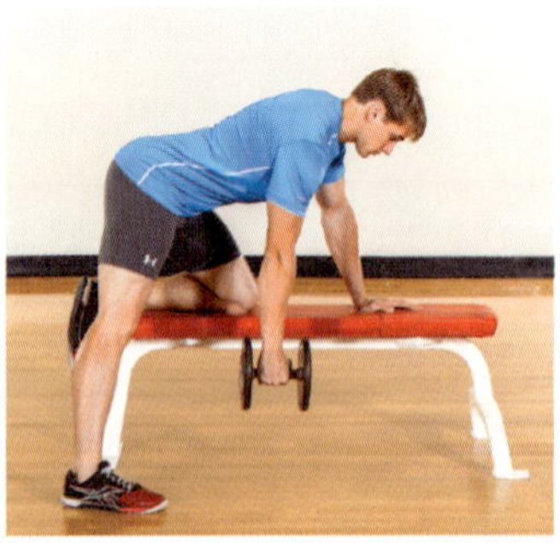

3 원암 덤벨 로우

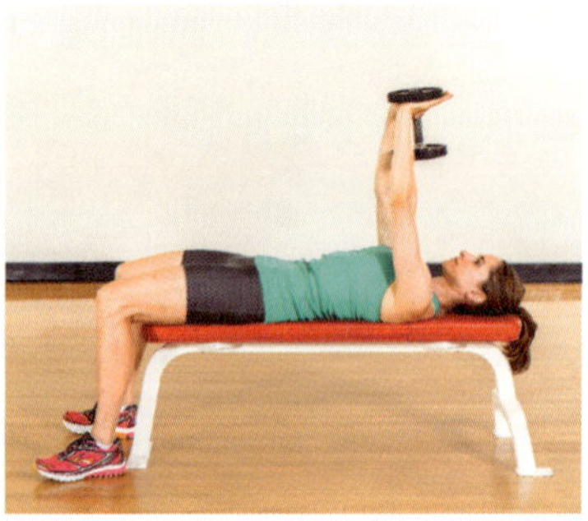

4 덤벨 풀오버

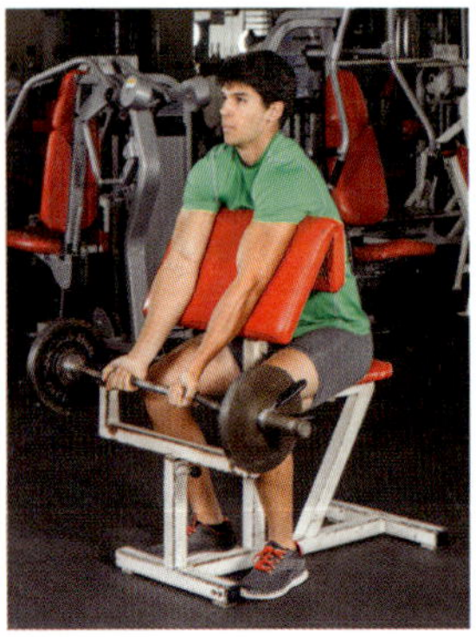

5 머신 프리처 컬

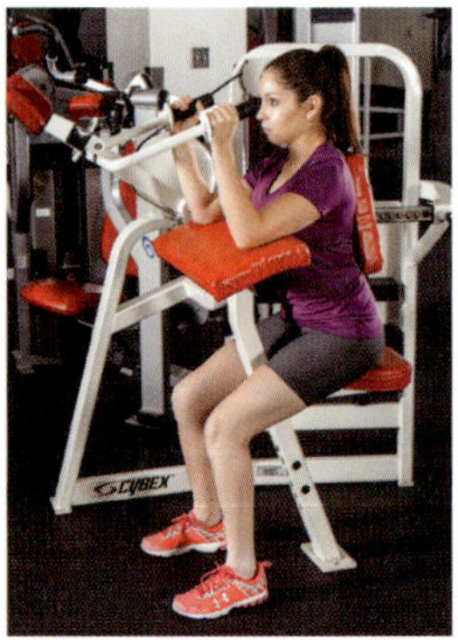

6 머신 트라이셉스 익스텐션

상체 근비대

루틴 B

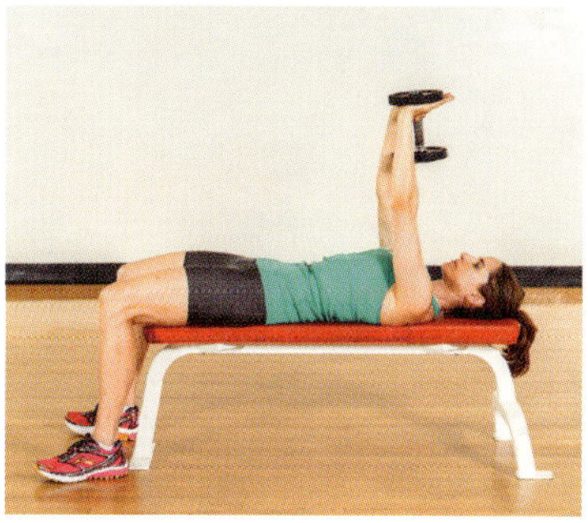

1 덤벨 풀오버

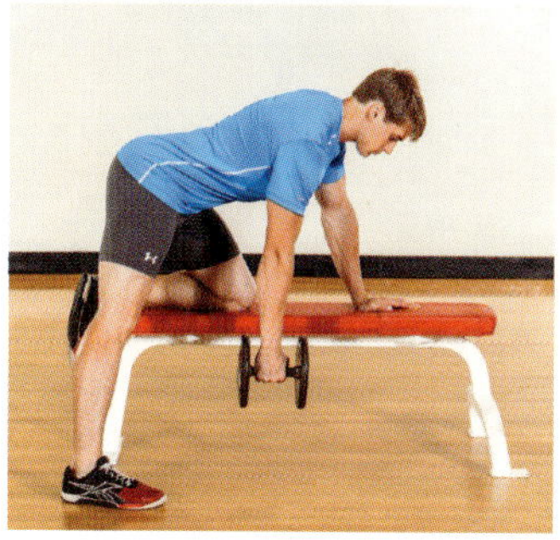

2 원암 덤벨 로우

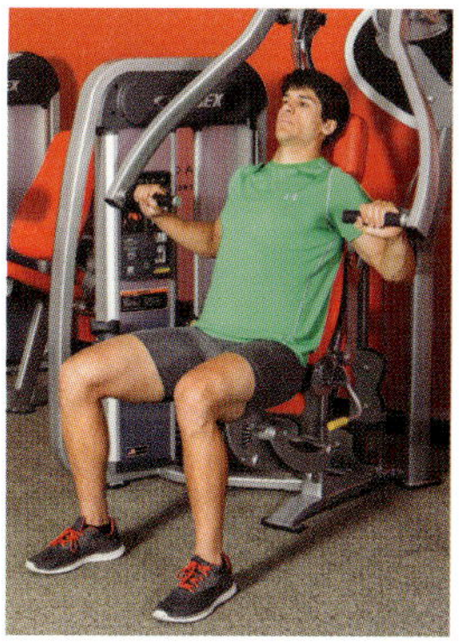

3 머신 체스트 프레스

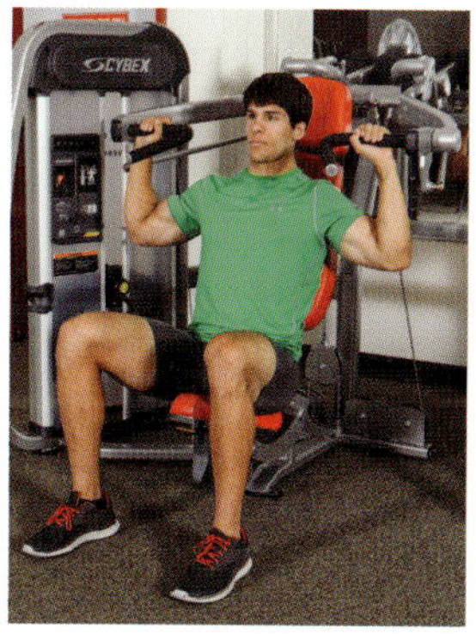

4 시디드 머신 숄더 프레스

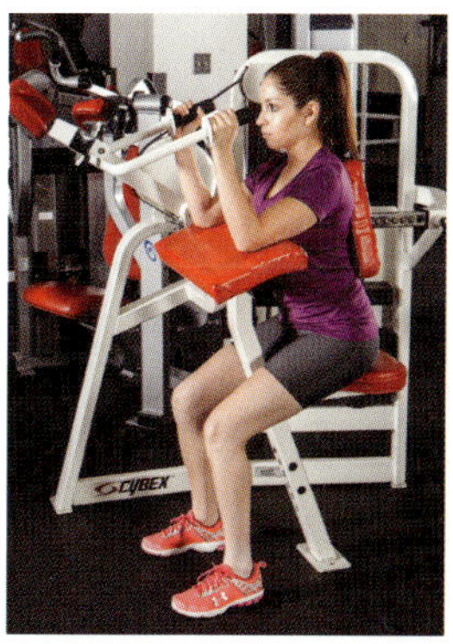

5 머신 트라이셉스 익스텐션

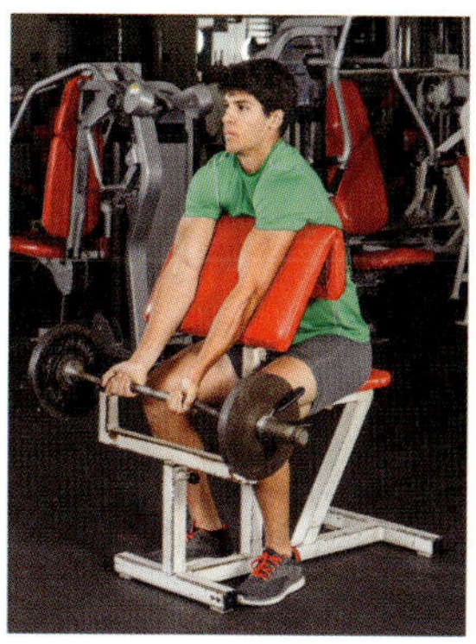

6 머신 프리처 컬

루틴 A

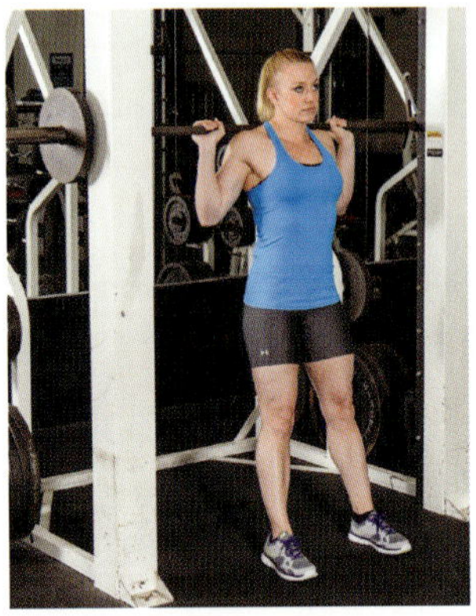

1 스미스 머신 스쿼트

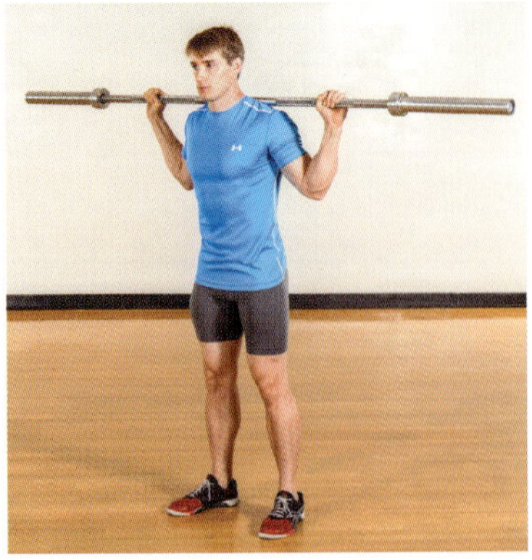

2 바벨 굿모닝

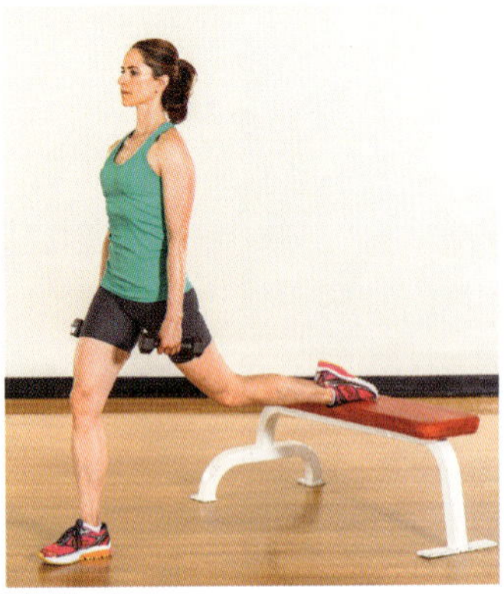

3 불가리안 런지

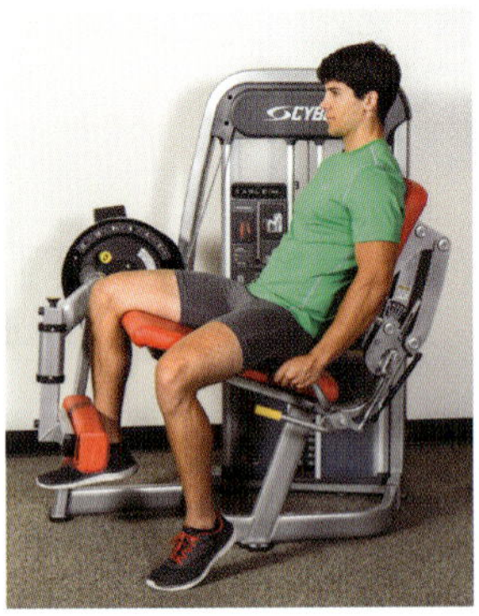

4 원레그 익스텐션

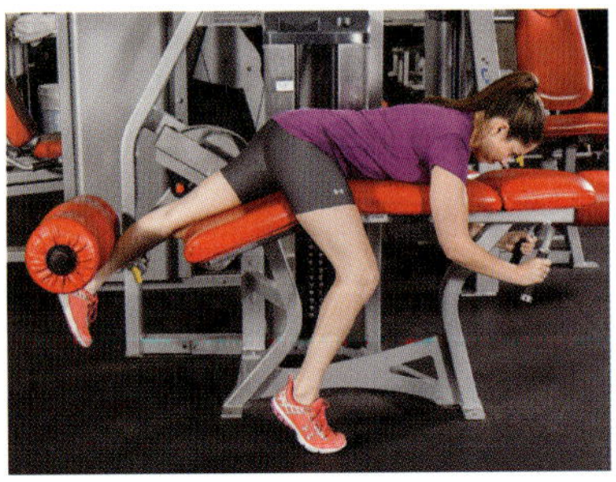

5 라잉 원레그 햄스트링 컬

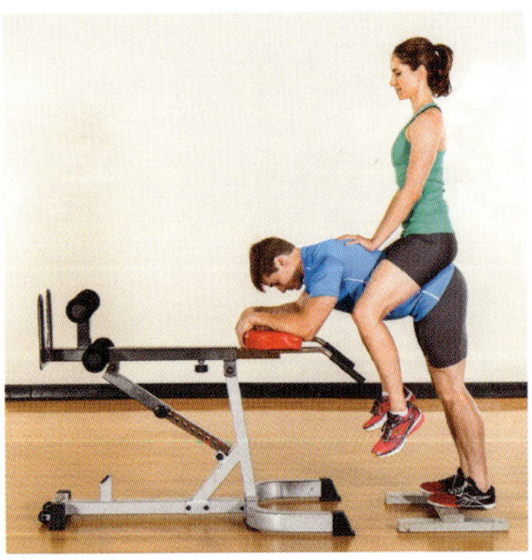

6 덩키 카프 레이즈

From L. Kravitz and A. Bubbico, 2015, *Essentials of Eccentric Training* (Champaign, IL: Human Kinetics).

루틴 A

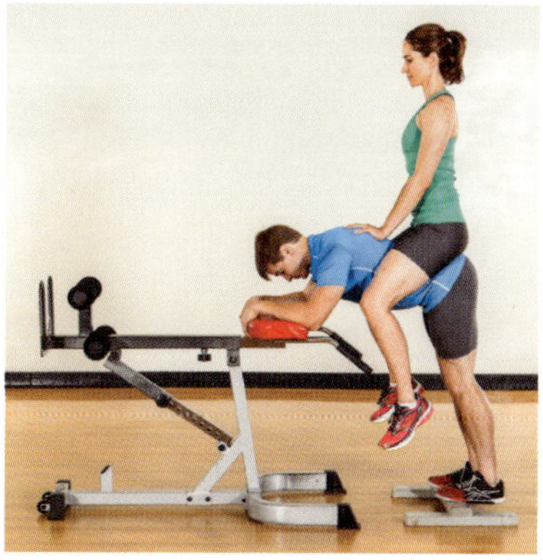

1 덩키 카프 레이즈

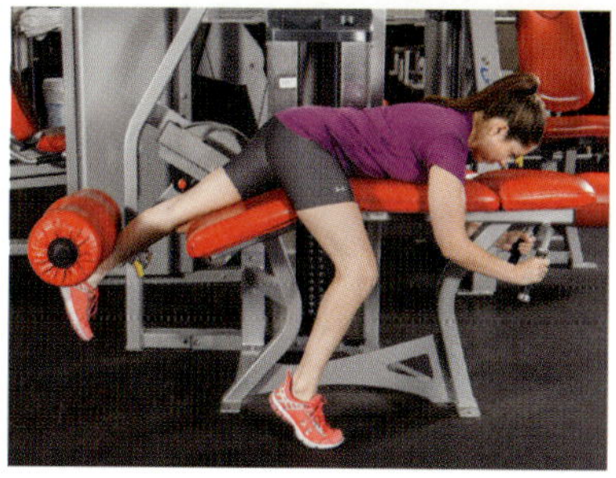

2 라잉 원레그 햄스트링 컬

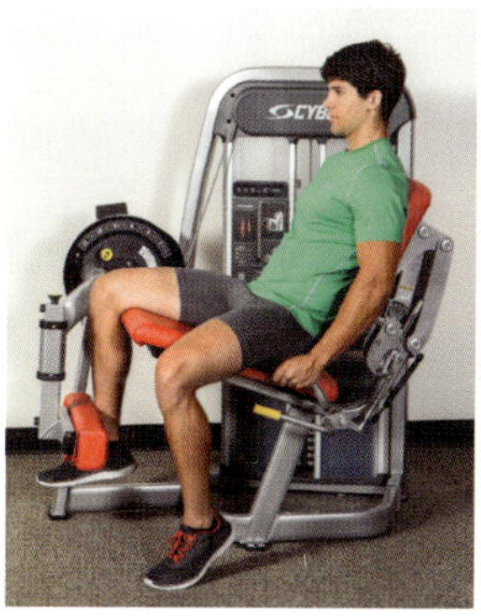

3 원레그 익스텐션

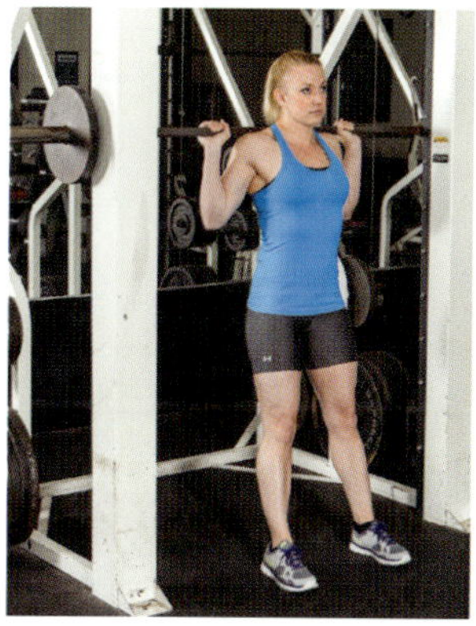

4 스미스 머신 스쿼트

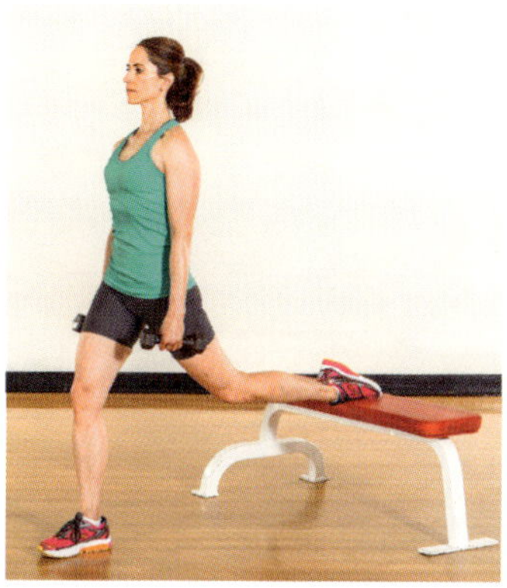

5 불가리안 런지

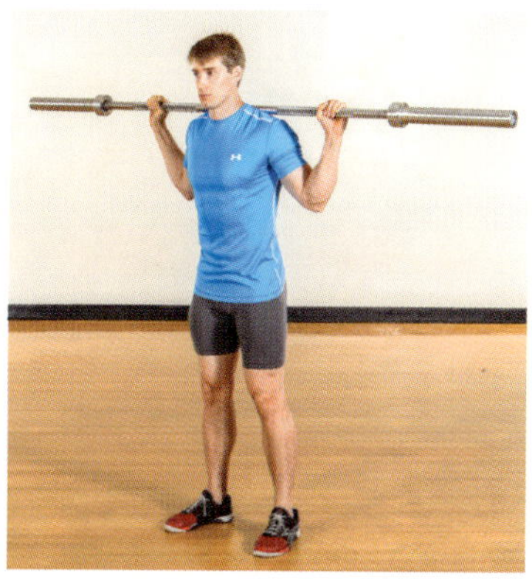

6 바벨 굿모닝

From L. Kravitz and A. Bubbico, 2015, *Essentials of Eccentric Training* (Champaign, IL: Human Kinetics).

10

신장성 훈련 및 재활

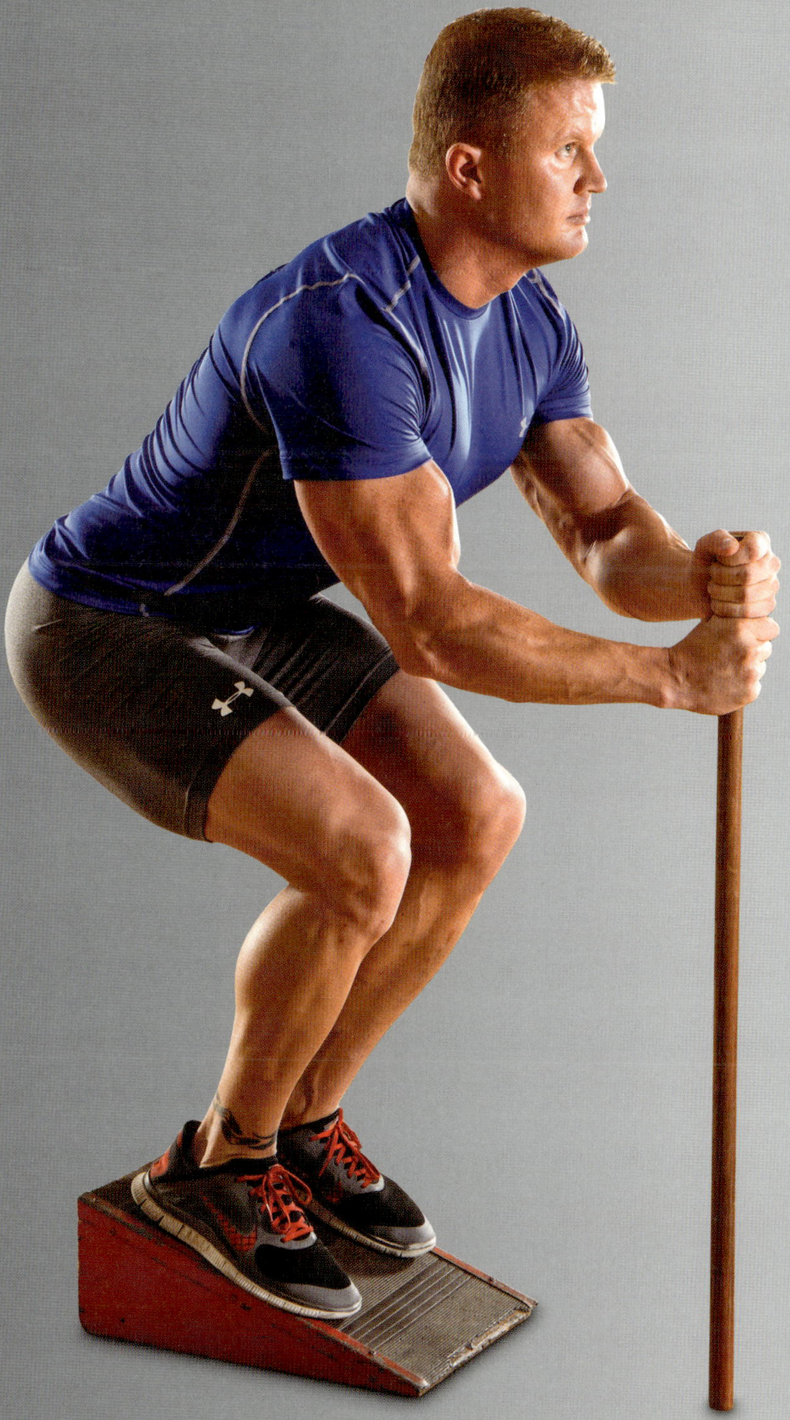

신장성 운동과 재활에 대한 논의의 근거를 찾기 위해 우리는 힘줄, 인대, 그리고 근막과 같은 주요 결합 조직의 기능과 구조를 설명하는 것으로 시작한다. 그런 다음 우리는 재활을 위한 신장성 훈련의 적용에 대한 연구 결과를 제공한다.

힘줄

근육은 힘줄이라고 불리는 강한 조직을 통해 뼈에 부착되는데, 힘줄은 근육에 의해 생성된 장력을 뼈로 전달하여 움직임을 만든다. 힘줄의 주요 성분은 콜라겐이라 불리는 단백질로, 다소 물결 모양의 다발로 배열되어 있다. 장력 강도가 큰 비탄성 조직인 콜라겐은 신체에서 가장 풍부한 단백질로 모든 살아있는 조직의 구조적 구성 요소이다. 콜라겐 섬유는 무시해도 될 정도의 신장성을 제공한다. 힘줄의 장력 강도에 기여하는 또 다른 구성 요소는 기저 물질이다. 기저 물질은 여러 개의 서로 다른 분자로 구성된 비섬유성 물질로, 결합하면 더 안정적이고 단단한 구조를 만든다.

힘줄은 몸의 모든 근육과 연결되어 있기 때문에 다양한 부상 메커니즘에 취약하다. 힘줄 관련 구조적 손상의 가장 흔한 부위는 종아리, 무릎, 그리고 팔꿈치이다. 건병증은 연부조직 염증을 수반하며 운동 인구에서 흔한 문제이다. 건병증의 병리학은 만성적인 과도한 사용 또는 반복적인 힘줄의 과부하와 관련이 있으며, 이는 구조적 손상의 진행을 초래한다.

인대

인대는 뼈와 뼈를 결합함으로써 관절을 지지한다. 따라서 힘줄과 달리 인대는 양쪽 끝의 뼈에 붙는다. 힘줄과 마찬가지로 인대는 서로 평행하게 위치한 콜라겐 다발로 구성된다. 인대 자체는 부착되는 뼈의 모양에 따라 얇은 판, 두꺼운 끈, 그리고 띠 구조 등 다양한 형태를 보인다. 인대는 또한 엘라스틴이라 불리는 단백질의 농도를 포함한다. 이 단백질은 매우 복잡한 생화학적 구성을 가지고 있어, 스트레칭이나 힘이 제거되면 인대에게 약간의 신장성과 원래 길이로 돌아갈 수 있는 능력을 준다. 이 특성은 지지력과 복원력이 균형 있게 혼합된 관절을 제공한다.

근막

근막은 붕대나 띠를 가리키는 라틴어이다. 해부학적 관점에서, 그것은 특정한 이름을 가지지 않는 모든 결합 조직을 지정하기 위해 사용되는 광범위한 용어이다. 근막은 그 위에 놓인 기능적 요구에 따라 모양과 두께가 달라진다. 근막은 세 가지 주요 기능을 수행한다. (1) 근육을 묶는 근육 내 틀을 제공하여 안정성을 보호한다. (2) 근육에 의해 개발된 힘이 안전하고 효율적으로 전달되도록 한다. 그리고 (3) 장기와 조직 사이에 필요한 절연을 제공하여 인접한 구조를 억제하지 않고 기능할 수 있도록 한다.

재활을 위한 신장성 운동의 타당성

다양한 연령대와 건강 수준의 사람들이 재활 과정의 중요한 부분으로서 신장성 운동을 안전하게 진행할 수 있다는 것을 보여주는 연구가 증가하고 있다. 신장성 저항 운동 훈련은 삶의 질과 신체 기능을 향상시키고 급성 및 만성 부상의 재활에 도움이 되는 것으로 나타났다(La Stayo et al., 2014). 퍼스널 트레이너들은 신장성 훈련에 대한 타당한 양의 연구가 운동 관련 부상을 입은 사람들을 대상으로 한다는 것을 아는 것이 도움이 될 것이며, 그중 일부는 다음 장에서 논의된다.

전방십자인대 재건(ACLR)을 위한 재활은 계속해서 발전하고 있는 분야이다. 실제로, 연구자들은 안전하고 효과적인 ACLR 재활 방법을 지속적으로 연구하고 있다. 한 가지 핵심은 이미 알려져 있다. 효과적인 회복은 수술 후 초기에 근육에 조심스럽고 점진적인 과부하를 필요로 한다. 거버Gerber와 연구자들(2009)은 12주간의 신장성 훈련 프로그램(수술 3주 후에 시작하여 기능성 재활 운동과 결합)을 수행한 환자들이 맨몸 운동, 저항 운동, 그리고 기능성 훈련의 표준 재활 프로토콜을 준수한 환자보다 대퇴사두근과 대둔근의 근육량 및 전체 기능에서 더 큰 개선을 경험했다는 것을 발견했다.

1년간의 추적 조사에서 신장성 운동 그룹은 대퇴사두근과 대둔근에서 근육량이 50% 더 향상된 것으로 나타났다. 신장성 그룹은 또한 표준 재활 통제 그룹보다 전반적인 기능의 더 큰 향상을 지속적으로 보여주었다. 이러한 결과는 ACLR 재활 프로그램의 초기 및 진행 중인 단계에서 신장성 운동을 사용하는 것의 중요성을 보여준다.

재활 환경에서 치료되는 또 다른 흔한 부상은 슬개골 건병증인데, 이는 점퍼스 니(jumper's knee)로도 알려져 있다. 이러한 부상은 특히 운동선수들 중에서 흔하며, 높은 수준의 배구, 농구, 그리고 축구 선수들에게 자주 발생한다(Lian, Engebretsen, & Bahr, 2005). 점퍼스 니는 수술이나 신장성 운동으로 치료할 수 있다. 12주 신장성 재활 중재를 사용한 한 연구는 운동선수와 비운동선수를 모두 포함한 대부분의 남성 그룹에서 점퍼스 니에 대한 수술 경과나 신장성 운동 재활 사이의 결과에서 주목할 만한 차이를 발견하지 못했다(Bahr, Bjorn, Sverre, & Engebretsen, 2006). 수술과 신장성 근력 훈련 2가지 치료 모두 무릎 기능이 확실히 향상되었다. 연구원들은 점퍼스 니를 가진 사람에게 수술을 받기 전에 신장성 훈련은 위험이 적고 비용이 적게 드는 선택지라 고려되어야 한다고 결론지었다.

유사한 결과로, 아킬레스 건병증의 중간 부분에 대한 알프레드슨Alfredson의 리뷰(2003) 연구는 신장성 종아리 근육 훈련을 통한 치료가 수술 치료의 필요성을 감소시키는 매우 좋은 단기 임상 결과를 산출한다는 것을 발견했다. 알프레드슨이 언급한 바와 같이, 재활 후 훈련 중 개인의 진행 상황을 살펴 관절 가동범위, 근력, 그리고 기능적인 수행을 평가해야 한다. 따라서 신장성 훈련은 레크리에이션 스포츠에서 경쟁하기 위해 스스로를 밀어붙이는 많은 피트니스 애호가들과 함께 사용할 수 있는 재활 후 컨디셔닝을 위한 실행 가능한 중재를 퍼스널 트레이너들에게 제공한다.

운동 프로그램 설계

모든 운동 프로그램은 운동이 수행되기 전에 2가지 요소를 필요로 한다.

1. 전신 워밍업: 운동자는 일반적인 유산소 운동(예: 사이클링, 로잉, 걷기, 달리기, 일립티컬 트레이너 사용 또는 기타 다관절 동작)을 5~10분 동안 수행해야 한다.
2. 재활을 위한 특정 워밍업: 운동자는 부상을 입거나 영향을 받은 관절 구조 주위에서 관절 가동범위 운동을 수행해야 한다. 목표는 동적 가동범위의 움직임을 통해 관절 구조와 주변 조직을 구체적이고 세심하게 움직이는 것이다. 이 동적 워밍업은 해당 부위의 적절한 신장성 부하에서 발생할 저항에 대해 연결 관절 조직을 준비할 것이다.

재활 목적으로는 단축성-신장성, 최대초과 신장성, 신장성 강조, 그리고 투업/원다운 방법을 조합하여 사용하는 것을 제안한다. 그러나 부상을 재활할 때 가장 적절한 치료 방법을 고안하기 위해 트레이너가 고객의 물리치료사 또는 의료전문가와 상담하는 것이 가장 좋다.

강도 수준은 고객의 편안함 수준과 부상으로부터의 회복에 따라 약함에서 중간, 최종적으로는 높음으로 단계별로 진행되어야 한다. 재활 과정에서 고객은 약간의 불편함을 경험할 수 있다. 그러나 통증은 멈추라는 경고 신호이다.

재활은 10~15회 반복하는 2~3세트로 구성되어야 한다. 재활 훈련은 종종 매일 수행되며 일부 재활 프로그램 목표의 경우 운동을 하루에 두 번 이상 하기도 한다.

신장성 훈련을 위한 적용 방법

다음은 최적의 저항 훈련을 위한 몇 가지 지침이다.

- 단축성-신장성(CON-ECC): 1~2초 단축성과 1~2초 신장성
- 신장성 강조(EE): 1초(단축성)에서 3초 또는 4초(신장성)의 움직임 비율
- 최대초과(SUP): 최대 반복횟수(1~10RM)의 105~125%
- 투업/원다운(2UP/1DN): 최대 반복횟수(1~10RM)의 40~50%, 판단에 따라 반대측 또는 동일측 방법을 실시한다.

트레이너는 각 고객의 목표에 따라서 교육 방법을 수정하도록 권장된다. 이러한 목표를 염두에 두고, 트레이너에게 다양한 옵션과 운동 변형을 제공하기 위해 운동 변경 목록에 제시된다. 이 장의 뒷부분에 제시된 운동은 상지에 대한 6가지와 하지에 대한 5가지를 포함하며 각각의 시작 자세와 종료 자세를 보여준다.

핵심 요약

여기에서 검토된 연구는 신장성 훈련의 점진적인 진행이 통증 감소, 기능 향상, 그리고 결과에 대한 전반적인 만족을 포함한 여러 이점을 제공한다는 것을 보여준다(LaStayo et al., 2014). 이 장에서는 신장성 훈련의 이점에 초점을 맞추고 있지만, 이 책은 포괄적인 재활 접근법은 신장성 그리고 단축성-신장성 훈련을 모두 포함한다고 제안한다. 재활 프로그램의 과제는 저항 훈련 중재를 관리하여 궁극적으로 신체 활동과 운동으로 복귀하기 위한 안전하면서도 점진적인 자극을 제공하는 것이다.

이 장의 나머지 부분에서는 재활을 위한 운동 설명, 예시 운동 방법, 그리고 운동 변경 목록을 제공한다.

재활을 위한 훈련

신장성 훈련은 운동에서 접하게 되는 다수의 일반적인 근골격계 문제를 관리하는 효과적인 방법을 제공한다. 효과적인 재활 프로그램은 부하, 운동량, 강도, 그리고 빈도와 같은 모든 훈련의 변수를 조작하는 데 적절한 수행이 필요하다. 또 다른 중요한 초점은 관절 가동범위이다. 관절에 대한 최적의 가동범위에서의 훈련은 주변 결합 조직에 긍정적인 스트레스를 가하고 관절의 안정성을 증가시킨다.

실제로 최적이라는 단어는 재활 훈련의 핵심이다. 일부 운동의 경우, 특히 더 많은 부하를 사용하는 경우 전체 가동범위를 통과하는 것이 유리하지 않을 수 있다. 최적의 가동범위에서 훈련하는 것은 또한 움직임의 효율성을 증가시킨다. 또한, 부하나 표면이 고르지 않을 때 어느 정도의 부상 방지 기능을 제공한다.

표 10.1은 신장성 훈련 방법을 사용하는 재활 프로그램에서 고려해야 할 운동 목록을 제시한다. 운동에 대한 전체 설명은 다음 페이지에 나와 있다. 많은 재활 전문가들이 관절 움직임의 관점에서 프로그램을 설계하기 때문에, 우리는 이 장에서 그들의 관절 움직임에 따른 운동을 제시한다.

표 10.1 재활을 위한 운동

상지	하지
사이드 라잉 익스터널 숄더 로테이션	스탠딩 플랜타 플렉션
숄더 플렉션, 엘보우 플렉션, 숄더 어덕션	노르딕 니 플렉션
포암 익스텐션	경사 보드에서 스탠딩 힙 플렉션 그리고 니 플렉션
숄더 익스텐션	시티드 니 플렉션
원암 숄더 플렉션	벽에 다리를 기대고 라잉 레그 어덕션

10.1 사이드 라잉 익스터널 숄더 로테이션

(CON–ECC, EE, SUP)

시작 자세

1. 덤벨을 손에 들고 옆으로 누운 상태에서, 팔꿈치를 90도로 굴곡시키고 어깨를 외회전하면서 시작한다.
2. 팔뚝은 바닥과 수직이어야 한다.

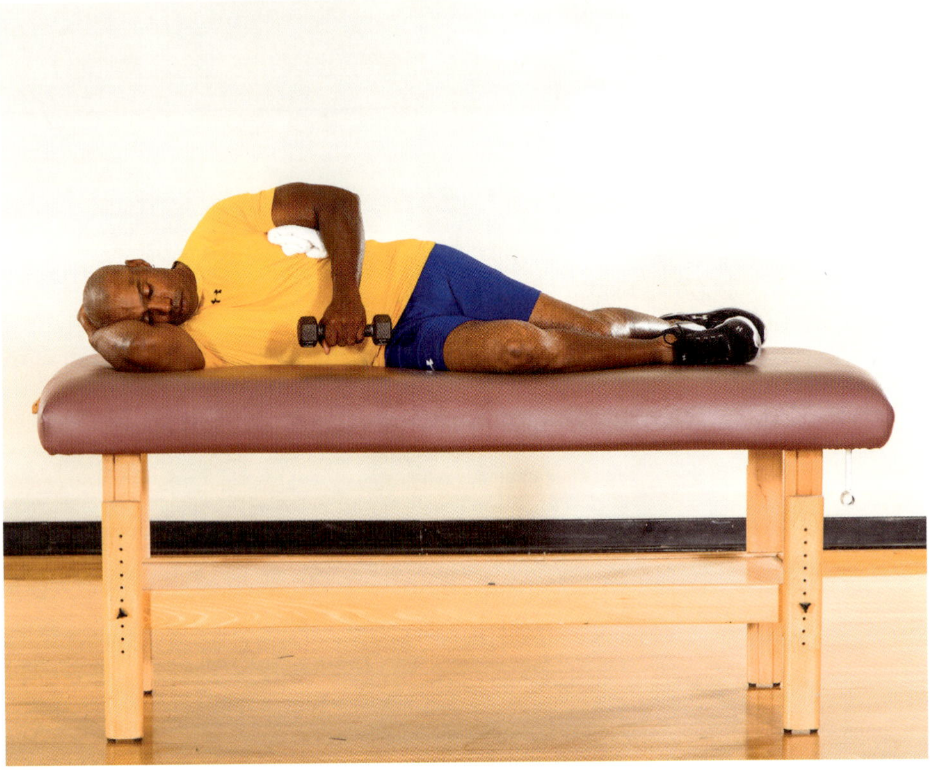

10.1a 사이드 라잉 익스터널 숄더 로테이션 시작 자세

트레이너 권장 사항

- 고객 바로 앞에 선다.
- 각 신장성 반복 후 고객이 덤벨을 시작 자세로 되돌릴 수 있도록 도와준다.

운동 동작

1. 운동하는 쪽의 손을 테이블 쪽으로 천천히 내린다.
2. 최대 내회전이 이루어질 때까지 팔을 내린다.
3. 보조 기법으로, 반대쪽 손을 사용하여 운동하는 쪽의 손이 시작 자세로 되돌아가는 것을 도와준다.

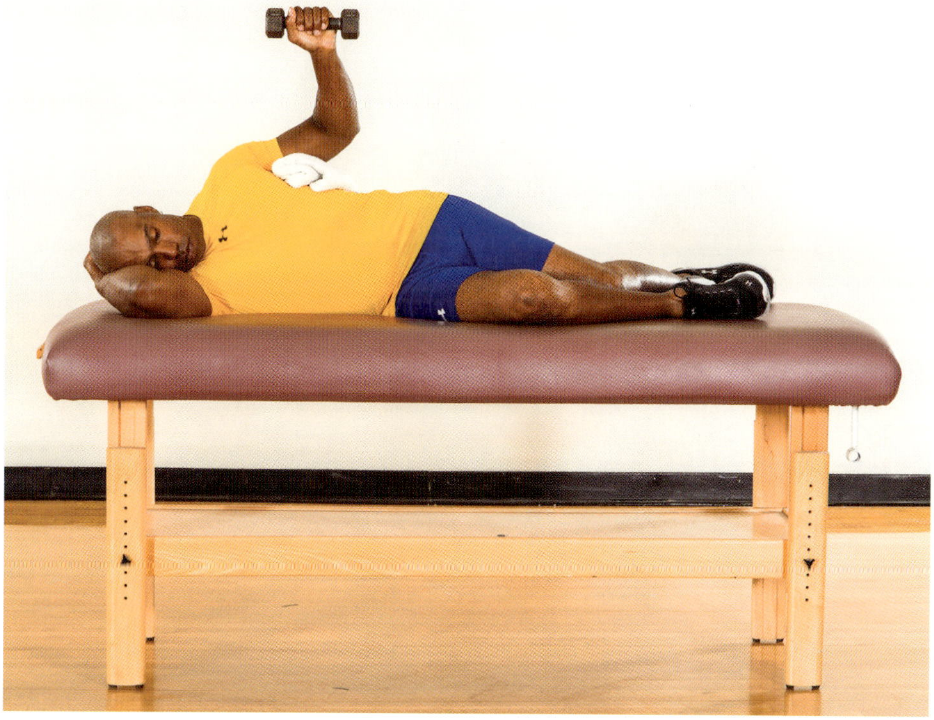

10.1b 사이드 라잉 익스터널 숄더 로테이션 종료 자세

운동수행력 향상을 위한 조언

- 신장성 단계에 집중한다.
- 이 운동을 수행하는 동안 안정적인 자세를 유지한다.

10.2 숄더 플렉션, 엘보우 플렉션, 숄더 어덕션 (CON–ECC EE)

시작 자세

1. 덤벨을 한 손에 들고 반대 손으로 보조하며 머리 위로 신전된 자세로 시작 자세를 취한다.
2. 몸의 균형과 척추의 안정을 위해 발을 어깨너비로 벌리고 코어 근육을 수축한다.

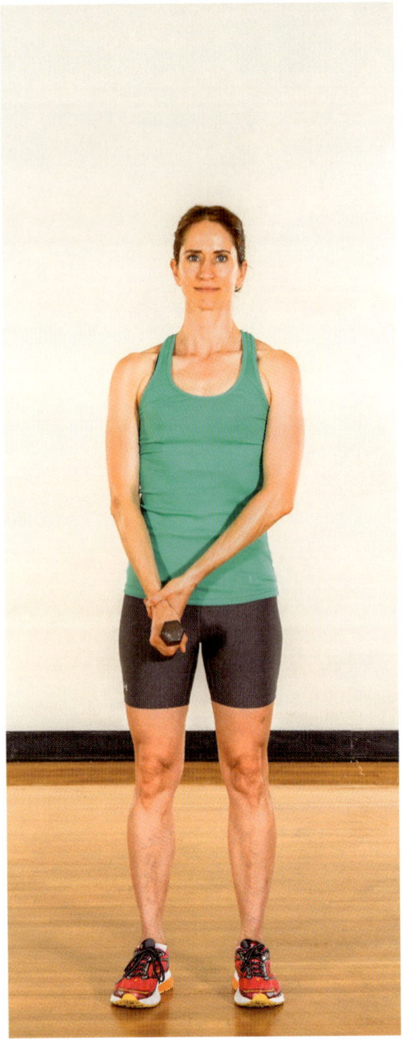

10.2a 숄더 플렉션, 엘보우 플렉션, 그리고 숄더 어덕션 시작 자세

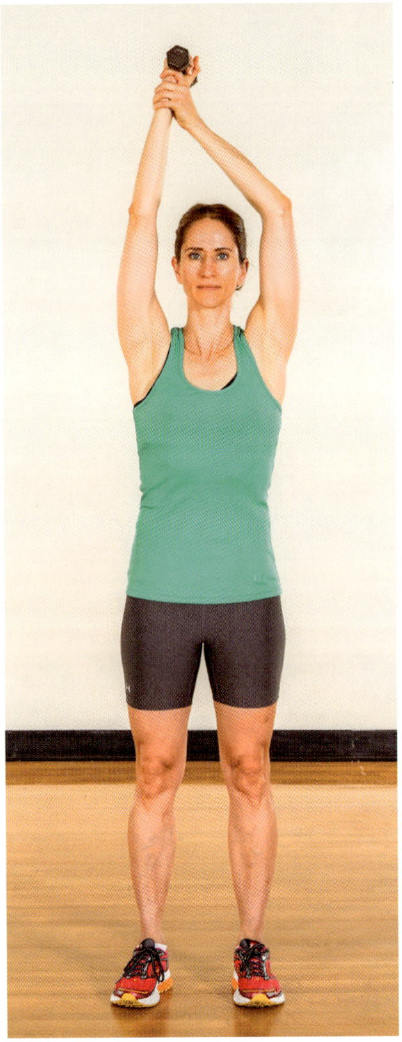

10.2b 숄더 플렉션, 엘보우 플렉션, 그리고 숄더 어덕션 두 번째 자세

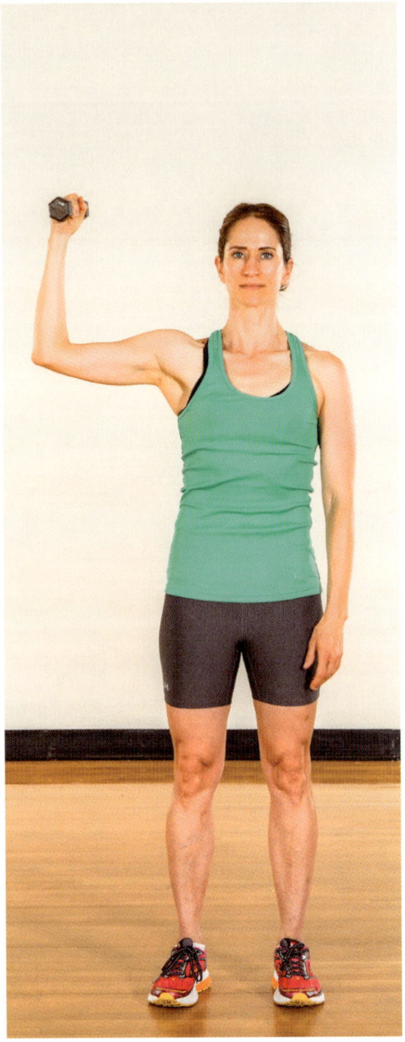

10.2c 숄더 플렉션, 엘보우 플렉션, 그리고 숄더 어덕션 세 번째 자세

트레이너 권장 사항

- 고객 바로 앞에 서서, 동작이 진행됨에 따라 팔을 아래로 이동시킨다.
- 동작이 끝부분에 도달하면, 고객이 덤벨을 시작 자세로 되돌릴 수 있도록 도와준다.

운동 동작

1. 팔을 옆으로 90도로 내리면서 팔꿈치를 90도로 구부린다.
2. 옆으로 최대 신전이 될 때까지 팔꿈치를 신전한다.
3. 천천히 팔을 옆으로 내린다.
4. 반대 손을 사용하여, 팔을 다시 시작 자세로 되돌려 운동을 반복한다.

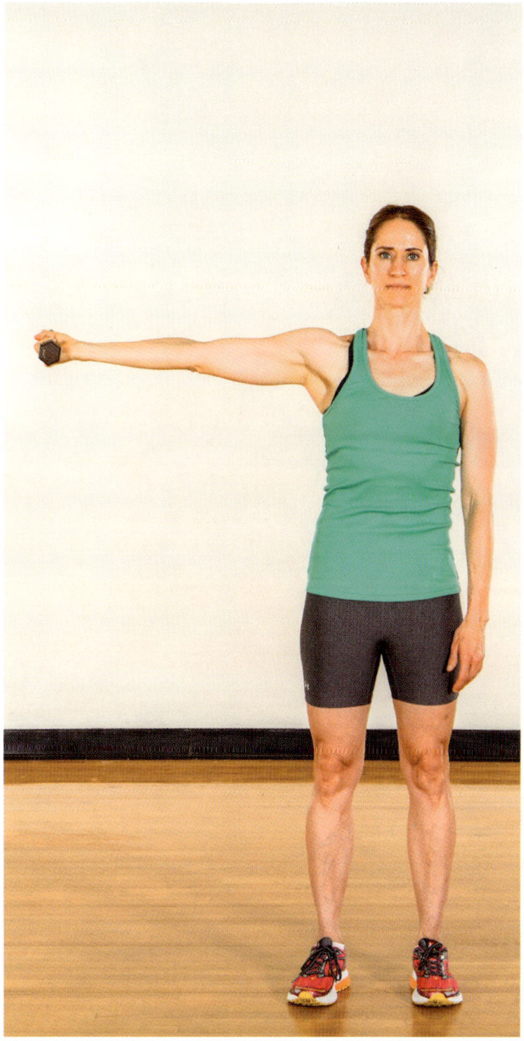

10.2d 숄더 플렉션, 엘보우 플렉션, 그리고 숄더 어덕션 네 번째 자세

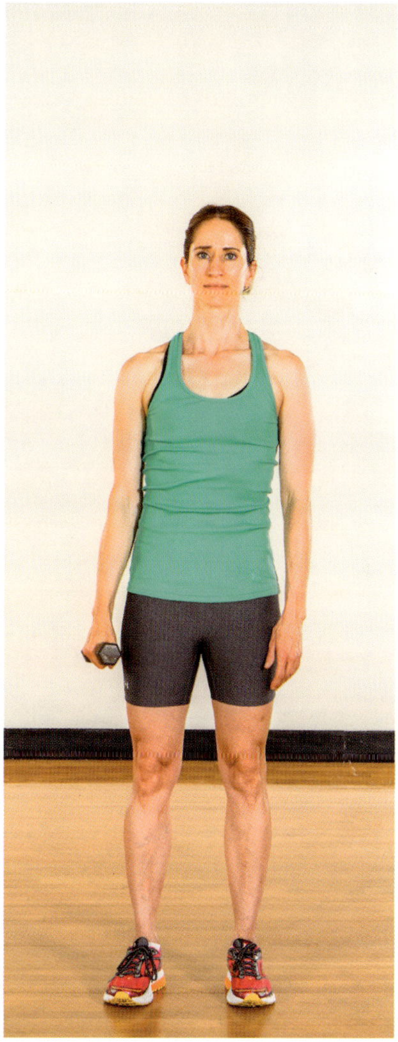

10.2e 숄더 플렉션, 엘보우 플렉션, 그리고 숄더 어덕션 종료 자세

운동수행력 향상을 위한 조언

- 가벼운 무게로 시작한다.
- 느리고 통제된 상태로 내리는 동작에 집중한다.

10.3 포암 익스텐션

(CON–ECC, EE, SUP)

시작 자세

1. 손목이 벤치에서 떨어진 상태로 한 팔을 운동 벤치나 베드 위에 놓고, 가벼운 덤벨을 잡는다.
2. 손목이 테이블에 닿지 않고 자유롭게 움직일 수 있는지 확인한다. 손가락 관절을 천장을 향해 위쪽으로 옮김으로써 완전한 신전으로 시작한다.

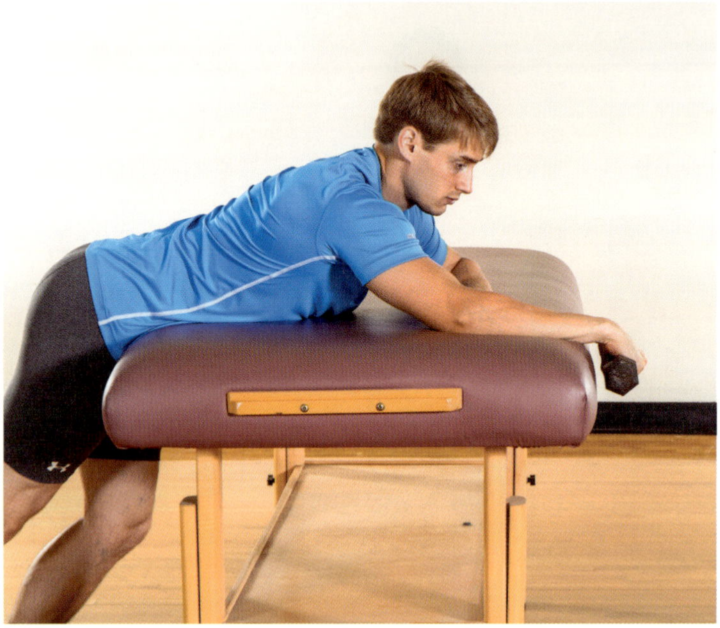

10.3a 포암 익스텐션 시작 자세

트레이너 권장 사항

- 신장성 부하 단계 후 고객이 덤벨을 시작 자세로 되돌릴 수 있도록 도와준다.
- 팔뚝 신근은 세트가 끝날 무렵 약해질 수 있다. 고객이 피로한 근육을 보상하기 위해 손목을 비틀지 않도록 하고, 필요한 경우 고객을 보조한다.

운동 동작

1. 지면을 향해 천천히 덤벨을 내린다.
2. 최적의 가동범위에 도달할 때까지 덤벨을 내린다.
3. 필요한 경우 반대 손을 사용하여 덤벨을 시작 자세로 되돌린다.

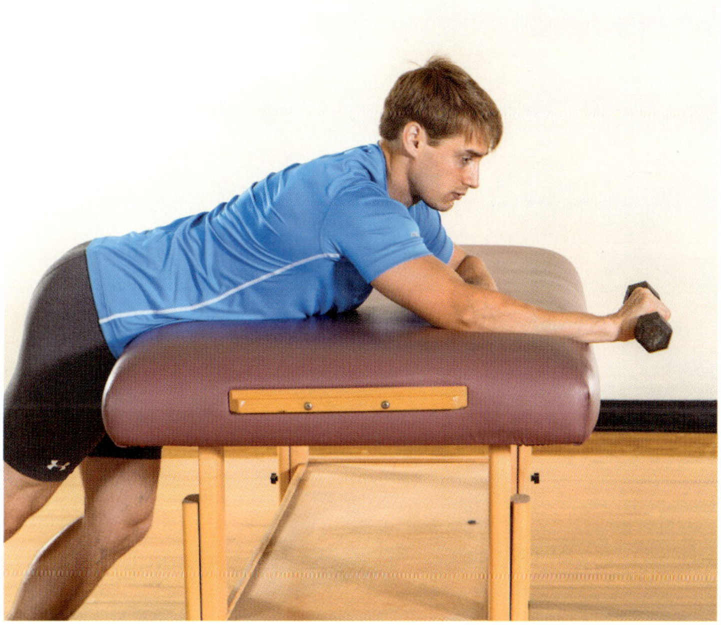

10.3b 포암 익스텐션 종료 자세

운동수행력 향상을 위한 조언

- 가벼운 무게로 시작한다.
- 운동 강도는 무게를 서서히 늘린다.

10.4

풀오버

(CON–ECC, EE, SUP)

시작 자세

1. 패드가 깔린 벤치에 누워 등 전체가 지지되는지 확인한다. 척추를 안정적으로 유지하기 위해 코어 근육에 힘을 준다. 급성 또는 만성 어깨 충돌(또는 어깨 관련 합병증)의 재활을 위해 이 운동을 할 때, 처음에는 트레이너로부터 덤벨을 건네받는 것이 더 안전하다. 어깨 재활 목적으로 근력과 유연성이 향상됨에 따라서, 스스로 덤벨을 제자리에 놓을 수 있게 된다.
2. 양손을 덤벨의 플레이트 부분에 놓고, 몸통 위로 덤벨의 균형을 잡는다. 어깨에 바람직하지 않은 압력이 전달될 수 있기 때문에, 팔꿈치를 약간 구부리고 동작 중에는 팔꿈치 관절을 완전히 펴지 않는다.

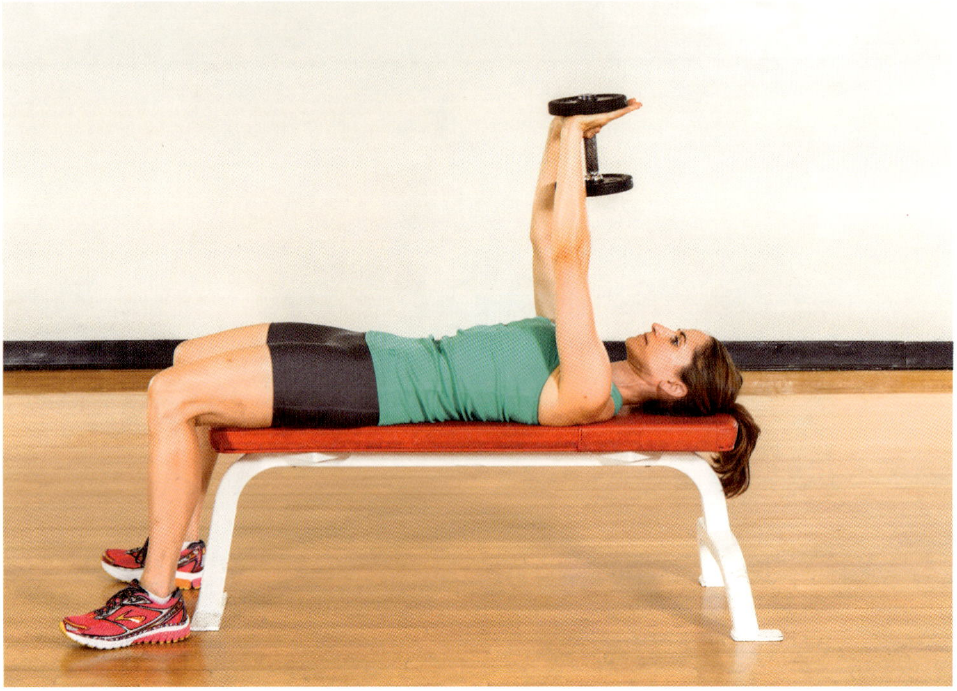

10.4a 풀오버 시작 자세

트레이너 권장 사항

- 어깨 충돌 증후군은 어깨 통증의 일반적인 원인이다. 어깨의 오버헤드 동작은 고객이 이전 가동범위를 회복하려고 노력할 때 불편함을 유발할 수 있다. 운동에 도움이 되고 해를 끼치지 않도록 고객과 지속적으로 소통한다.
- 고객 뒤에 서서 처음 몇 번 반복할 때 동작을 실제로 보조한다. 덤벨을 되돌리는 단계인 신장성 동작의 단계에 노력을 집중할 수 있도록 한다.

운동 동작

1. 어깨에서 관절의 불편함이 가장 적은 최적의 스트레칭을 하도록 노력한다. 덤벨을 머리 넘어 동작의 종료 지점까지 천천히 내린다. 최종 목표는 팔이 몸통과 일직선이 되는 지점까지 어깨 가동범위가 개선되는 것이다.
2. 팔을 천천히 시작 지점까지 되돌리고 허리의 아치를 유지하도록 복부에 힘을 준다.

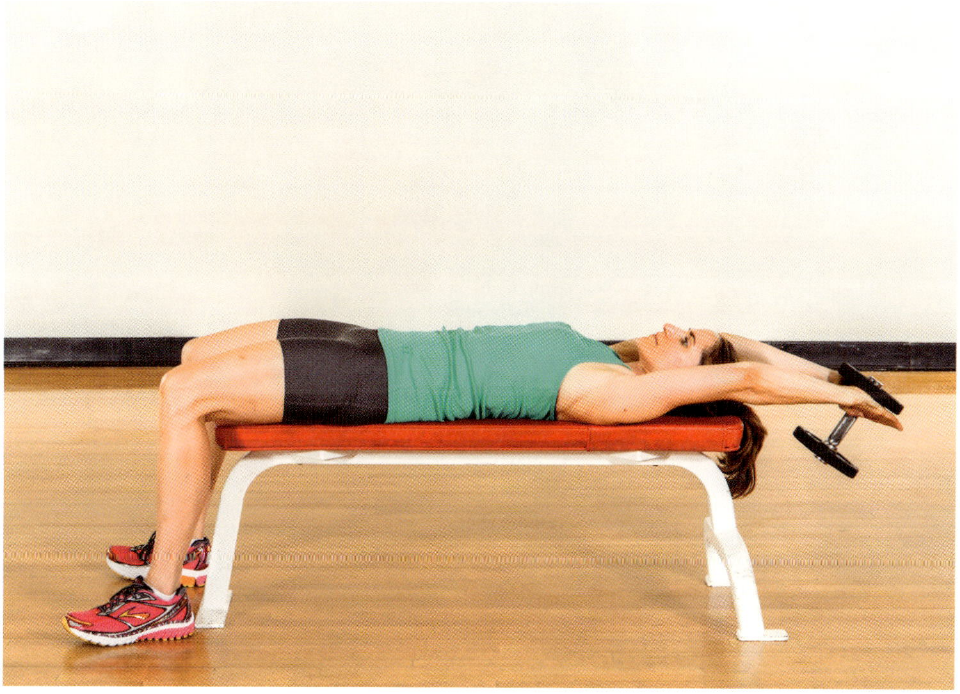

10.4b 숄더 익스텐션 종료 자세

운동수행력 향상을 위한 조언

- 어깨 충돌 및 관련 문제(예: 오십견)의 주요 목표는 통증 없이 가동범위를 점진적으로 늘리고 어깨 관절의 안정성을 높이는 것이다.
- 초기 재활 단계에서는, 반복횟수를 줄이고 동작을 천천히 낮은 신장성 단계에 집중하는 것이 더 중요할 수 있다. 이것은 근력과 가동범위 회복을 위해 이 운동에서 더 좋은 자극이 될 것이다.

10.5 원암 숄더 플렉션

(CON–ECC, EE, SUP)

시작 자세

1. 전체 가동범위로 동작을 수행하기 위해 적절한 장력을 가진 밴드를 선택한다.
2. 운동할 어깨와 같은 쪽 발아래 고무밴드를 고정하고 선다.

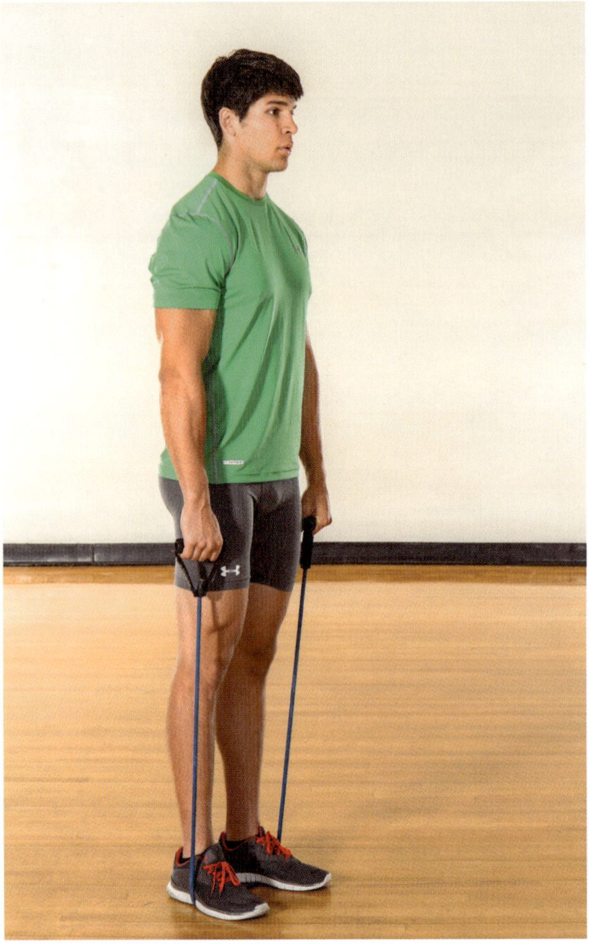

10.5a 원암 숄더 플렉션 시작 자세

트레이너 권장 사항

- 고객이 피로해짐에 따라, 동작의 단축성 부분을 수행하도록 도와주어야 할 수도 있다.
- 다양성을 위해, 이 운동은 덤벨을 사용하거나 두 손으로 바벨을 잡고 수행할 수 있다.

운동 동작

1. 한 손으로 밴드를 잡고, 팔을 어깨 높이까지 몸 앞으로 들어 올린다.
2. 시작 자세로 천천히 되돌아 내린다.
3. 첫 번째 쪽의 반복이 끝나면, 다른 쪽 팔로 수행한다.

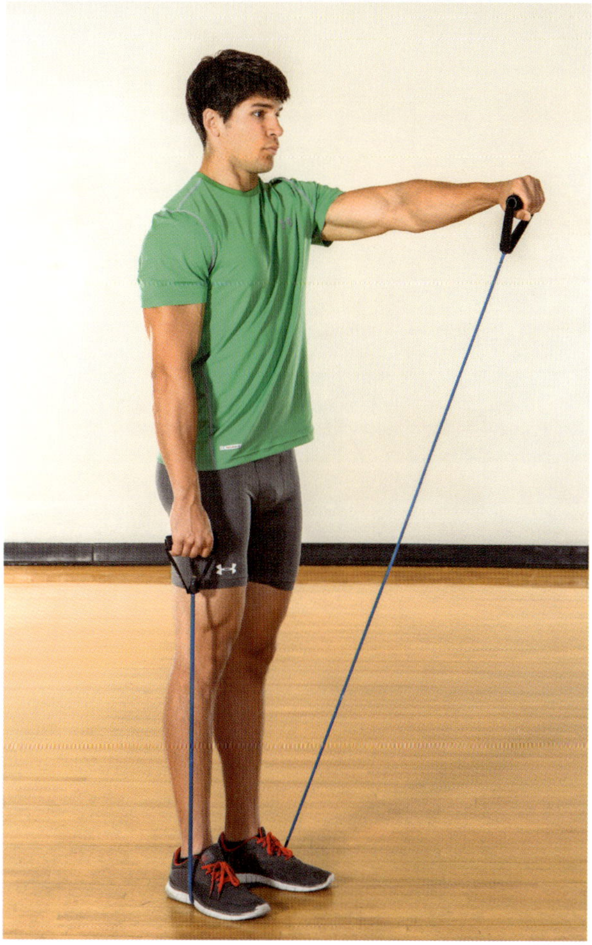

10.5b 원암 숄더 플렉션 종료 자세

운동수행력 향상을 위한 조언

- 팔을 전체 가동범위에 걸쳐 완전히 뻗은 상태로 유지한다.
- 코어 근육의 수축을 단단히 유지하며 실시해야 한다.
- 가벼운 장력의 밴드로 시작하여 장력이 너무 가벼워지면 더 강한 장력으로 변경한다.

10.6

스탠딩 플랜타 플렉션

(CON–ECC, EE, SUP)

시작 자세

1. 키에 맞게 카프 레이즈 머신의 레버를 조절한다.
2. 제공된 패드 아래에 어깨를 대고 발끝이 앞을 향하도록 한다. 발볼은 발판 위에 있어야 하며 발뒤꿈치는 발판 너머로 있어야 한다.

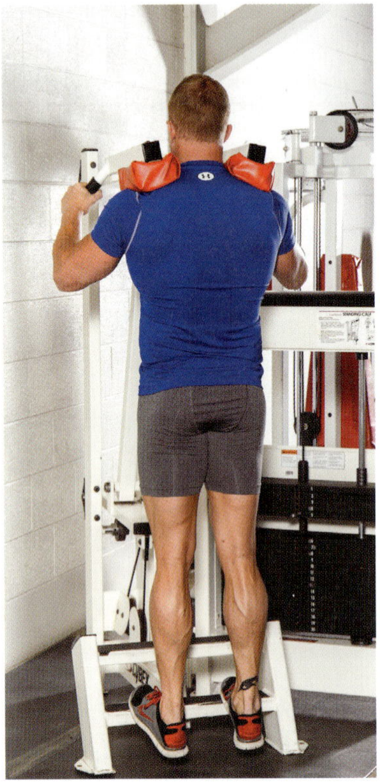

10.6a 스탠딩 플랜타 플렉션 시작 자세

트레이너 권장 사항

- 이 운동은 허리에 약간의 위험이 따르기 때문에 고객이 전체 동작에 걸쳐 몸통을 곧게 펴고 무릎을 구부리며 코어 근육의 수축을 유지하는지 면밀히 살핀다.
- 고객이 허리에 문제가 있는 경우 시티드 카프 레이즈 혹은 시티드 카프 익스텐션이 더 나은 선택일 수 있다.
- 고객이 최적의 가동범위를 수행하는지 확인한다. 무게가 너무 무거우면 종종 동작이 짧아져 이점이 적다.
- 초기 재활이 필요한 경우, 이 운동은 추가 저항 없이 단순히 계단이나 블록을 사용하여 수행할 수 있다.

영상 10.6
스탠딩 플랜타 플렉션의 SUP 방법은 온라인 영상 10.6 참조.

운동 동작

1. 어깨로 패드를 누른 상태에서, 종아리 근육을 수축시키면서 발끝으로 올라간다. 무릎을 약간 구부린 상태로 유지해야 하며, 완전히 펴지 않는다.
2. 일어날 때 발목을 최대한 편다. 상체와 무릎은 항상 고정된 상태를 유지한다. 모든 움직임은 발목 관절에서 일어나야 한다.
3. 시작 자세로 천천히 되돌아 내린다. 동작의 끝 쪽에서 종아리를 완전히 늘린다.
4. 이것은 투업/원다운 방법에 대한 훌륭한 운동이다. 더 많은 부하를 위해선 무게를 추가할 수 있다.

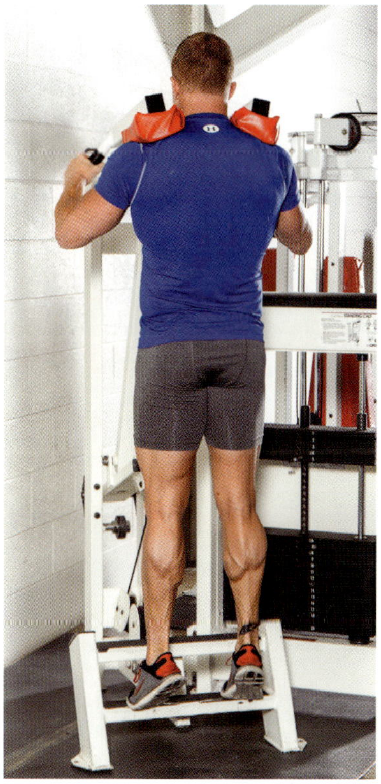

10.6b 스탠딩 플랜타 플렉션 종료 자세

운동수행력 향상을 위한 조언

- 이 동작을 하는 동안 등을 구부리거나 무릎을 펴지 않는다. 이러한 위험을 방지하려면 적절한 무게를 선택한다.
- 각 반복마다 완전한 수축을 한다.
- 종아리의 다른 부위를 자극하기 위해 발 위치를 다양하게 시도한다.

10.7 노르딕 니 플렉션

(EE, SUP)

시작 자세

1. 무릎을 꿇은 자세로 시작한다.
2. 발목은 주로 파트너나 트레이너의 도움을 받아 바닥에 고정해야 한다.

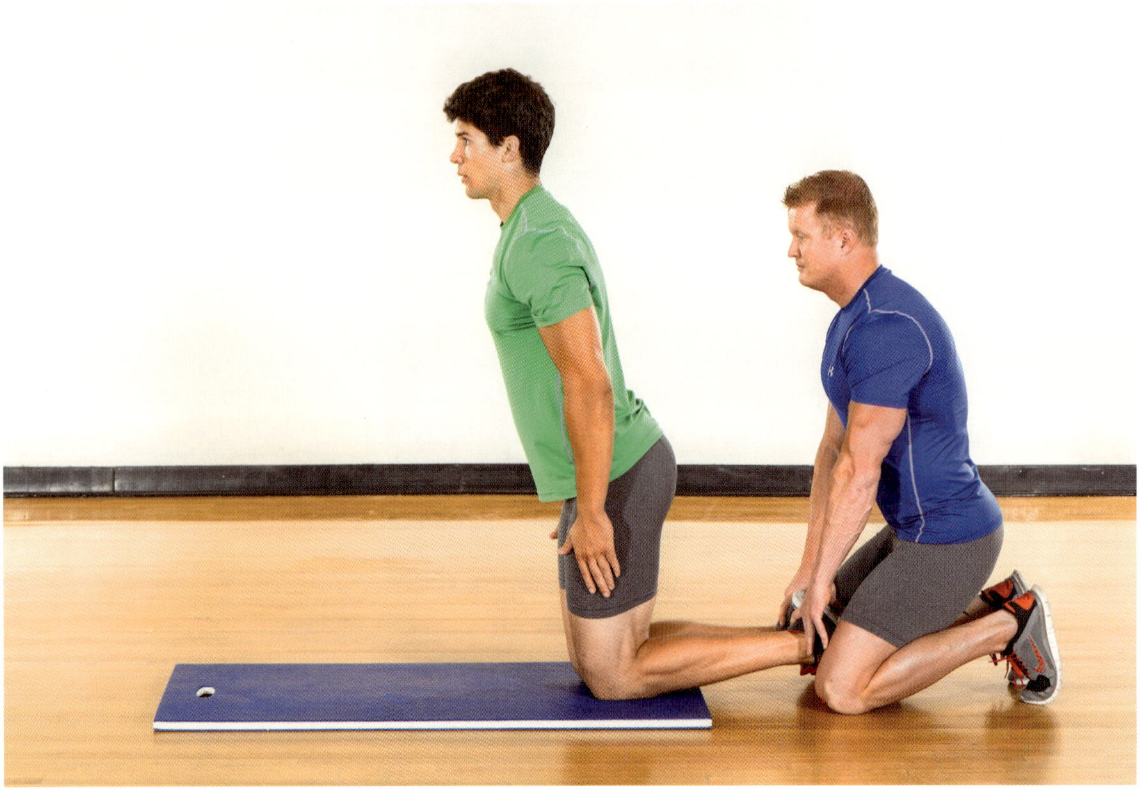

10.7a 노르딕 니 플렉션 시작 자세

트레이너 권장 사항

- 고객이 바닥에 고정되도록 하기 위해 아래쪽 다리에 강한 압력을 가한다.
- 더 큰 도전을 위해, 고객이 운동의 신장성 단계를 더 길게(2~3초 더 길게) 하도록 한다. 이것이 점진적인 과부하를 추가하는 최적의 방법이기 때문이다.

영상 10.7
노르딕 니 플렉션의 EE 방법은 온라인 영상 10.7 참조.

운동 동작

1. 시작 자세에서 상체를 바닥으로 꾸준히 내린다. 동작을 제어하기 위해, 햄스트링과 둔근을 수축한다. 느리게 수행할수록 좋다.
2. 동작 내내 상체가 똑바로 유지되어야 한다.
3. 동작의 끝에 도달하면, 양손으로 착지한 다음 시작 자세로 몸을 밀어 올린다.
4. 이 동작은 신장성 단계에 집중되어 있다. 단축성 부분은 자체 지원되므로 시작 자세로 돌아가기 위한 동작의 준비 부분일 뿐이다.

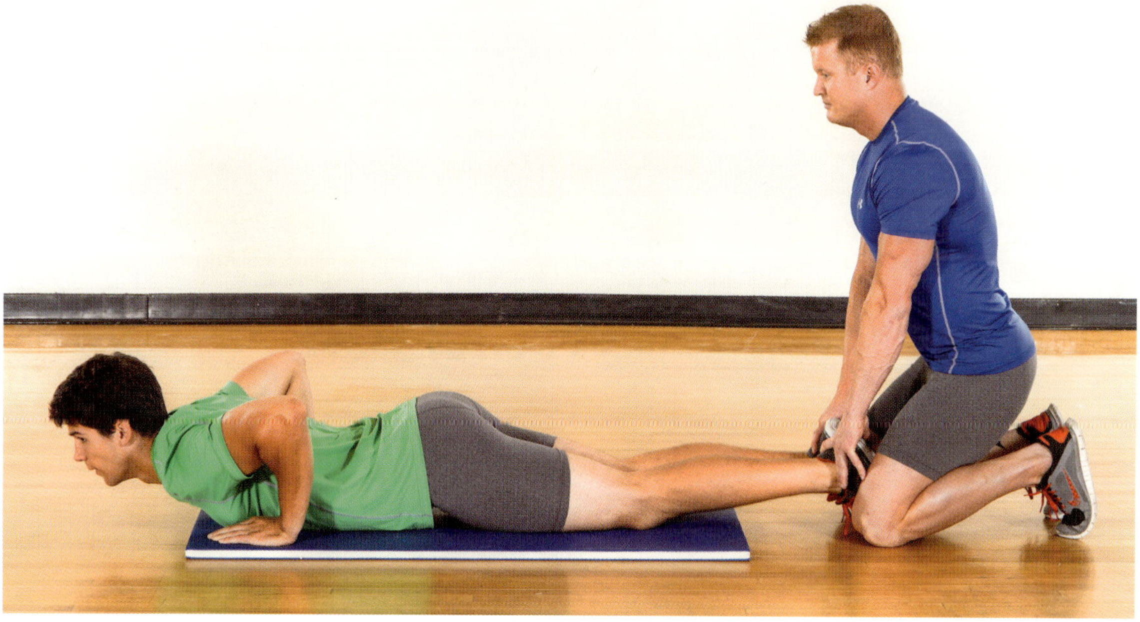

10.7b 노르딕 니 플렉션 종료 자세

운동수행력 향상을 위한 조언

- 반복할 때마다 집중한다. 이 동작은 도전적이다!
- 몸통이 매트 안으로 이동하는 것을 잡을 때 팔꿈치를 구부린다. 매트와 접촉할 때 팔꿈치를 완전히 펴지 않는다.

10.8 경사 보드에서 스탠딩 힙 플렉션 그리고 니 플렉션 (CON–ECC, EE)

시작 자세

1. 선 상태에서 25도 경사 보드에 발을 올려놓는다.
2. 골반을 앞으로 구부리고 균형을 위해 엉덩이가 뒤로 가도록 한다.
3. 경사 보드는 특히 독특한 균형 도전을 제시한다. 이 운동을 할 때 90~120cm의 나무 막대 또는 PVC 파이프를 사용하면 안정성을 높일 수 있다.

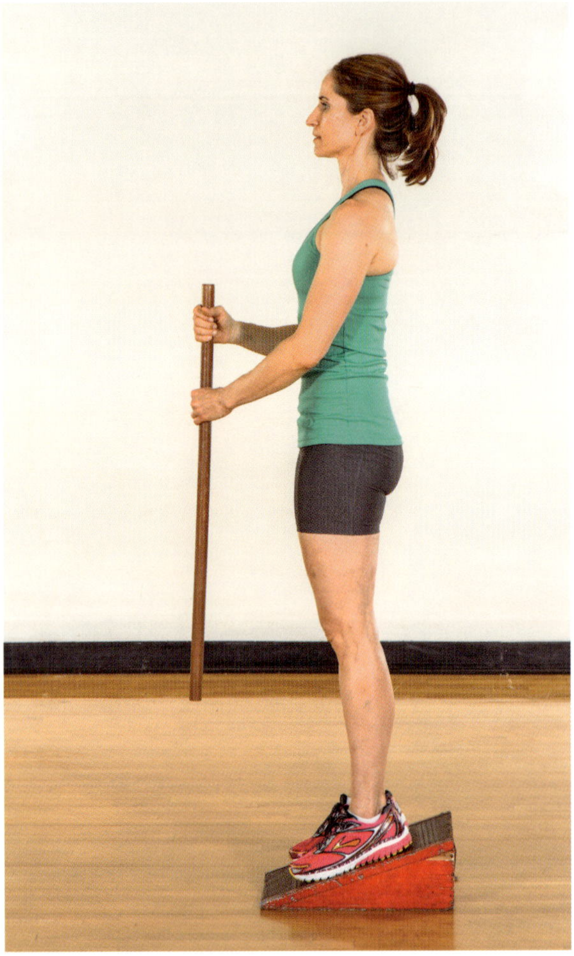

10.8a 경사 보드에서 스탠딩 힙 플렉션 그리고 니 플렉션 시작 자세

트레이너 권장 사항

- 이 운동을 하는 동안 고객의 테크닉을 관찰한다. 고객이 통제력을 가지고 운동을 수행해야 하며 허리가 너무 많이 구부러지지 않도록 하는 데 집중하도록 한다. 운동 중 무릎에 불편함을 느끼지 않도록 해야 한다. 점프의 과도한 반복으로 약해진 무릎 주변 근육을 강화하기 위해 자주 사용된다(즉, 배구 선수한테서 관찰되는 점퍼스 니).
- 고객이 신장성 단계에 집중하도록 격려한다. 추가적인 부하를 위해서는 스쿼트 자세에서 동작의 종료 지점에서 등척성 운동을 추가한다.

영상 10.8
경사 보드에서 스탠딩 힙 플렉션 그리고 니 플렉션의 CON-ECC 그리고 EE 방법은 온라인 영상 10.8 참조.

운동 동작

1. EE 방법으로 운동을 완료할 때 무릎을 90도로 굴곡하고 3초 동안 신장성 동작을 수행한다.
2. 1초 동안 무릎을 신전하여 시작 자세로 되돌아간다.

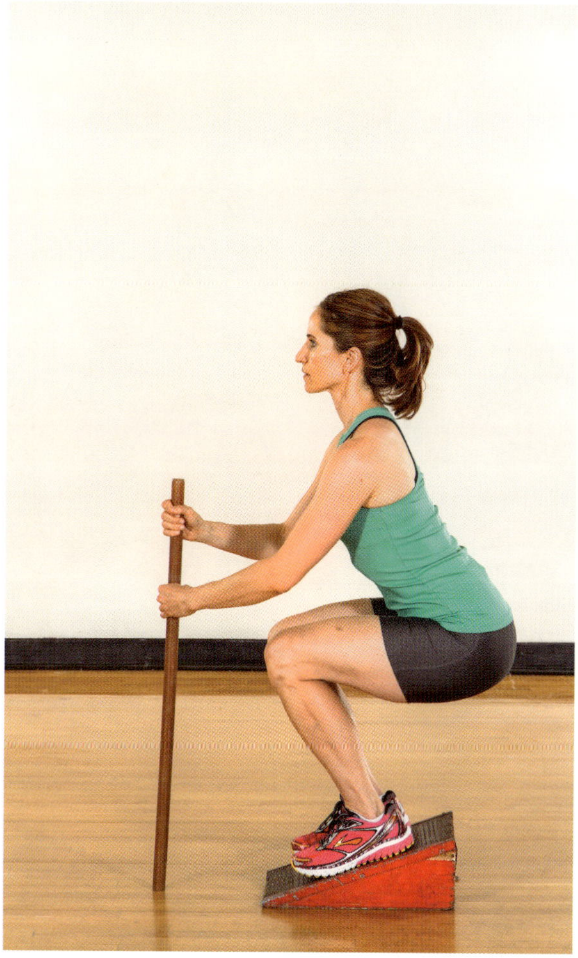

10.8b 경사 보드에서 스탠딩 힙 플렉션 그리고 니 플렉션 종료 자세

운동수행력 향상을 위한 조언

- 맨몸으로 시작하고 동작의 신장성 단계에 집중한다.
- 동작이 더 쉬워짐에 따라 배낭을 활용하여 무게를 점진적으로 늘릴 수 있다.

10.9 시티드 니 플렉션

(2UP/1DN, CON-ECC, EE, SUP)

시작 자세

1. 장비의 등받이를 조정하여 최대한의 편안함과 적절한 가동범위를 제공한다. 적절한 설정은 다리의 유연성에 따라 다르다.
2. 앉으면 척추가 중립이 되도록 허리와 어깨를 등받이에 단단히 누른다. 목은 편안하고 정상적인 중립 만곡을 유지해야 한다.
3. 발목 뒤쪽을 바로 앞에 있는 패드 위에 놓는다.

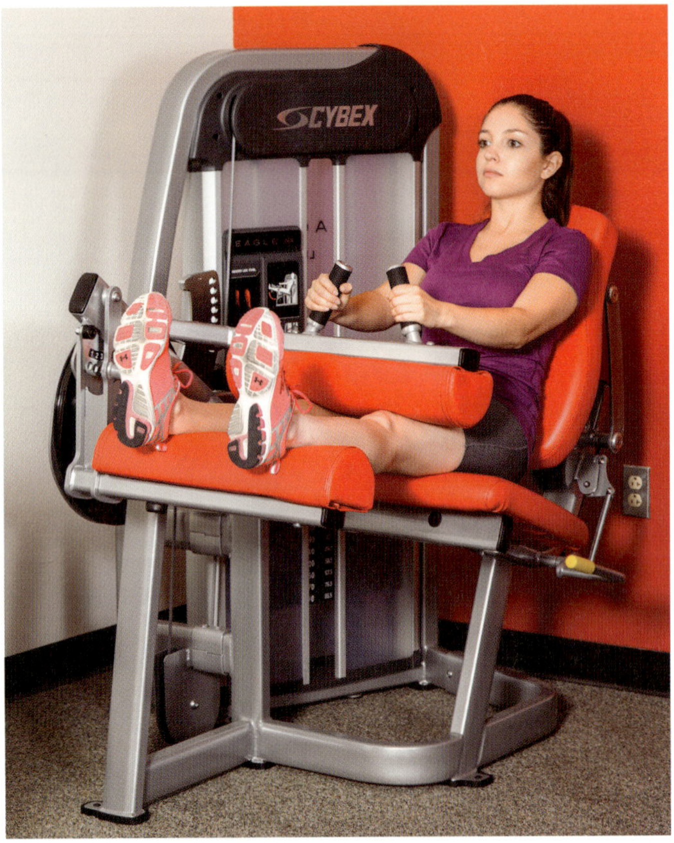

10.9a 시티드 니 플렉션 시작 자세

트레이너 권장 사항

- 동작 동안 고객의 신체 정렬을 확인한다.
- 각 다리에 10~15회 반복하여 재활 과정에서 근 피로 유발을 위한 적절한 무게의 선택을 도와준다.
- 고객이 세트 중에 피로해지기 시작하면, 무게를 낮추어야 한다.
- 이 동작은 투업/원다운 신장성 방법을 사용하는 상당히 효과적인 방법이다. 다리 근육의 균형을 발달시키는 것은 햄스트링 부상의 재활에 훌륭한 접근 방법이다.

운동 동작

1. 적절한 무게를 선택한 후 자세를 잡으면, 햄스트링을 완전히 수축시키면서 두 발로 무게를 뒤로 구부린다.
2. 무게를 시작 자세로 천천히 되돌린다.

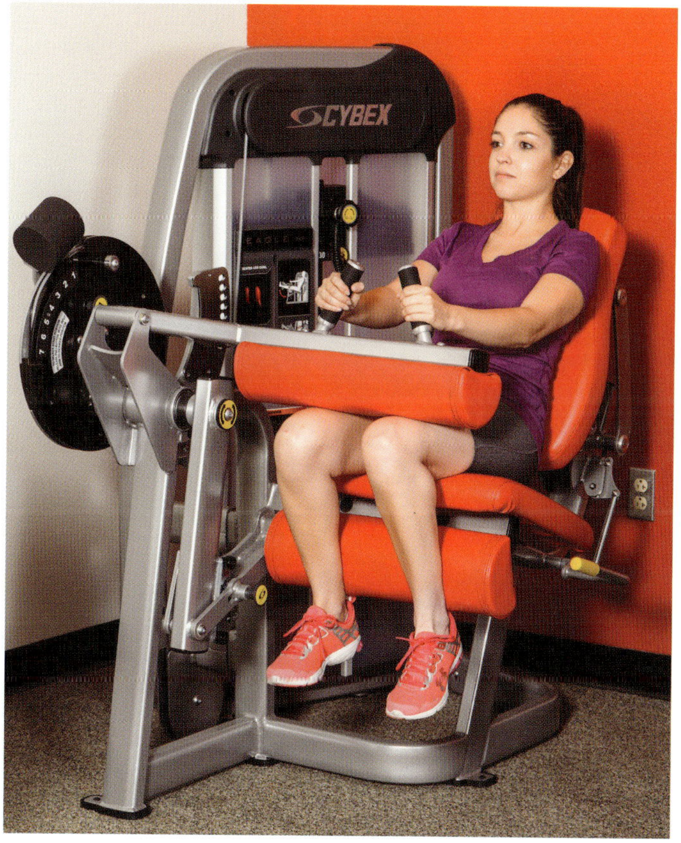

10.9b 시티드 니 플렉션 종료 자세

운동수행력 향상을 위한 조언

- 머리와 목을 중립 자세로 유지한다.
- 항상 어깨와 허리를 등받이에 대고 누르며, 허리를 중립 자세로 유지한다. 시작 자세로 돌아갈 때 무릎을 완전히 펴지 않는다.
- 시작 자세로 돌아갈 때 신장성 움직임을 제어하는 데 집중한다.
- 모든 저항 운동과 마찬가지로, 부하가 너무 쉽게 느껴질 때 점진적으로 저항을 추가한다.

10.10 벽에 다리를 기대고 라잉 레그 어덕션 (CON–ECC EE)

시작 자세

1. 바닥에 등을 대고 눕는다.
2. 햄스트링, 대둔근, 그리고 발목이 벽에 닿도록 다리를 벽에 기대어놓고, 다리를 쭉 편다.

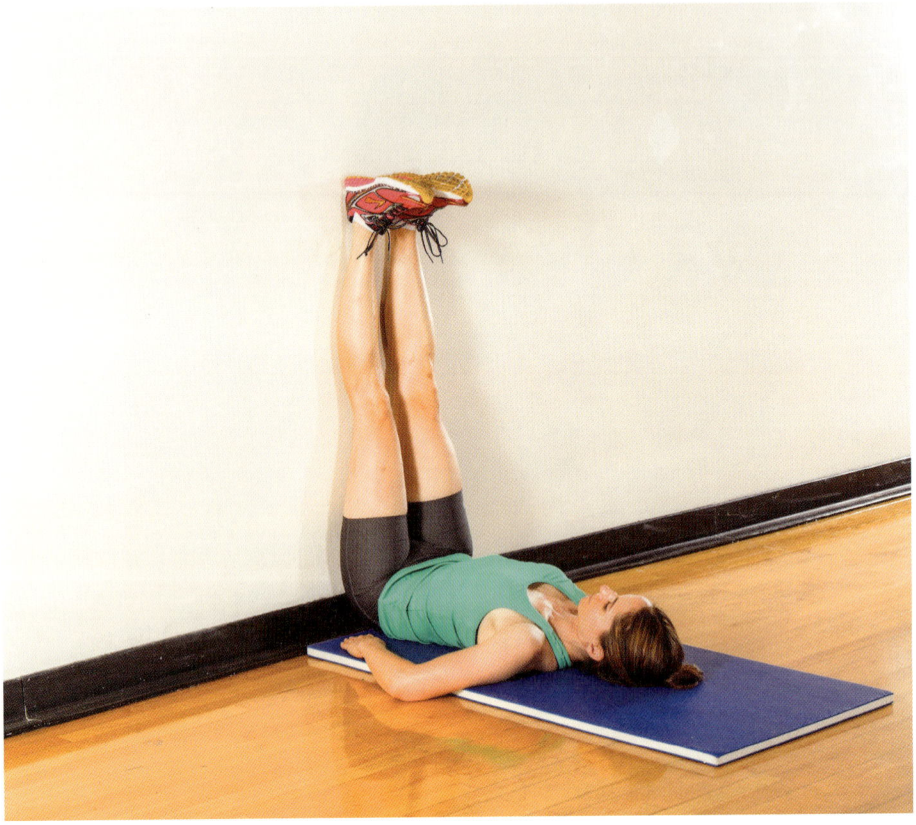

10.10a 벽에 다리를 기대고 라잉 레그 어덕션 시작 자세

트레이너 권장 사항

- 고객의 다리가 벽에 닿아 있는지 측면에서 살핀다.
- 단축성 단계가 어려워지면, 고객이 자신의 손으로 그 부분의 동작을 보조하도록 한다.

운동 동작

1. 다리를 넓게 벌린 자세로 천천히 내린다.
2. 다리를 다시 시작 자세로 가져온다.

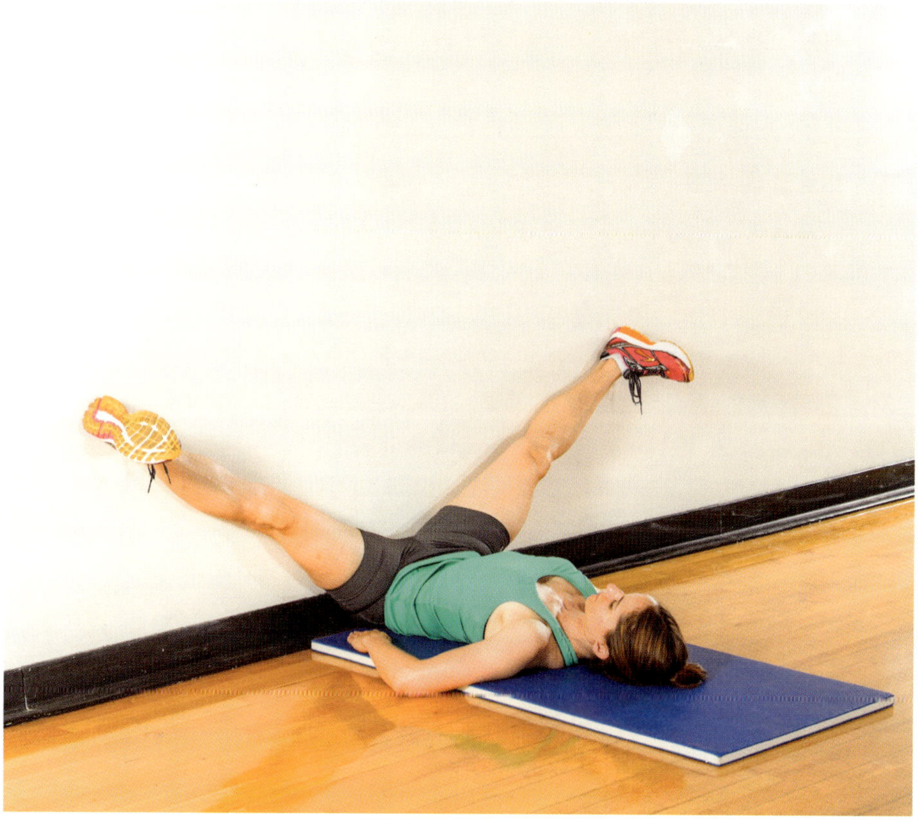

10.10b 벽에 다리 기대고 라잉 레그 어덕션 종료 자세

운동수행력 향상을 위한 조언

- 맨몸으로 시작한다.
- 동작이 어려워지면, 단축성 부분을 보조하기 위해 손을 사용할 수 있다.
- 동작이 너무 쉬워지면, 신장성 단계에서 부하를 증가시키기 위해 발목에 중량을 추가할 수 있다.

재활을 위한 상지 및 하지 운동 방법

근육, 관절, 힘줄, 그리고 인대의 부상은 종종 저항 훈련으로 재활 과정이 진행된다. 부상으로 인해 정상적인 관절과 조직의 가동범위 그리고 근육의 기능이 제한된 경우 특히 그렇다. 주요한 목표는 가벼운 부하로 시작하여 부상과 관련된 근육과 관절 구조가 강해짐에 따라 점진적으로 더 많은 무게를 추가하는 것이다. 재활을 시작할 때, 운동은 체중과 가동범위만 수반할 수 있다. 재활 인구는 퍼스널 트레이너에게 특별한 고려 사항을 제시한다는 점에 유의한다. 허약하고 운동이 제한된 많은 사람들은 종종 제2형 당뇨병, 만성 폐쇄성 폐 질환, 심혈관계 질환, 신경계 질환과 같은 만성 질환을 앓고 있다. 이러한 고객은 근육량을 유지하기 위한 적절한 힘을 생성할 수 없거나 일부 훈련 세션을 완료하기 위한 에너지가 부족할 수 있다. 따라서 이러한 고객에게 신장성 훈련을 안전하게 도입하기 위해, 신장성 부하 단계 동안 점진적으로 증가시키는 것이 부작용, 근육 손상, 또는 바람직하지 않은 통증을 피하는 데 도움이 될 것이다.

사례 연구: 고객 프로필 및 목표

로즈마리Rosemary는 지역 사업체의 58세 회계사이다. 그녀의 키는 5피트 2인치(157.4cm)이고 몸무게는 149파운드(67.6kg)이다. 그녀의 체지방률은 35% 정도로 추정된다. 그녀는 좌식 생활을 주로 하며 최근 제2형 당뇨병을 진단받았다. 의사는 그녀가 훨씬 더 활동적이기를 원하며 만약 그녀가 생활 방식을 바꾸지 않는다면 생명을 위협하는 낙상을 초래할 수 있는 근위축을 경험할 것이라고 걱정한다. 그녀는 지역 자치회에 가입했고 지난 2개월 동안 규칙적으로 걷고 있다. 그녀는 스마트폰의 만보계를 사용하며 현재 하루에 약 4,500보를 걷고 있다. 그녀의 목표는 3개월 안에 8,000보에 도달하고 보편적인 근력과 근지구력에 도달하는 것이다. 로즈마리는 심각한 근골격계 부상을 가지고 있지 않다. 그러나 그녀의 일과에 걷기를 추가한 이후로, 경미한 족저 근막염과 왼쪽 햄스트링에 경미한 염좌가 생기기 시작했다. 참고: 퍼스널 트레이너를 위한 예시로 제시된 5장에서 9장까지의 사례 연구와의 일관성을 위해, 10장에서는 이 고객의 훈련 프로그램을 위해 선택된 실제 운동을 제시하고 있다.

신장성 훈련 강조 재활 프로그램의 3주 메조사이클

요일	운동	세트 횟수	반복횟수	테크닉
월	머신 체스트 프레스	1~2	10~15	EE
	와이드 그립 랫풀다운	1~2	10~15	EE
	시티드 머신 숄더 프레스	1~2	10~15	EE
	얼티네이트 덤벨 컬	1~2	10~15	EE
	트라이셉스 케이블 프레스 다운	1~2	10~15	EE
화	레그 프레스	1~2	10~15	EE
	시티드 햄스트링 컬	1~2	10~15	2UP/1DN
	레그 익스텐션	1~2	8~12	2UP/1DN
	스탠딩 힐 레이즈	1~2	8~12	2UP/1DN
	플랭크	1~2	30~60초	
수	휴식			

요일	운동	세트 횟수	반복횟수	테크닉
목	덤벨 체스트 플라이	1~2	10~15	EE
	시티드 숄더 프레스	1~2	10~15	2UP/1DN
	시티드 케이블 로우	1~2	10~15	2UP/1DN
	바벨 컬	1~2	10~15	EE
	머신 트라이셉스 익스텐션	1~2	10~15	EE
금	스미스 머신 스쿼트	1~2	10~15	EE
	라잉 햄스트링 컬	1~2	10~15	CON-ECC
	워킹 런지	1~2	10~15	EE
	스탠딩 카프 레이즈	1~2	10~15	2UP/1DN
	레그 레이즈	1~2	10~15	EE
토	유산소 운동(15~25분 가벼운 강도)			
	전신 스트레칭			
일	휴식			

주요 운동 방법으로 전환하기 전에 고객의 운동에 다양성을 추가하는 데 사용할 수 있는 운동 변경 목록이 있다. 퍼스널 트레이너는 신장성 근육 수축을 목표로 하는 재활 운동이 가동성을 개선하고 낙상을 예방하는 목표를 가진 노인 고객에게도 도움이 될 수 있다는 것을 인식하는 것이 중요하다. 라스테이요와 연구자들(2014)은 낙상의 위험이 높지 않은 사람들의 경우에도, 신장성 근육 훈련으로 인해 증가된 근육량, 근력, 그리고 파워가 그들이 수행하는 활동에 대한 신체적 기능 안전 요소를 제공할 것이라고 말했다. 재활 과정에서 신장성 훈련을 포함하는 프로그램은 일반적으로 참가자와 그들의 운동 수준을 고려해야 한다.

운동	운동 변경 목록
상지 재활 트레이닝 운동	
사이드 라잉 익스터널 숄더 로테이션	덤벨 대신 탄성 밴드
숄더 플렉션, 엘보우 플렉션, 숄더 어덕션	덤벨 대신 케틀벨
포암 익스텐션	덤벨 대신 케틀벨
숄더 익스텐션	덤벨 대신 중량 원판
원암 숄더 플렉션	탄성 밴드 대신 덤벨 또는 케틀벨, 바벨을 이용한 두 팔 올리기
하지 재활 트레이닝 운동	
스탠딩 플랜타 플렉션	투업/원다운 양발 방법을 사용한 서서 발바닥 쪽 굽힘(2장에서 설명)
노르딕 니 플렉션	리버스 머신 햄스트링-둔근 레이즈
경사 보드에서 스탠딩 힙 플렉션 그리고 니 플렉션	중량 조끼 또는 배낭을 착용하고 운동 완료
시티드 니 플렉션	한 발씩 그리고 양발 방법을 사용하는 투업/원다운 앉아서 무릎 굴곡 (2장에서 설명)
벽에 다리 기대고 라잉 레그 어덕션	발목 중량 추가

전신 재활

루틴 A

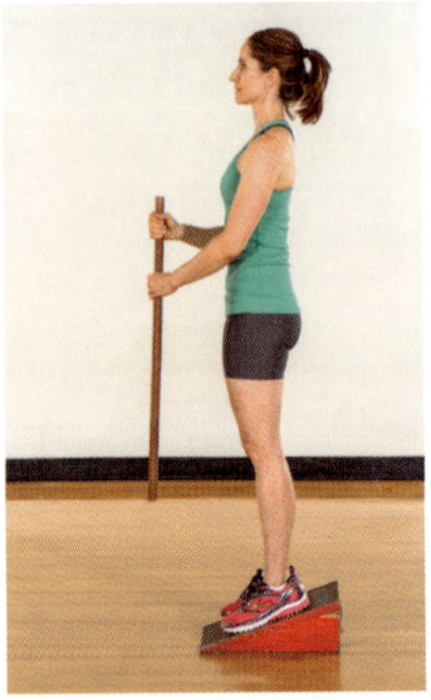

1 경사 보드에서 스탠딩 힙 플렉션과 니 플렉션

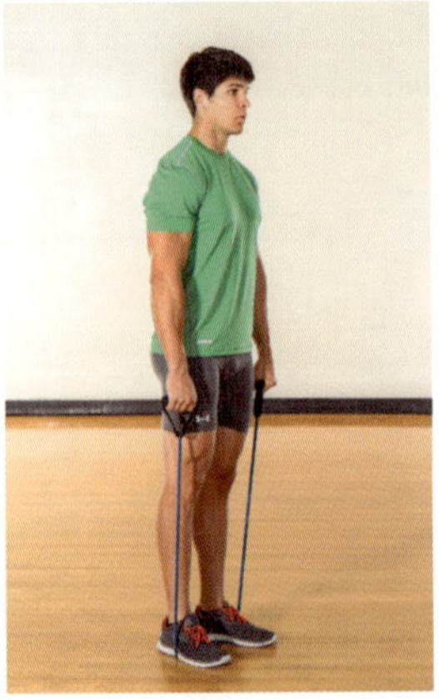

2 원암 숄더 플렉션

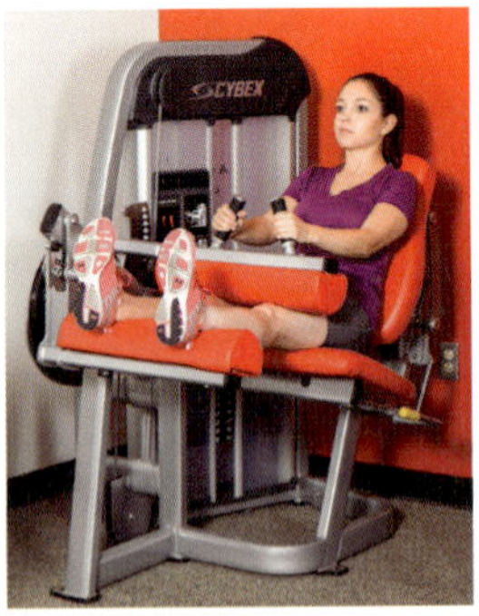

3 시티드 니 플렉션

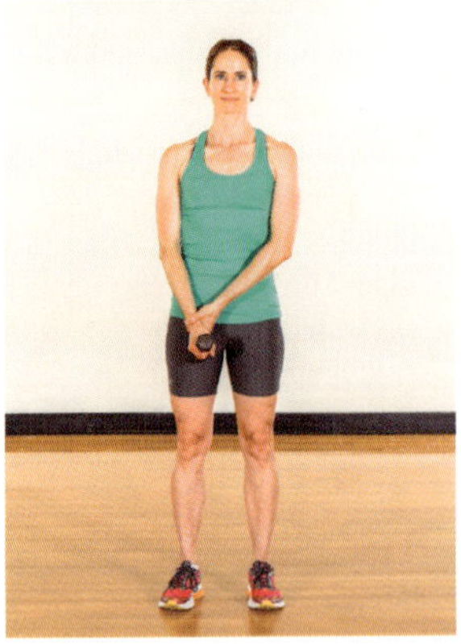

4 숄더 플렉션, 엘보우 플렉션, 숄더 어덕션

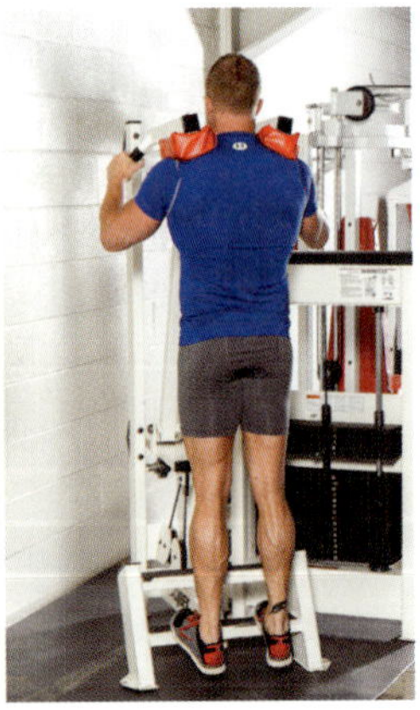

5 스탠딩 플랜타 플렉션

루틴 B

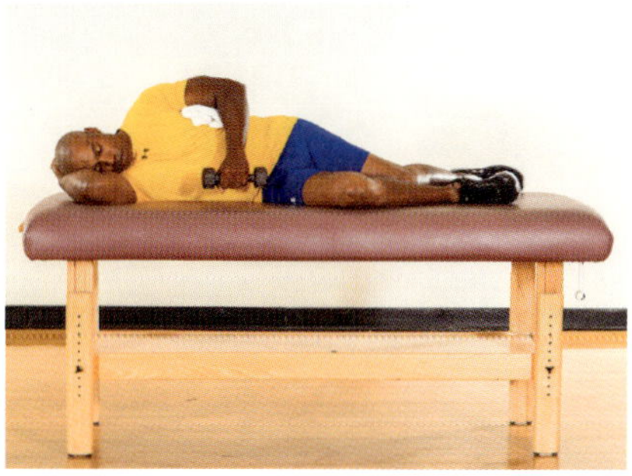

1 사이드 라잉 익스터널 숄더 로테이션

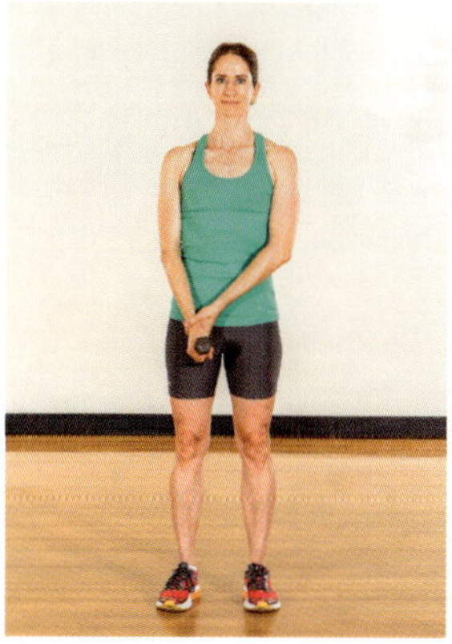

2 숄더 플렉션, 엘보우 플렉션, 숄더 어덕션

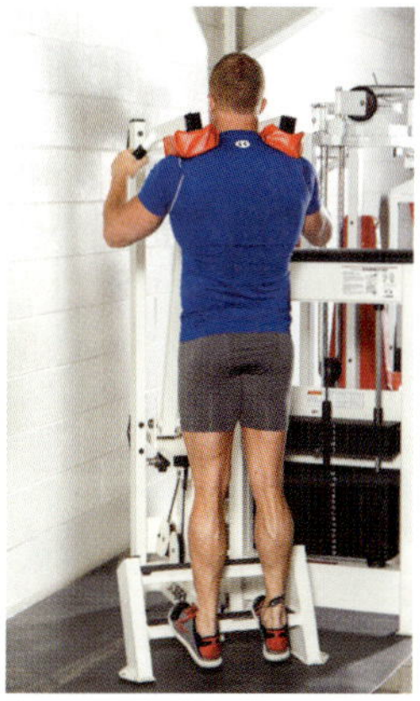

3 스탠딩 플랜타 플렉션

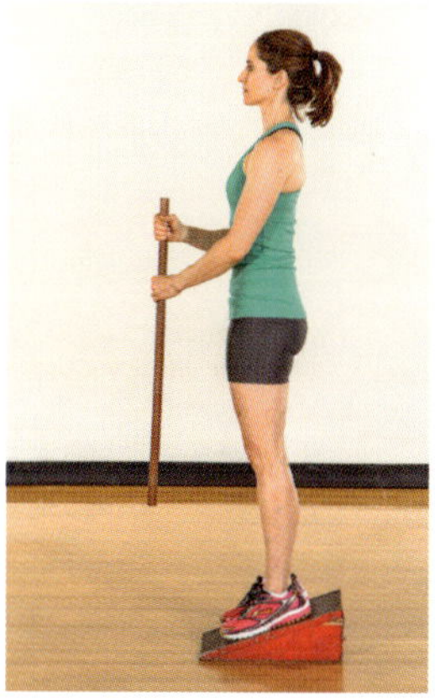

4 경사 보드에서 스탠딩 힙 플렉션과 니 플렉션

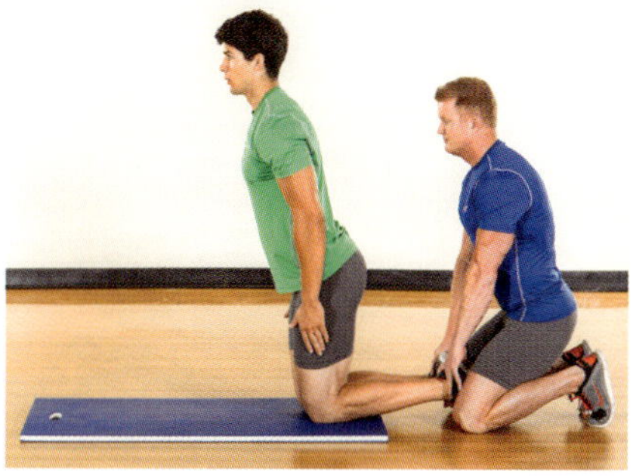

5 노르딕 니 플렉션

루틴 C

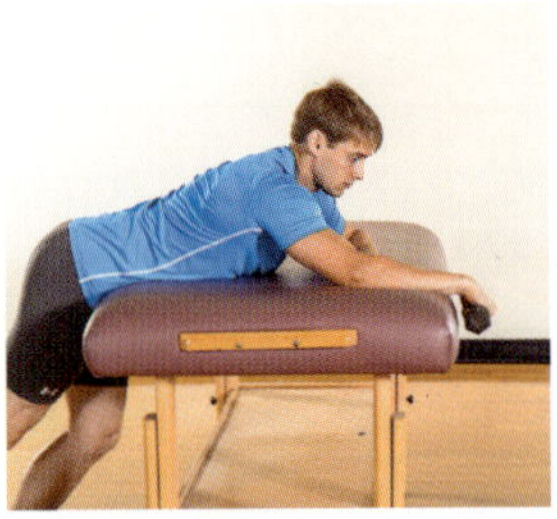

1 포암 익스텐션

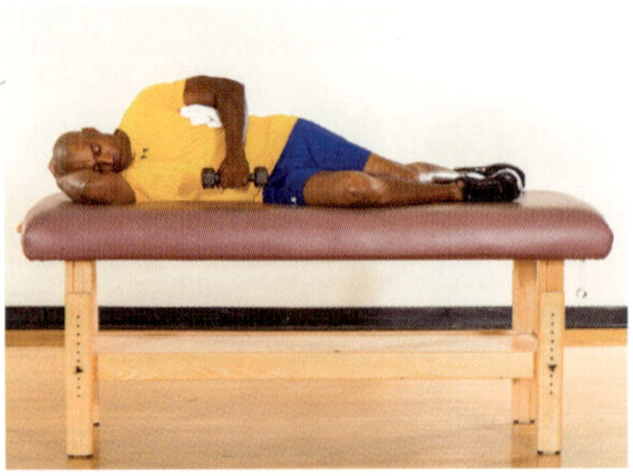

2 사이드 라잉 익스터널 숄더 로테이션

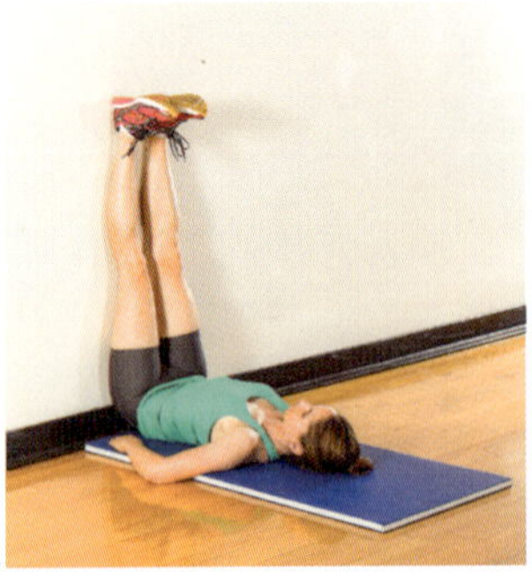

3 벽에 다리 기대고 라잉 레그 어덕션

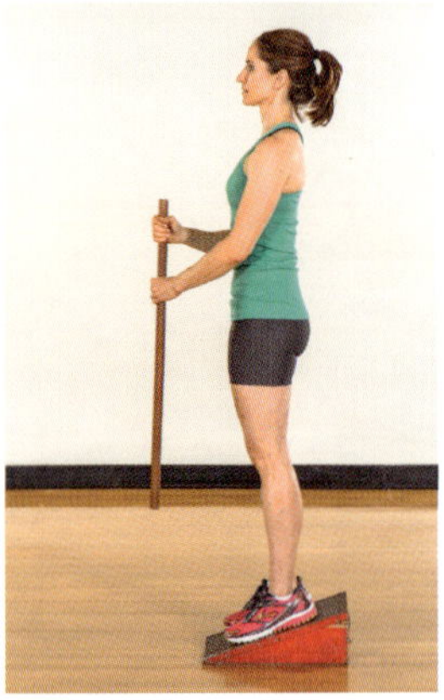

4 경사 보드에서 스탠딩 힙 플렉션과 니 플렉션

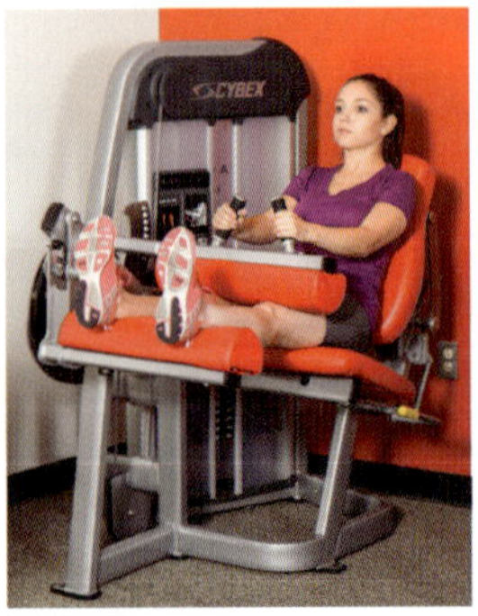

5 시티드 니 플렉션

 From L. Kravitz and A. Bubbico, 2015, *Essentials of Eccentric Training* (Champaign, IL: Human Kinetics).

전신 재활

루틴 D

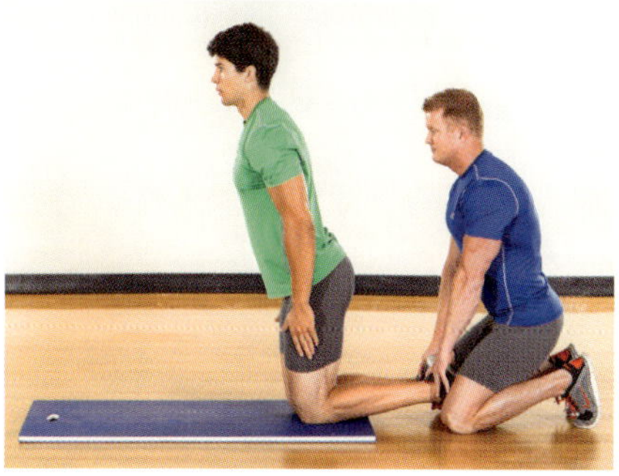

1 노르딕 니 플렉션

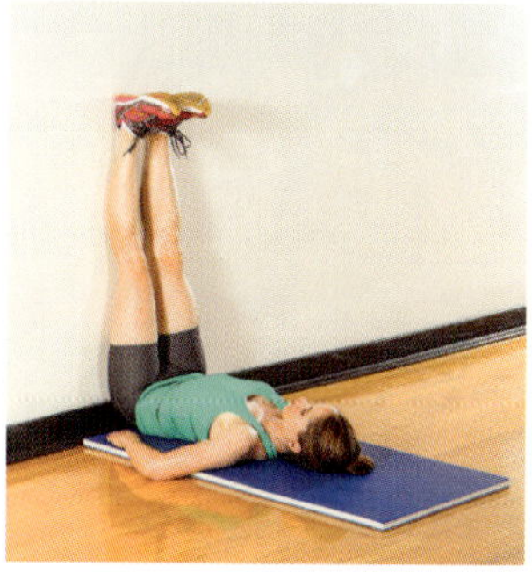

2 벽에 다리 기대고 라잉 레그 어덕션

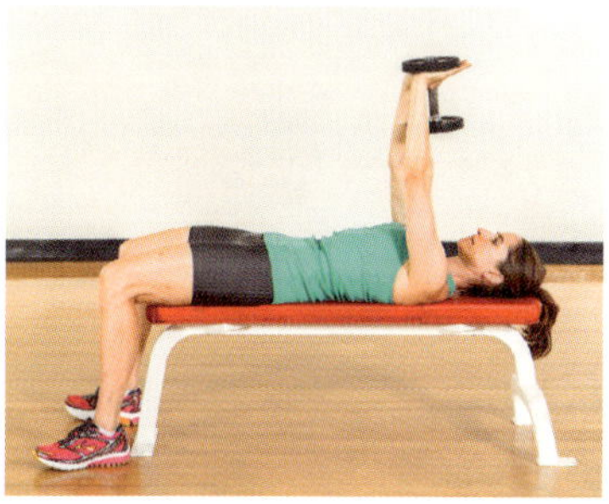

3 숄더 익스텐션

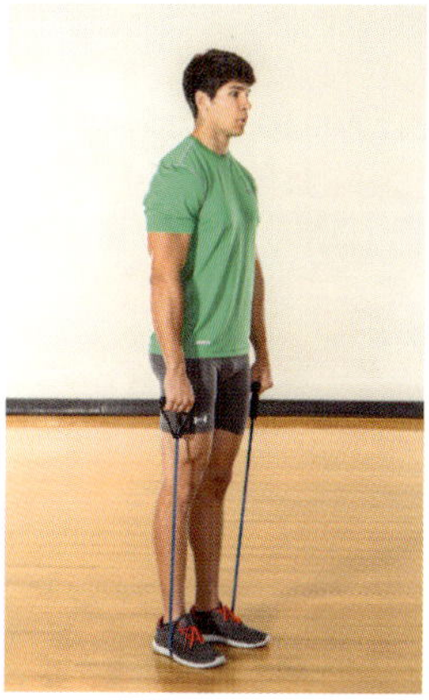

4 워밍 숄더 플렉션

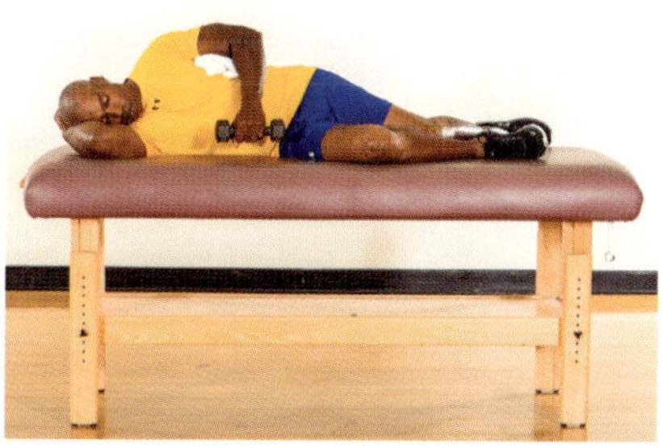

5 사이드 라잉 익스터널 숄더 로테이션

From L. Kravitz and A. Bubbico, 2015, *Essentials of Eccentric Training* (Champaign, IL: Human Kinetics).

부록 A

8주간의 근비대 단계

이 예시는 신장성 훈련을 저항 훈련 프로그램의 근비대 단계를 통합하는 방법을 보여준다.

1주 및 2주: 도입 단계

일요일: 휴식

월요일: 당기기(등 및 이두근)

- 와이드 그립 랫풀다운(3세트 및 횟수 12~15RM)
- 스탠딩 데드리프트(3세트 및 횟수 12~15RM)
- 덤벨 원암 로우(3세트 및 횟수 12~15RM)
- 바벨 컬(3세트 및 횟수 12~15RM)
- 덤벨 스탠딩 바이셉스 컬(3세트 및 횟수 12~15RM)

화요일: 밀기(가슴, 어깨 및 삼두근)

- 덤벨 체스트 프레스(3세트 및 횟수 12~15RM)
- 덤벨 체스트 플라이(3세트 및 횟수 12~15RM)
- 덤벨 숄더 프레스(3세트 및 횟수 12~15RM)
- 덤벨 사이드 래터럴 레이즈(3세트 및 횟수 12~15RM)
- 트라이셉스 케이블 푸시다운(3세트 및 횟수 12~15RM)

수요일: 하체 및 복근(대퇴사두근, 햄스트링, 종아리)

- 바벨 백 스쿼트(3세트 및 횟수 12~15RM)
- 라잉 햄스트링 컬(3세트 및 횟수 12~15RM)
- 레그 익스텐션(3세트 및 횟수 12~15RM)
- 스탠딩 카프 레이즈(3세트 및 횟수 12~15RM)
- 중량 크런치(3세트 및 횟수 12~15RM): 짐볼에서 하거나 추가적인 중량 6~10파운드(3~5kg)의 메디신볼을 가슴에 들고 수행한다. -EE

목요일: 휴식

금요일: 상체 전체

- 덤벨 벤치 프레스(3세트 및 횟수 12~15RM)
- 와이드 그립 랫풀다운(3세트 및 횟수 12~15RM)
- 덤벨 체스트 플라이(3세트 및 횟수 12~15RM)
- 시티드 머신 로우(3세트 및 횟수 12~15RM)
- 덤벨 숄더 프레스(3세트 및 횟수 12~15RM)
- 리버스 덤벨 플라이(3세트 및 횟수 12~15RM)
- 벤트 오버 트라이셉스 킥백(3세트 및 횟수 12~15RM)
- 얼티네이트 덤벨 컬(3세트 및 횟수 12~15RM)

토요일: 하체 전체

- 레그 프레스(3세트 및 횟수 12~15RM)
- 워킹 런지(3세트 및 횟수 12~15RM)
- 스티프 레그 데드리프트(3세트 및 횟수 12~15RM)
- 시티드 카프 레이즈(3세트 및 횟수 12~15RM)
- 로만체어 레그 레이즈(3세트 및 횟수 12~15RM)

3주 및 4주: 근비대 단계

일요일: 휴식

월요일: 당기기(등 및 이두근)

- 풀업(필요한 경우 어시스트 활용)(4세트 및 횟수 8~12RM 구역: 고객은 이 8~12회 반복 운동 범위에서 피로를 호소할 것이다)
- 스탠딩 데드리프트(4세트 및 횟수 8~12RM)
- 벤트 오버 바벨 로우(4세트 및 횟수 8~12RM)
- 스트레이트 바 컬(4세트 및 횟수 8~12RM)
- 머신 프리처 컬(4세트 및 횟수 8~12RM)

화요일: 밀기(가슴, 어깨 및 삼두근)

- 벤치 프레스(4세트 및 횟수 8~12RM)
- 인클라인 덤벨 프레스(4세트 및 횟수 8~12RM)
- 덤벨 체스트 플라이(4세트 및 횟수 8~12RM)
- 라잉 트라이셉스 익스텐션(4세트 및 횟수 8~12RM)
- 트라이셉스 로프 프레스 다운(4세트 및 횟수 8~12RM)

수요일: 하체

- 바벨 백 스쿼트(4세트 및 횟수 8~12RM)
- 레그 익스텐션(4세트 및 횟수 8~12RM)
- 라잉 레그 컬(4세트 및 횟수 8~12RM)
- 스탠딩 카프 레이즈(4세트 및 횟수 8~12RM)
- 중량 크런치(3세트 및 횟수 8~12RM): 짐볼에서 하거나, 추가적인 부하를 위해서 중량 4~10파운드(2~5kg)의 메디신볼을 머리 위에 들고 수행한

다. -EE

목요일: 휴식

금요일: 상체 전체

케이블 크로스오버 플라이(4세트 및 횟수 8~12RM)

와이드 그립 랫풀다운(4세트 및 횟수 8~12RM)

덤벨 플랫 체스트 프레스(4세트 및 횟수 8~12RM) 원암 덤벨 로우(4세트 및 횟수 8~12RM)

사이드 래터럴 레이즈(4세트 및 횟수 8~12RM)

시티드 덤벨 얼터네이트-숄더 프레스(4세트 및 횟수 8~12RM)

덤벨 오버헤드 트라이셉스 익스텐션(4세트 및 횟수 8~12RM)

덤벨 해머 컬(4세트 및 횟수 8~12RM)

플랭크(3세트 및 최대 횟수)

토요일: 하체 전체

바벨 프론트 스쿼트(4세트 및 횟수 8~12RM)

워킹 런지(4세트 및 횟수 8~12RM)

스티프 레그 데드리프트(4세트 및 횟수 8~12RM)

시티드 카프 레이즈(4세트 및 횟수 8~12RM)

행잉 레그 레이즈(4세트 및 횟수 8~12RM)

5주: 신장성 강조

신장성 단계에서는 천천히 움직이고 단축성 단계에서는 빠르게 움직이는 데 집중한다.

일요일: 휴식

월요일: 밀고 당기기(가슴 및 등)

벤치 프레스(4세트 및 횟수 8~12RM)

인클라인 바벨 프레스(4세트 및 횟수 8~12RM)

덤벨 풀오버(4세트 및 횟수 8~12RM)

와이드 그립 랫풀다운(4세트 및 횟수 8~12RM)

시티드 케이블 로우(4세트 및 횟수 8~12RM)

화요일: 보조근(어깨, 이두근 및 삼두근)

사이드 래터럴 레이즈(4세트 및 횟수 8~12RM)

리버스 덤벨 플라이(4세트 및 횟수 8~12RM)

스미스 머신 밀리터리 프레스(4세트 및 횟수 8~12RM)

스탠딩 덤벨 컬(4세트 및 횟수 8~12RM)

벤트 오버 트라이셉스 킥백(4세트 및 횟수 8~12RM)

EZ 바 컬(4세트 및 횟수 8~12RM)

트라이셉스 케이블 푸시다운(4세트 및 횟수 8~12RM)

수요일: 하체

바벨 백 스쿼트(4세트 및 횟수 8~12RM)

스탠딩 데드리프트(4세트 및 횟수 8~12RM)

시티드 햄스트링 컬(4세트 및 횟수 8~12RM)

레그 익스텐션(4세트 및 횟수 8~12RM)

스탠딩 카프 레이즈(4세트 및 횟수 8~12RM)

중량 크런치(4세트 및 횟수 8~12RM): 짐볼에서 하거나, 추가적인 중량 6~10파운드(3~5kg)의 메디신볼을 가슴에 들고 수행한다. -EE

목요일: 휴식

금요일: 상체(밀고, 당기기)

플랫 벤치 덤벨 체스트 플라이(4세트 및 횟수 8~12RM)

플랫 벤치 덤벨 체스트 프레스(4세트 및 횟수 8~12RM)

클로스 그립 랫풀다운(4세트 및 횟수 8~12RM)

리버스 그립 벤트 오버 로우(4세트 및 횟수 8~12RM)

클로스 그립 벤치 프레스(4세트 및 횟수 8~12RM)

트라이셉스 로프 프레스 다운(4세트 및 횟수 8~12RM)

스트레이트 바 컬(4세트 및 횟수 8~12RM)

덤벨 해머 컬(4세트 및 횟수 8~12RM)

토요일: 하체 전체 워킹 런지(4세트 및 횟수 8~12RM)

스티프 레그 데드리프트(4세트 및 횟수 8~12RM)

레그 프레스(4세트 및 횟수 8~12RM)

시티드 카프 레이즈(4세트 및 횟수 8~12RM)

행잉 레그 레이즈(4세트 및 횟수 8~12RM)

6주: 근비대 단계

일요일: 휴식

월요일: 당기기(등 및 이두근)

풀업(필요한 경우 어시스트 활용)(4세트 및 횟수 8~12RM 구역: 고객은 이 8~12회 반복 운동 범위에서 피로를 호소할 것이다)

벤트 오버 바벨 로우(4세트 및 횟수 8~12RM)

EZ 바 컬(4세트 및 횟수 8~12RM)

머신 프리처 컬(4세트 및 횟수 8~12RM)

화요일: 밀기(가슴 및 삼두근)

플랫 덤벨 프레스(4세트 및 횟수 8~12RM)

인클라인 덤벨 프레스(4세트 및 횟수 8~12RM)

덤벨 체스트 플라이(4세트 및 횟수 8~12RM)

라잉 트라이셉스 익스텐션(4세트 및 횟수 8~12RM)

트라이셉스 케이블 푸시다운(4세트 및 횟수 8~12RM)

수요일: 하체

바벨 백 스쿼트(4세트 및 횟수 8~12RM)

스티프 레그 데드리프트(4세트 및 횟수 8~12RM)

라잉 레그 컬(4세트 및 횟수 8~12RM)

시티드 카프 레이즈(4세트 및 횟수 8~12RM)

스탠딩 카프 레이즈(3세트 및 횟수 8~12RM)

목요일: 어깨

원암 사이드 래터럴 레이즈(4세트 및 횟수 8~12RM)

덤벨 프론트 레이즈(4세트 및 횟수 8~12RM)

리버스 덤벨 플라이(4세트 및 횟수 8~12RM)

바벨 슈러그(4세트 및 횟수 8~12RM)

시티드 숄더 프레스(3세트 및 횟수 8~12RM)

금요일: 휴식

토요일: 전신

바벨 프론트 스쿼트(4세트 및 횟수 8~12RM) 레그 프레스(4세트 및 횟수 8~12RM)

라잉 햄스트링 컬(4세트 및 횟수 8~12RM) 인클라인 바벨 프레스(4세트 및 횟수 8~12RM)

머신 로우(4세트 및 횟수 8~12RM)

조트만 컬(4세트 및 횟수 8~12RM)

리버스 그립 트라이셉스 케이블 푸시다운(4세트 및 횟수 8~12RM)

플랭크(3세트 및 최대 횟수)

중량 크런치(3세트 및 횟수 8~12RM): 짐볼에서 하거나, 추가적인 부하를 위해 중량 4~10파운드(2~5kg)의 메디신볼을 머리 위에 들고 메디신볼을 머리 위에 들고 수행한다. -EE

7주: 최대 신장성 및 투업/원다운 기법을 활용한 신장성 강조

일요일: 휴식

월요일: 밀고 당기기(가슴 및 등)

벤치 프레스(4세트 및 횟수 1 또는 2 100~130% RM): 신장성(보조자는 단축성 구간에서 도움이 된다)

인클라인 덤벨 프레스(4세트 및 횟수 8~12RM): 2UP/1DN

덤벨 풀오버(4세트 및 횟수 8~12RM): EE

와이드 그립 랫풀다운(4세트 및 횟수 1 또는 2 100~130% RM): 신장성(보조자는 단축성 구간에서 도움이 된다)

투암 벤트 오버 덤벨 로우(4세트 및 횟수 8~12RM): 2UP/1DN

화요일: 보조근(어깨, 이두근, 삼두근)

사이드 래터럴 레이즈(3세트 및 횟수 8~12RM): 2UP/1DN

리버스 덤벨 플라이(3세트 및 횟수 8~12RM): EE

스미스 머신 밀리터리 프레스(4세트 및 횟수 1 또는 2 100~130% RM): 신장성(보조자는 단축성 구간에서 도움이 된다)

스탠딩 덤벨 컬(3세트 및 횟수 1 또는 2 100~130% RM): 신장성(보조자는 단축성 구간에서 도움이 된다)

벤트 오버 트라이셉스 킥백(3세트 및 횟수 8~12RM): 2UP/1DN

수요일: 하체

바벨 백 스쿼트(4세트 및 횟수 1 100~130% RM): 신장성(보조자는 단축성 구간에서 도움이 된다. 안전을 위해 파워랙 사용)

스탠딩 데드리프트(4세트 및 횟수 8~12RM): EE

시티드 햄스트링 컬(4세트 및 횟수 8~12RM): 2UP/1DN

레그 익스텐션(4세트 및 횟수 8~12RM): 2UP/1DN

스탠딩 카프 레이즈(4세트 및 횟수 8~12RM): 2UP/1DN

행잉 레그 레이즈(4세트 및 횟수 8~12RM): EE

목요일: 휴식

금요일: 상체 전체

플랫 벤치 덤벨 체스트 플라이(4세트 및 횟수 8~12RM): EE

플랫 벤치 덤벨 체스트 프레스(4세트 및 횟수 8~12RM): 2UP/1DN

클로스 그립 랫풀다운(4세트 및 횟수 1 또는 2 100~130% RM): 2UP(보조자는 단축성 구간에서 도움이 된다)

리버스 그립 벤트 오버 로우(4세트 및 횟수 8~12RM): EE

밀리터리 프레스(4세트 및 횟수 8~12RM): EE

클로스 그립 벤치 프레스(RM의 100%-130%로 1~2회씩 4세트 반복): 신장성으로 운동, 보조자는 단축성 구간에서만 도움을 준다.

트라이셉스 케이블 푸시다운(RM의 100%-130%로 1~2회씩 4세트 반복): 신장성(보조자는 단축성 구간에서 도움이 된다)

덤벨 해머 컬(4세트 및 횟수 8~12RM): 2UP/1DN

토요일: 하체 전체

워킹 런지(4세트 및 횟수 8~12RM): EE

스티프 레그 데드리프트(4세트 및 횟수 8~12RM): EE

레그 프레스(4세트 및 횟수 1 또는 2 100~130% RM): 신장성(보조자는 단축성 구간에서 도움이 된다)

시티드 카프 레이즈(4세트 및 횟수 8~12RM): 2UP/1DN

중량 크런치(4세트 및 횟수 8~12RM): 짐볼에서 하거나 추가적인 중량 6~10파운드(3~5kg)의 메디신볼을 가슴에 들고 수행한다. -EE

8주: 근비대 단계

일요일: 휴식

월요일: 당기기(등 및 이두근)

케이블 크로스오버 플라이(3세트 및 횟수 8~12RM)

와이드 그립 랫풀다운(3세트 및 횟수 8~12RM)

덤벨 플랫 체스트 프레스(3세트 및 횟수 8~12RM)

원암 덤벨 로우(3세트 및 횟수 8~12RM)

사이드 래터럴 레이즈(4세트 및 횟수 8~12RM)

트라이셉스 케이블 푸시다운(4세트 및 횟수 8~12RM)

덤벨 해머 컬(4세트 및 횟수 8~12RM)

플랭크(3세트 및 최대 횟수)

화요일: 하체 전체

바벨 백 스쿼트(3세트 및 횟수 8~12RM)

워킹 런지(3세트 및 횟수 8~12RM)

스티프 레그 데드리프트(3세트 및 횟수 8~12RM)

시티드 카프 레이즈(3세트 및 횟수 8~12RM)

행잉 레그 레이즈(3세트 및 횟수 8~12RM)

수요일: 휴식

목요일: 상체 전체

덤벨 체스트 플라이(3세트 및 횟수 8~12RM)

인클라인 덤벨 프레스(3세트 및 횟수 8~12RM)

벤트 오버 바벨 로우(3세트 및 횟수 8~12RM)

덤벨 숄더 프레스(3세트 및 횟수 8~12RM)

트라이셉스 프레스 다운(3세트 및 횟수 8~12RM)

머신 프리처 컬(3세트 및 횟수 8~12RM)

중량 크런치(3세트 및 횟수 8~12RM): 짐볼에서 하거나, 추가적인 부하를 위해서 중량 4~10파운드(2~5kg)의 메디신볼을 머리 위에 들고 수행한다. -EE

금요일: 하체 전체

바벨 프론트 스쿼트(3세트 및 횟수 8~12RM)

레그 프레스(3세트 및 횟수 8~12RM)

햄스트링 컬(3세트 및 횟수 8~12RM)

스탠딩 카프 레이즈(3세트 및 횟수 8~12RM)

플랭크(3세트 및 최대 횟수)

토요일: 휴식

부록 B

8주간의 지구력과 체성분 변화를 위한 컨디셔닝 단계

이 예시는 저항 훈련 프로그램에서 지구력과 체성분 변화를 위한 궁극적인 컨디셔닝 단계에 신장성 훈련을 통합하는 방법을 보여준다.

1주 및 2주: 도입 단계

일요일: 휴식

월요일: 당기기(등 및 이두근)

- 와이드 그립 랫풀다운(3세트 및 횟수 12~15RM)
- 스탠딩 데드리프트(3세트 및 횟수 12~15RM)
- 원암 덤벨 로우(3세트 및 횟수 12~15RM)
- 바벨 컬(3세트 및 횟수 12~15RM)
- 덤벨 스탠딩 바이셉스 컬(3세트 및 횟수 12~15RM)

화요일: 밀기(가슴, 어깨, 삼두근)

- 덤벨 체스트 프레스(3세트 및 횟수 12~15RM)
- 덤벨 체스트 플라이(3세트 및 횟수 12~15RM)
- 덤벨 숄더 프레스(3세트 및 횟수 12~15RM)
- 덤벨 사이드 래터럴 레이즈(3세트 및 횟수 12~15RM)
- 트라이셉스 케이블 푸시다운(3세트 및 횟수 12~15RM)

수요일: 하체 및 복근(대퇴사두근, 햄스트링, 종아리)

- 바벨 백 스쿼트(3세트 및 횟수 12~15RM)
- 라잉 햄스트링 컬(3세트 및 횟수 12~15RM)
- 레그 익스텐션(3세트 및 횟수 12~15RM)
- 스탠딩 카프 레이즈(3세트 및 횟수 12~15RM)
- 중량 크런치(3세트 및 횟수 12~15RM): 짐볼에서 하거나 추가적인 중량 6~10파운드(3~5kg)의 메디신 볼을 가슴에 들고 수행한다. -EE

목요일: 휴식

금요일: 상체 전체

- 덤벨 벤치 프레스(3세트 및 횟수 12~15RM)
- 와이드 그립 랫풀다운(3세트 및 횟수 12~15RM)
- 덤벨 체스트 플라이(3세트 및 횟수 12~15RM)
- 시티드 머신 로우(3세트 및 횟수 12~15RM)
- 덤벨 숄더 프레스(3세트 및 횟수 12~15RM)
- 리버스 덤벨 플라이(3세트 및 횟수 12~15RM)
- 벤트 오버 트라이셉스 킥백(3세트 및 횟수 12~15RM)
- 얼티네이트 덤벨 컬(3세트 및 횟수 12~15RM)

토요일: 하체 전체

- 레그 프레스(3세트 및 횟수 12~15RM)
- 워킹 런지(3세트 및 횟수 12~15RM)
- 스티프 레그 데드리프트(3세트 및 횟수 12~15RM)
- 시티드 카프 레이즈(3세트 및 횟수 12~15RM)
- 로만체어 레그 레이즈(3세트 및 횟수 12~15RM)

3주 및 4주: 근력 단계

일요일: 휴식

월요일: 하체 및 어깨

- 바벨 백 스쿼트(5세트 및 횟수 3~5RM)
- 레그 프레스(3세트 및 횟수 6~10RM)
- 오버헤드 프레스(5세트 및 횟수 3~5RM)
- 덤벨 사이드 래터럴 레이즈(3세트 및 횟수 6~10RM)

화요일: 가슴 및 등

- 벤치 프레스(5세트 및 횟수 3~5RM)
- 덤벨 체스트 플라이(3세트 및 횟수 6~10RM)
- 와이드 그립 랫풀다운(5세트 및 횟수 6~10RM): EE
- 벤트 오버 로우(3세트 및 횟수 6~10RM)

수요일: 휴식

목요일: 하체, 어깨, 승모근

- 오버헤드 스쿼트(5세트 및 횟수 3~5RM)
- 바벨 프론트 스쿼트(3세트 및 횟수 3~5RM)
- 바벨 슈러그(5세트 및 횟수 3~5RM)
- 바벨 업라이트 로우(3세트 및 횟수 6~10RM)

금요일: 보조일

- 와이드 그립 랫풀다운(5세트 및 횟수 3~5RM): EE
- 클로스 그립 벤치 프레스(5세트 및 횟수 3~5RM)
- 바벨 컬(5세트 및 횟수 3~5RM)
- 벤트 오버 트라이셉스 킥백(3세트 및 횟수 6~10RM)

덤벨 해머 컬(3세트 및 횟수 6~10RM)
행잉 레그 레이즈(3세트 및 횟수 6~10RM)
플랭크(3세트 30초)

토요일: 회복일
유산소 운동과 전신 스트레칭(예: 러닝머신, 사이클, 일랩티컬 등에서 20~30분 동안 유산소성 심폐 운동)

5주 및 6주: 신장성 강조

일요일: 휴식

월요일: 밀고 당기기(가슴 및 등)
벤치 프레스(4세트 및 횟수 1 또는 2 100~130% RM): 신장성(보조자는 단축성 구간에서 도움이 된다)
인클라인 덤벨 프레스(4세트 및 횟수 8~12RM): 2UP/1DN
덤벨 풀오버(4세트 및 횟수 8~12RM): EE(천천히 내리고, 빠르게 들기)
와이드 그립 랫풀다운(4세트 및 횟수 1 또는 2 100~130% RM): SUP 신장성(보조자는 단축성 구간에서 도움이 된다)
투암 벤트 오버 덤벨 로우(4세트 및 횟수 8~12RM): 2UP/1DN

화요일: 어깨, 이두근, 삼두근
사이드 래터럴 레이즈(3세트 및 횟수 8~12RM): 2UP/1DN
리버스 덤벨 플라이(3세트 및 횟수 8~12RM): EE
스미스 머신 밀리터리 프레스(4세트 및 횟수 1 또는 2 100~130% RM): 신장성(보조자는 단축성 구간에서 도움이 된다)
스탠딩 덤벨 컬(RM의 100%-130%로 1~2회씩 3세트 반복): 신장성(보조자는 단축성 구간에서 도움이 된다)
벤트 오버 트라이셉스 킥백(3세트 및 횟수 8~12RM): 2UP/1DN

수요일: 하체
바벨 백 스쿼트(RM의 100%-130%로 1~2회씩 4세트 반복): 신장성(보조자는 단축성 구간에서 도움이 되며, 안전을 위해 파워 랙 사용 권장)
스탠딩 데드리프트(4세트 및 횟수 8~12RM): EE
시티드 햄스트링 컬(4세트 및 횟수 8~12RM): 2UP/1DN
레그 익스텐션(4세트 및 횟수 8~12RM): 2UP/1DN
스탠딩 카프 레이즈(4세트 및 횟수 8~12RM): 2UP/1DN 행잉 레그 레이즈(4세트 및 횟수 8~12RM): EE

목요일: 휴식

금요일: 상체 전체
플랫 벤치 덤벨 체스트 플라이(4세트 및 횟수 8~12RM): EE
플랫 벤치 덤벨 체스트 프레스(4세트 및 횟수 8~12RM): 2UP/1DN
클로스 그립 랫풀다운(4세트 및 횟수 1 또는 2 100~130% RM): 신장성(보조자는 단축성 구간에서 도움이 된다)
리버스 그립 벤트 오버 로우(4세트 및 횟수 8~12RM): EE
밀리터리 프레스(4세트 및 횟수 8~12RM): EE
클로스 그립 벤치 프레스(4세트 및 횟수 1 또는 2 100~130% RM): 신장성(보조자는 단축성 구간에서 도움이 된다)
트라이셉스 케이블 푸시다운(4세트 및 횟수 1 또는 2 100~130% RM): 신장성(보조자는 단축성 구간에서 도움이 된다)
덤벨 해머 컬(4세트 및 횟수 8~12RM): 2UP/1DN

토요일: 하체 전체
워킹 런지(4세트 및 횟수 8~12RM): EE
스티프 레그 데드리프트(4세트 및 횟수 8~12RM): EE
레그 프레스(4세트 및 횟수 1 또는 2 100~130% RM): 신장성(보조자는 단축성 구간에서 도움이 된다)
시티드 카프 레이즈(4세트 및 횟수 8~12RM): 2UP/1DN
크런치(4세트 및 횟수 8~12RM): EE

7주 및 8주: 다이어트 컨디셔닝

일요일: 휴식

월요일: 전신
바벨 프론트 스쿼트(4세트 및 횟수 15~20RM)
밀리터리 프레스(4세트 및 횟수 15~20RM)
풀업(필요한 경우 어시스트 활용)(4세트 및 횟수 10~15RM)
딥스(필요한 경우 어시스트 활용)(4세트 및 횟수 15~20RM)
덤벨 워킹 런지(4세트 및 횟수20RM)

화요일: 인터벌 구간

8×400m 스프린트 최대 노력의 80~90% 그리고 1대 1 휴식-회복 비율로(400m 달리기를 하는 데 걸리는 시간과 같은 시간 동안 휴식을 취한다).

수요일: 코어

스탠딩 데드리프트(5세트 및 횟수 3~5RM)

행잉 레그 레이즈 또는 토투바(4세트 최대 횟수)

버피 100회(가능한 빠르게)

목요일: 휴식

금요일: 등

바벨 백 스쿼트(4세트 및 횟수 15~20RM)

라잉 햄스트링 컬(4세트 및 횟수 15~20RM)

벤치 프레스(4세트 및 횟수 15~20RM)

와이드 그립 랫풀다운(4세트 및 횟수 15~20RM)

바벨 컬(4세트 및 횟수 15~20RM)

트라이셉스 케이블 푸시다운(4세트 및 횟수 15~20RM)

플랭크(3세트 각 2분)

다양한 크런치(3세트 20~30회)

토요일: 로잉 운동

5×500m 스프린트 로잉(각 세트의 최대 노력, 각 세트 후 필요한 만큼 충분히 회복한 후 다시 500m 스프린트를 수행)

부록 C

7대 인기 스포츠 향상을 위한 운동

다음 목록에는 표시된 스포츠에 참여하는 모든 사람을 위한 기본 저항 훈련 운동이 포함되어 있다. 연습 문제는 중요한 순서대로 제시되어 있지는 않다. 최상의 결과를 얻으려면 여러 날에 걸쳐서 다양한 조합으로 수행해야 한다!

1. 미식축구

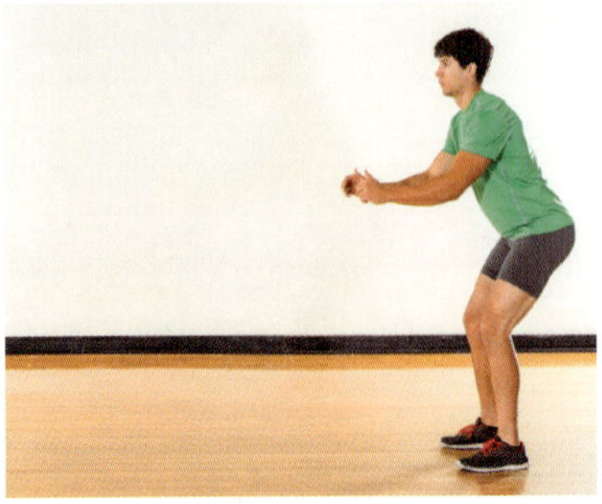

제자리멀리뛰기
128쪽

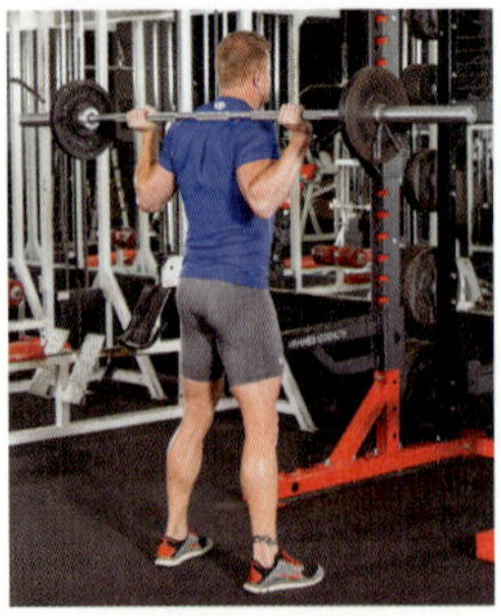

바벨 백 스쿼트
46쪽

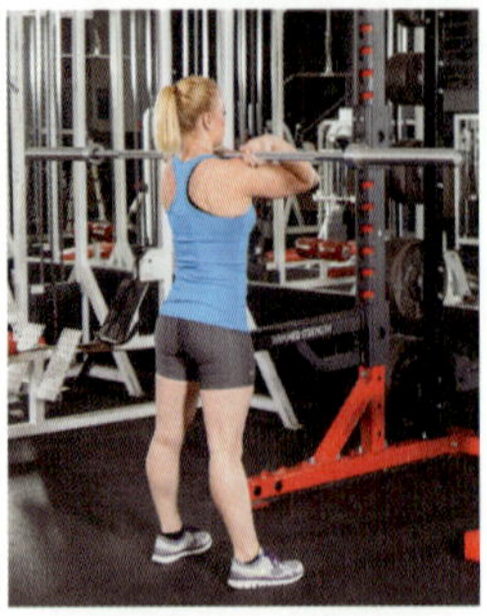

바벨 프론트 스쿼트
118쪽

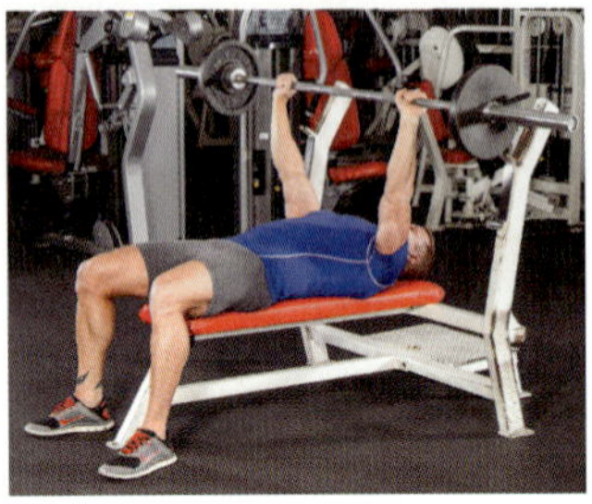

벤치 프레스
34쪽

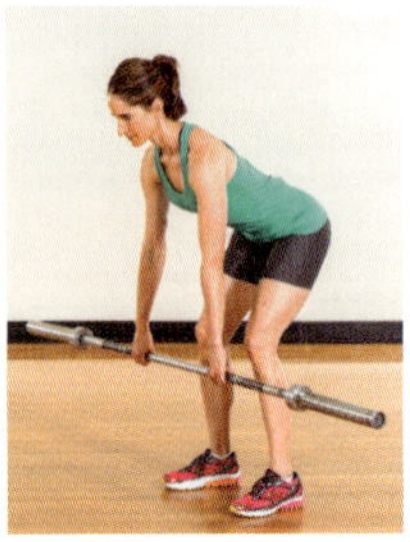

벤트 오버 바벨 로우
38쪽

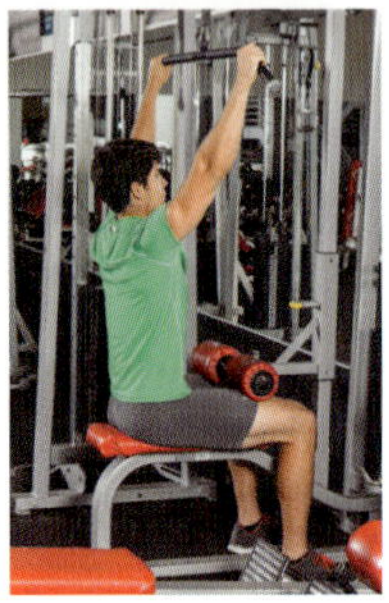

와이드 그립 랫풀다운
40쪽

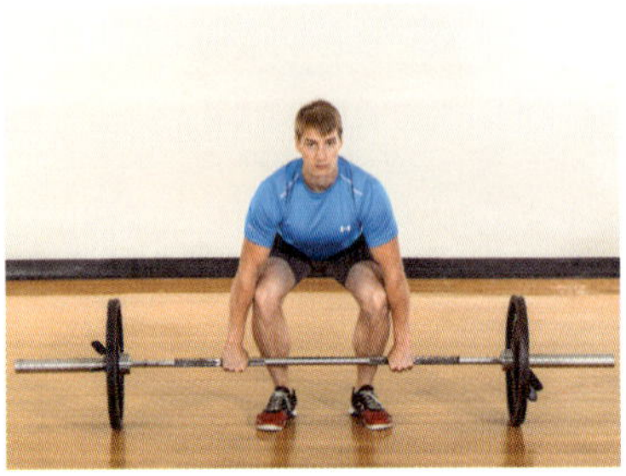

파워 클린
122쪽

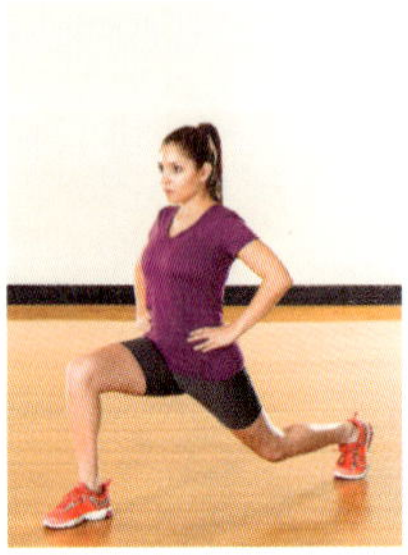

워킹 런지
88쪽

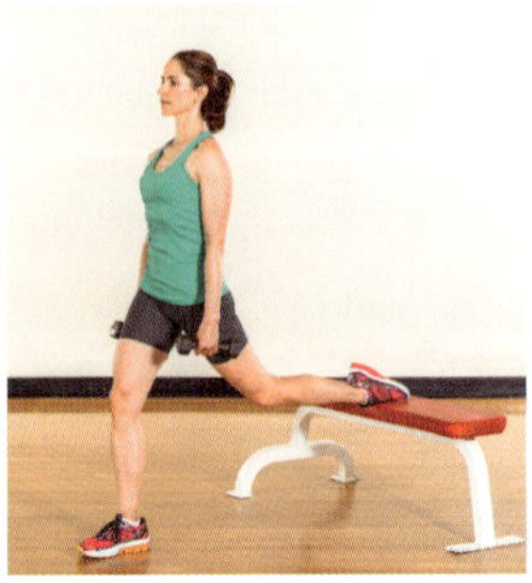

불가리안 런지
192쪽

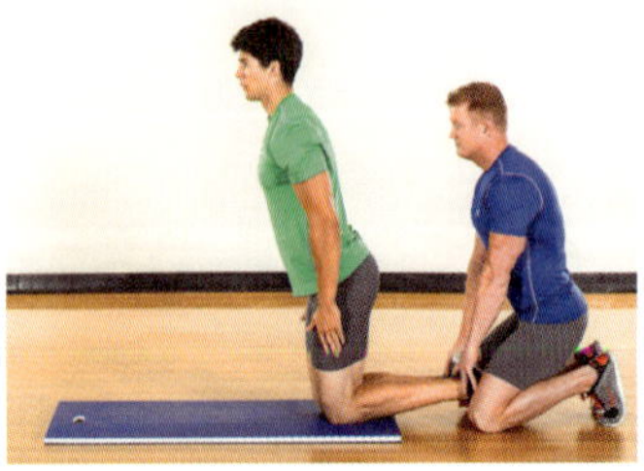

노르딕 니 플렉션
224쪽

2. 농구

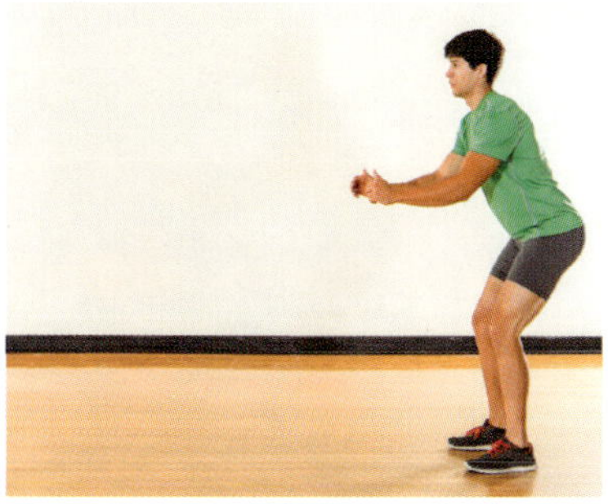

제자리멀리뛰기
128쪽

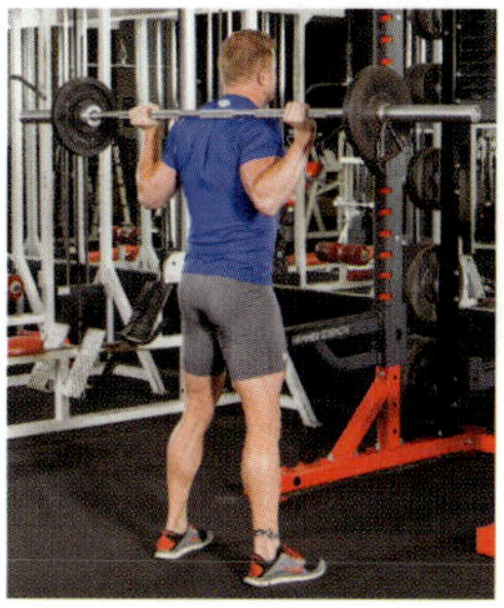

바벨 백 스쿼트
46쪽

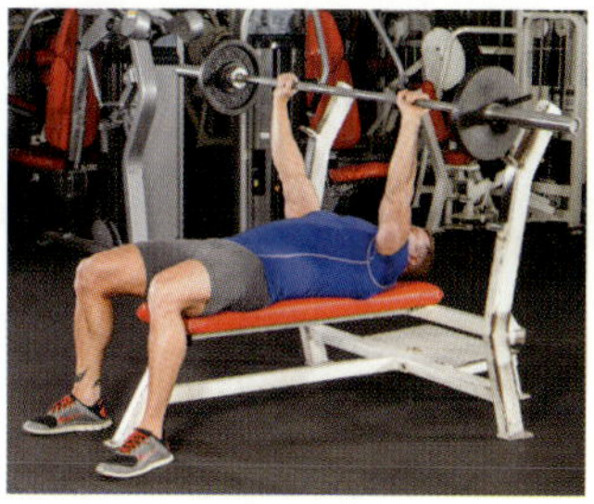

벤치 프레스
34쪽

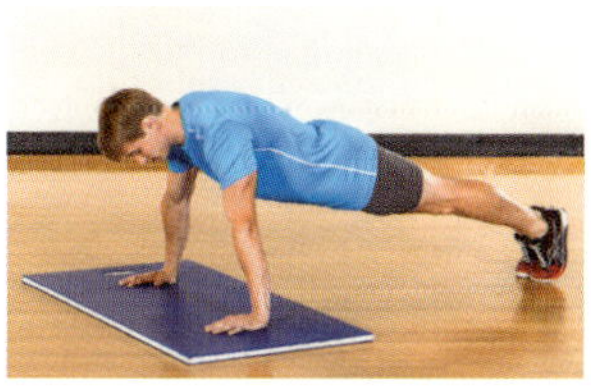

플라이오메트릭 푸시업
112쪽

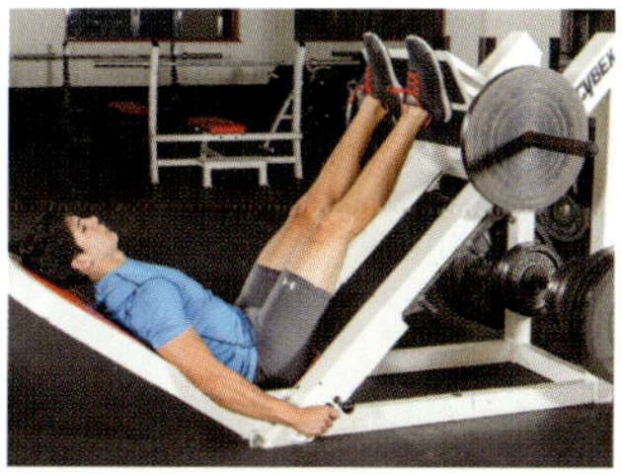

레그 프레스
50쪽

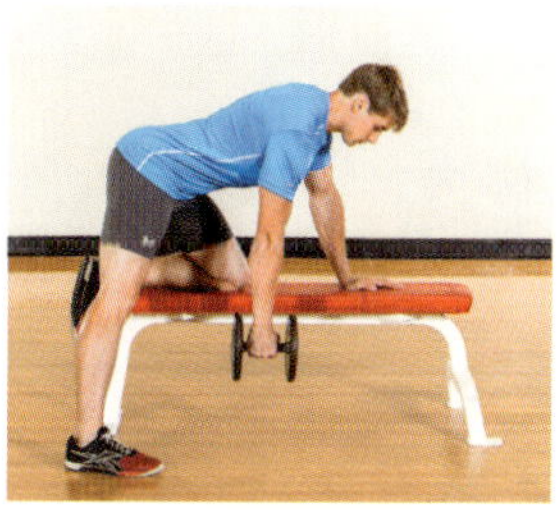

원암 덤벨 로우
180쪽

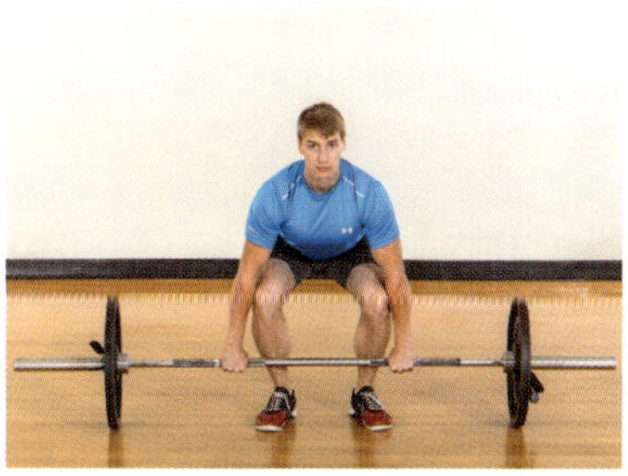

파워 클린
122쪽

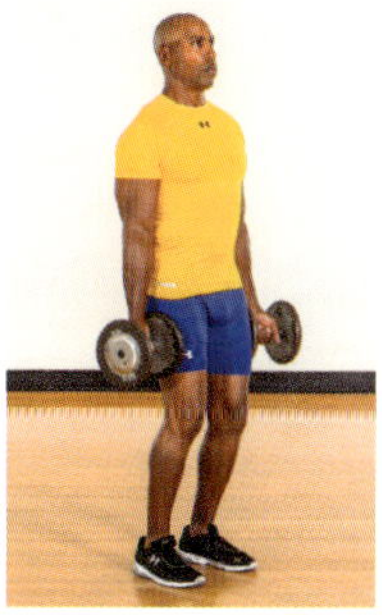

조트만 컬
150쪽

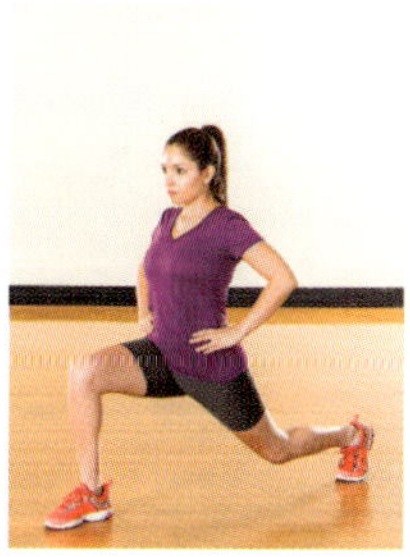

워킹 런지
88쪽

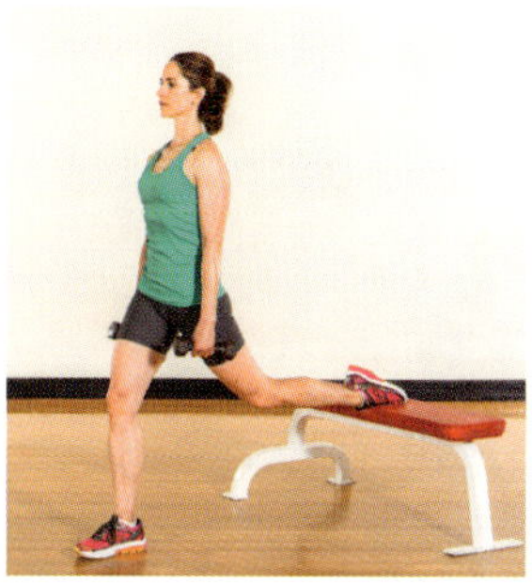

불가리안 런지
192쪽

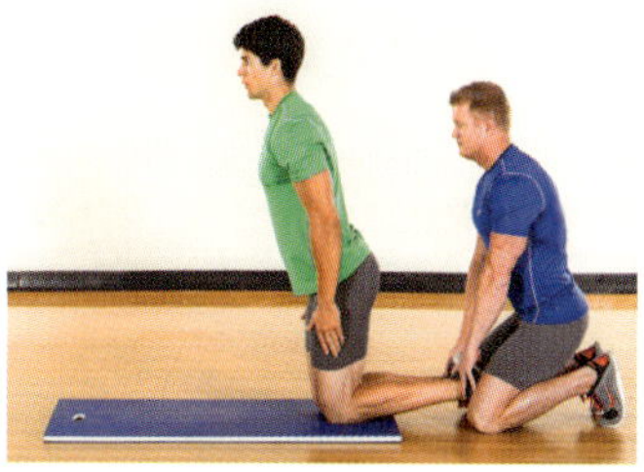

노르딕 니 플렉션
224쪽

3. 축구

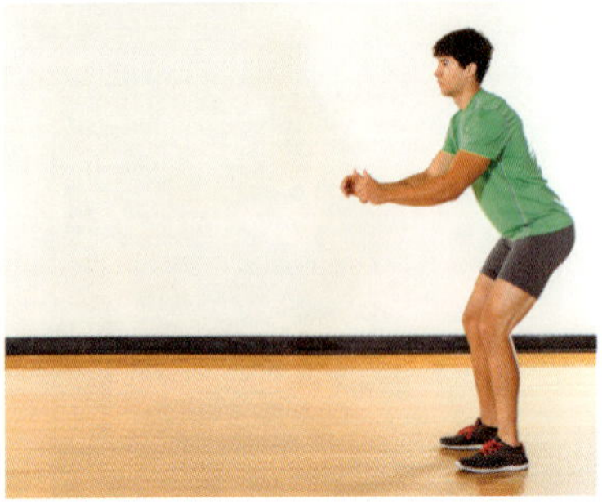

제자리멀리뛰기
128쪽

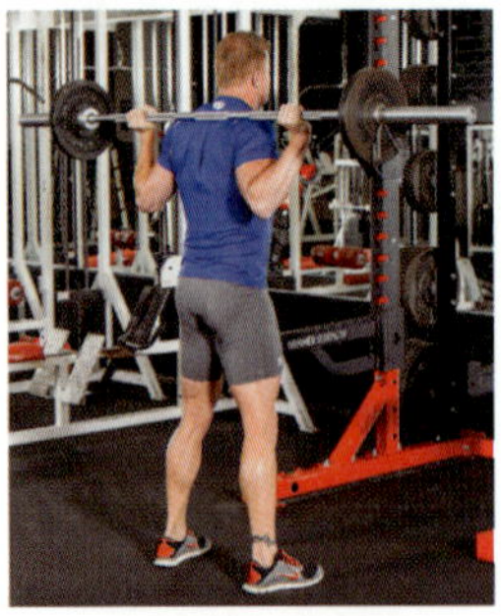

바벨 백 스쿼트
46쪽

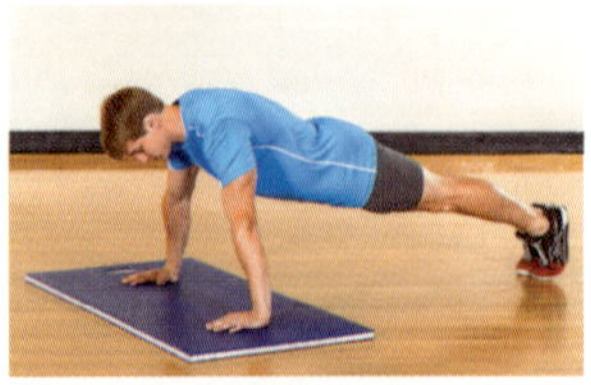

플라이오메트릭 푸시업
112쪽

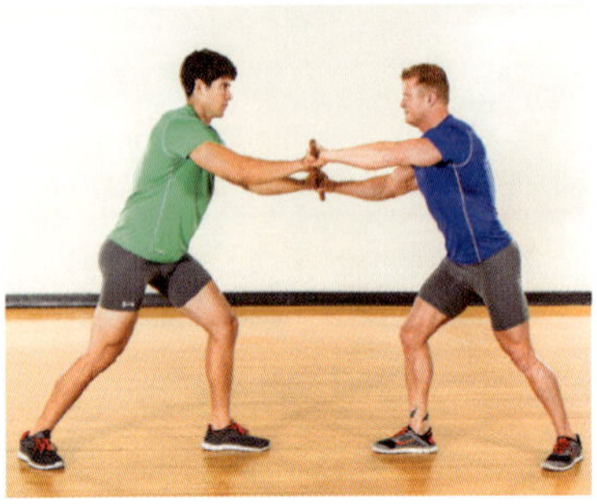

푸시-풀(파트너)
164쪽

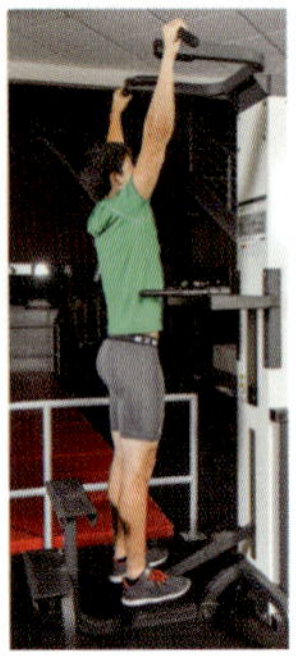

풀업(어시스트 머신)
148쪽

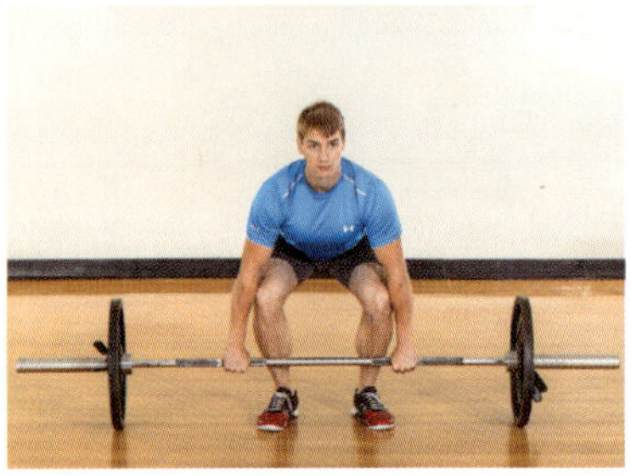

파워 클린
122쪽

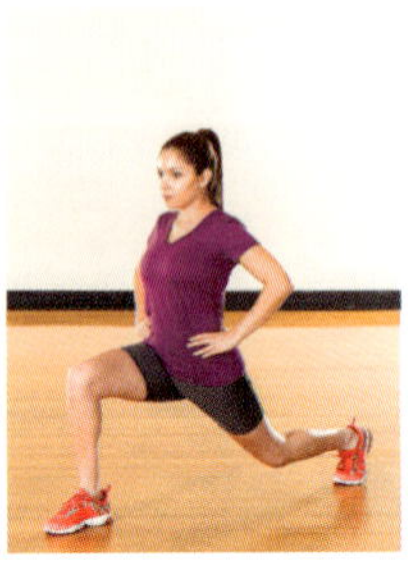

워킹 런지
88쪽

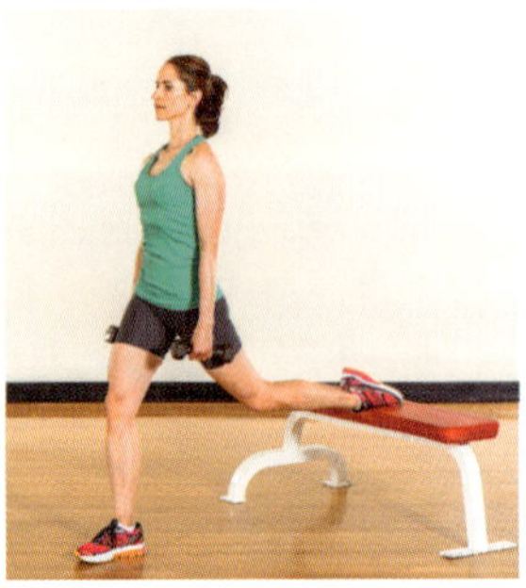

불가리안 런지
192쪽

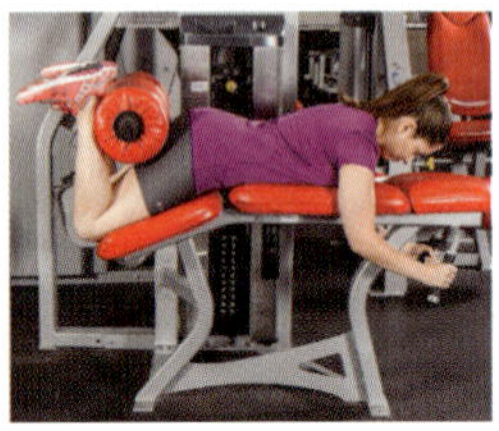

라잉 또는 시티드 햄스트링 컬
54, 162쪽

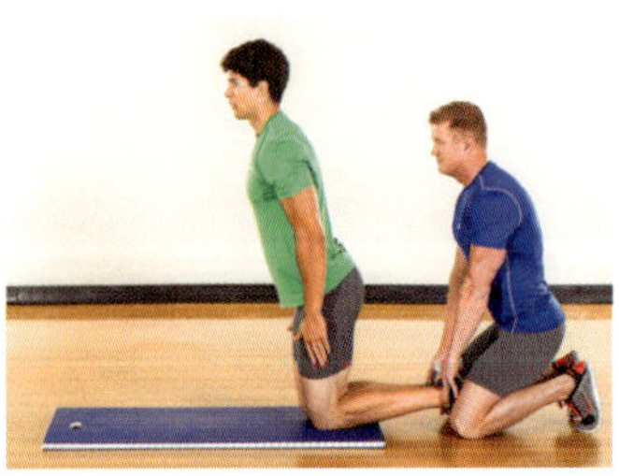

노르딕 니 플렉션
224쪽

4. 배구

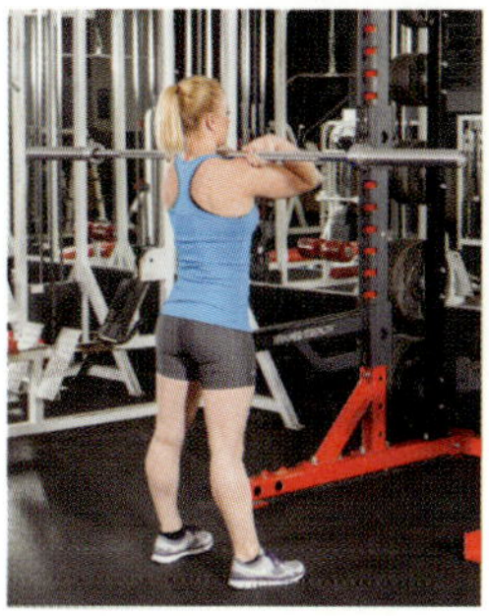
바벨 프론트 스쿼트
118쪽

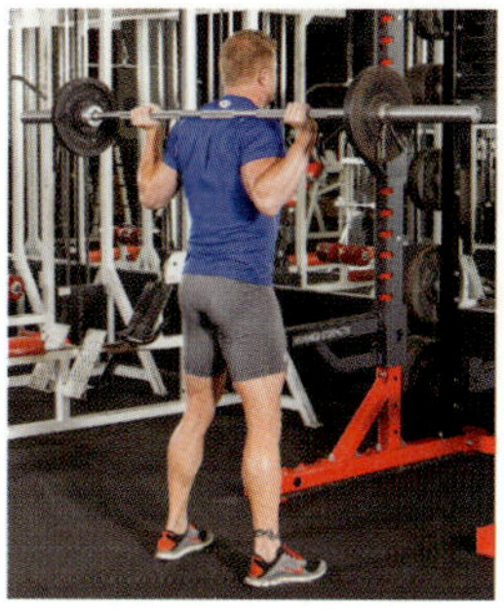
바벨 백 스쿼트
46쪽

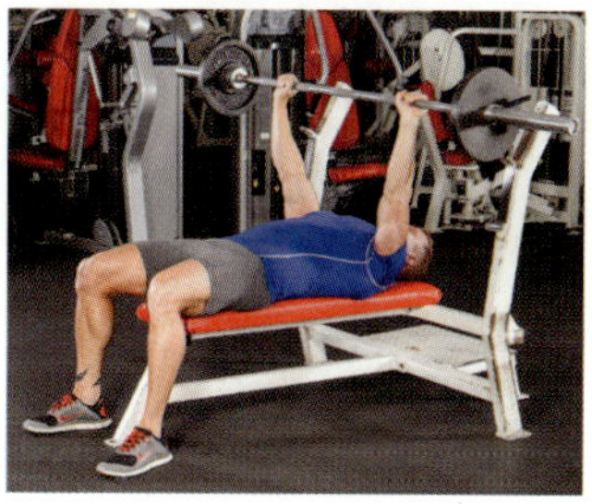
벤치 프레스
34쪽

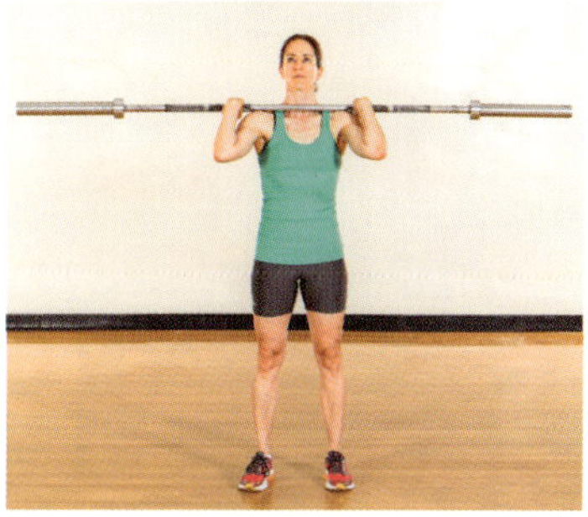
오버헤드 프레스
36쪽

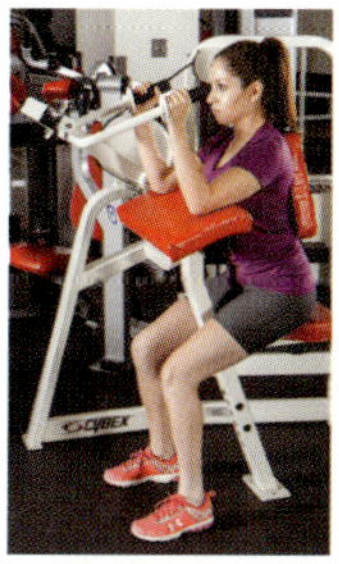
머신 트라이셉스 익스텐션
186쪽

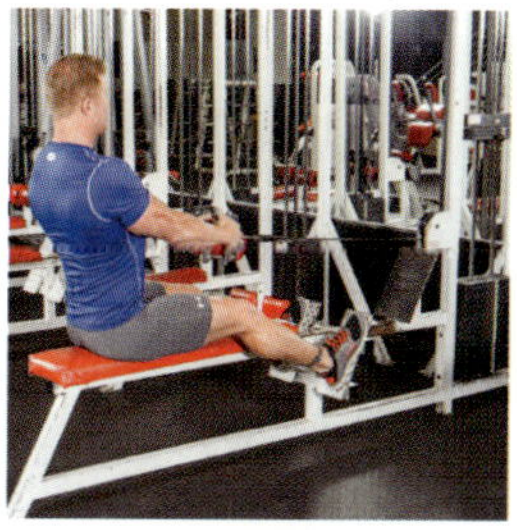
시티드 케이블 로우
74쪽

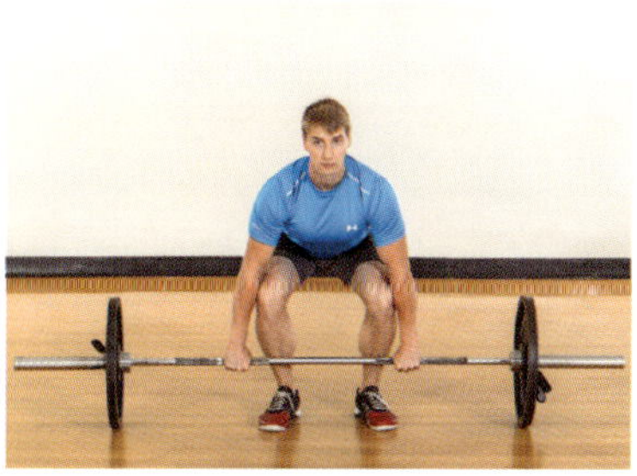
파워 클린
122쪽

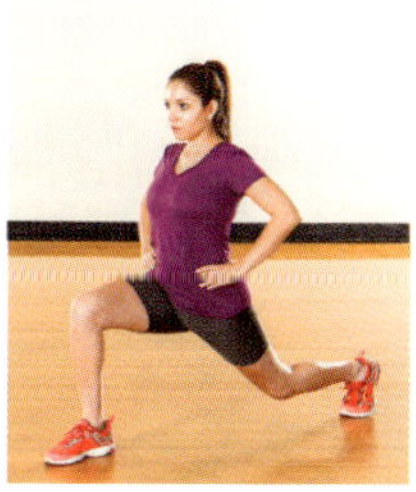
워킹 런지
88쪽

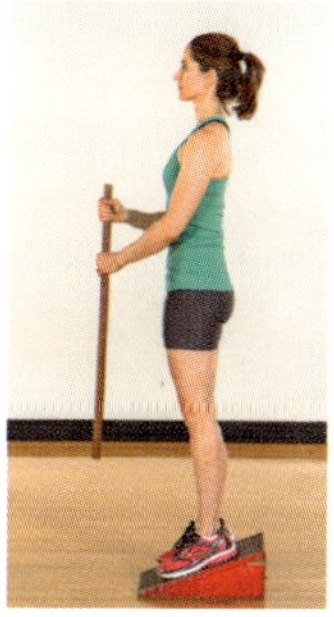
스탠딩 힙 플렉션 경사로 니 플렉션
226쪽

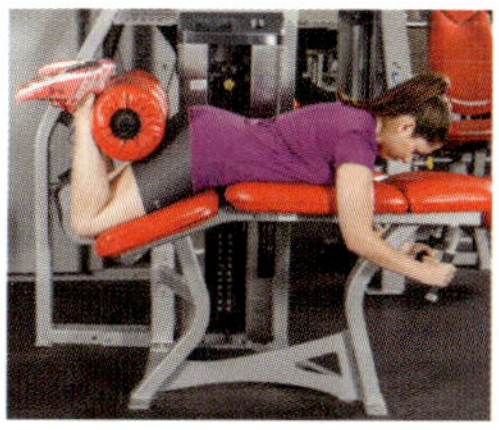
라잉 또는 시티드 햄스트링 컬
54, 162쪽

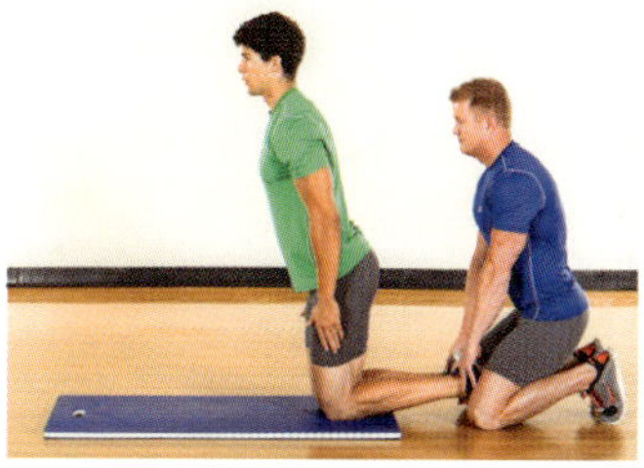
노르딕 니 플렉션
224쪽

5. 골프

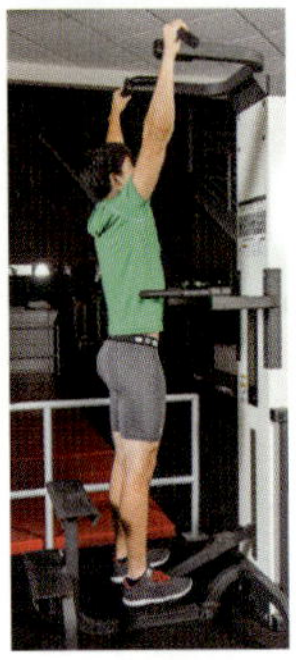

풀업(어시스트 머신)
148쪽

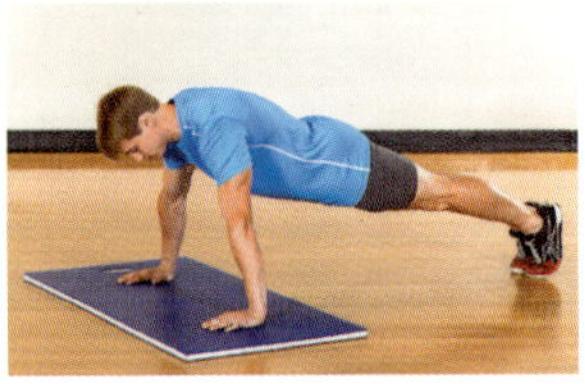

플라이오메트릭 푸시업
112쪽

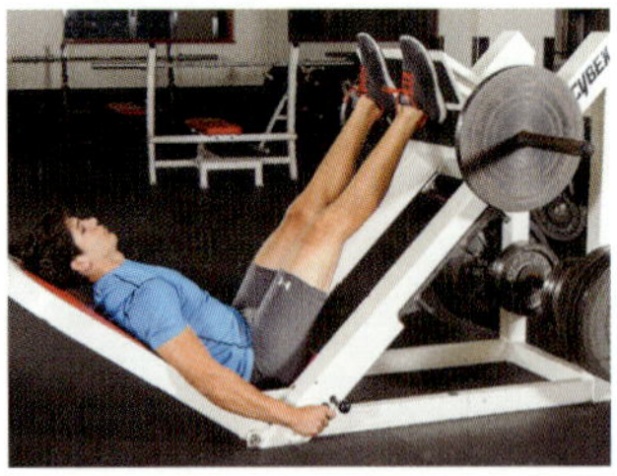

레그 프레스
50쪽

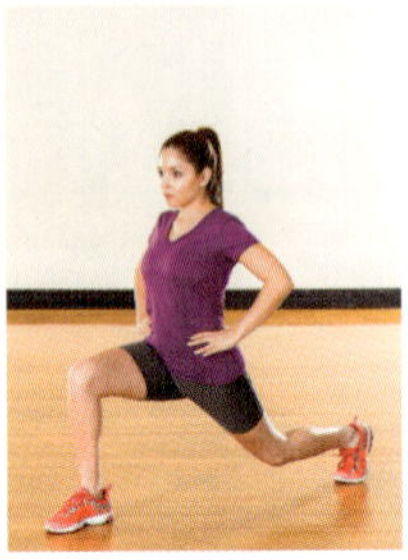

워킹 런지
88쪽

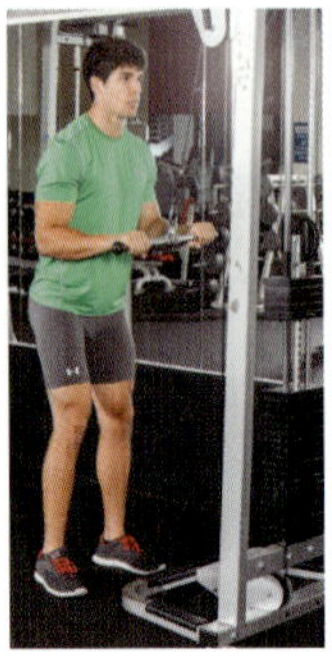

트라이셉스 케이블 프레스 다운
80쪽

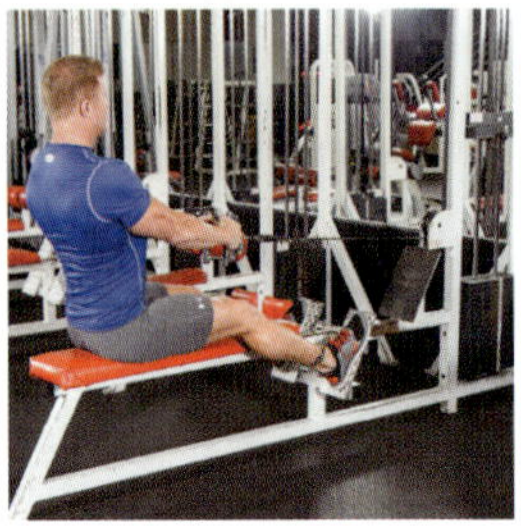

시티드 케이블 로우
74쪽

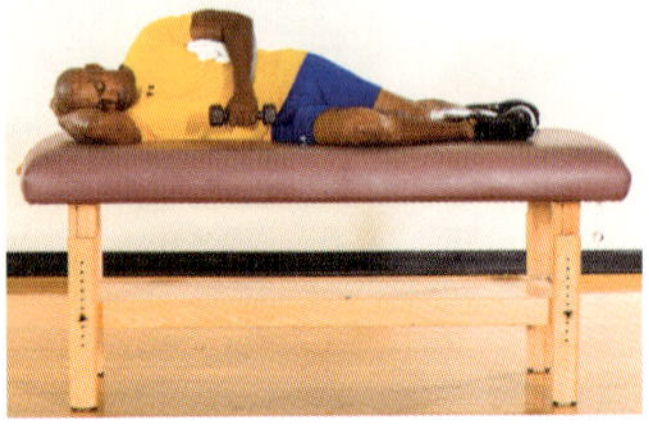

사이드 라잉 익스터널 숄더 로테이션
212쪽

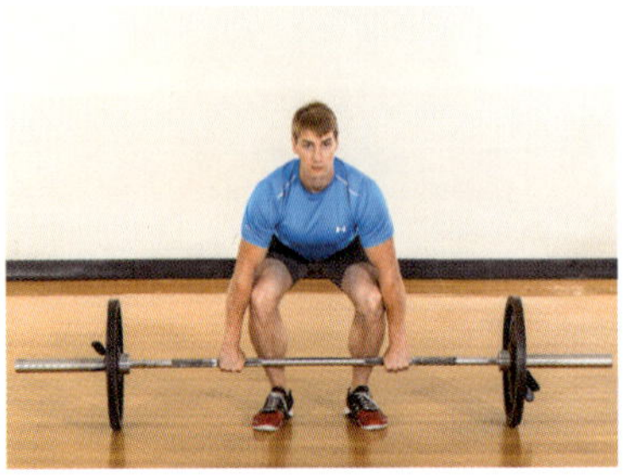

파워 클린
(무게가 아닌 속도와 역학에 중점을 둔다)
122쪽

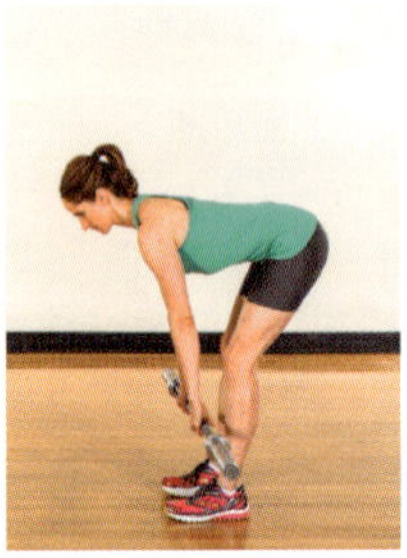

스티프 레그 데드리프트
84쪽

6. 야구

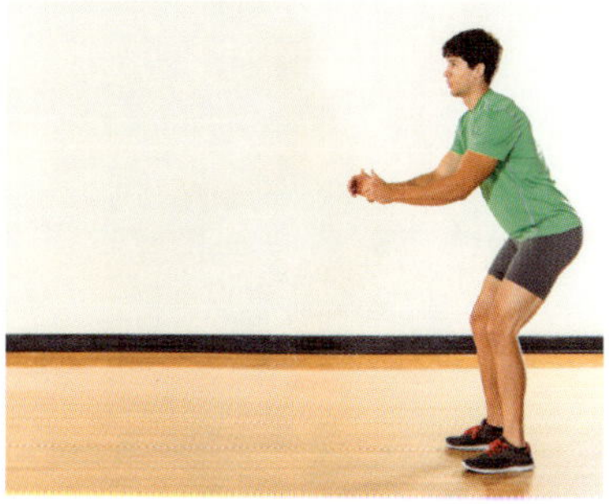
제자리멀리뛰기
128쪽

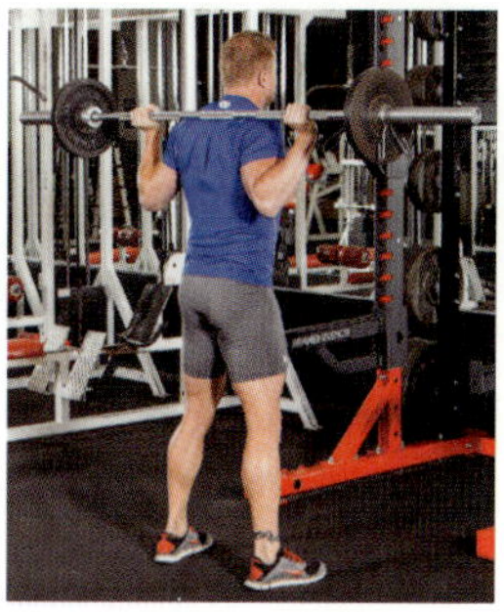
바벨 백 스쿼트
46쪽

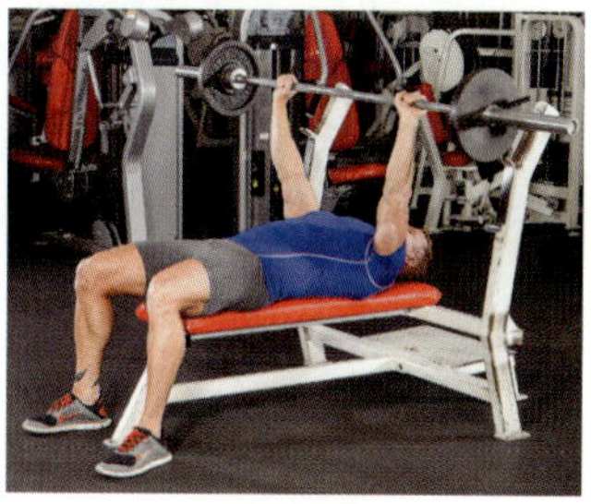
벤치 프레스
34쪽

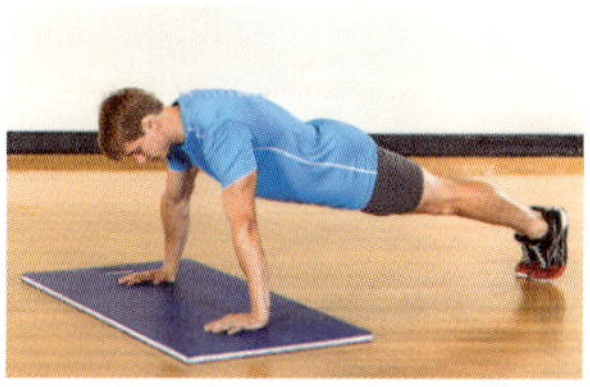
플라이오메트릭 푸시업
112쪽

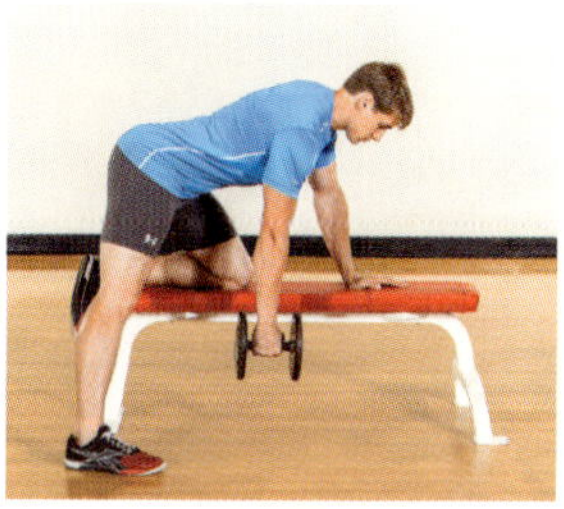
원암 덤벨 로우
180쪽

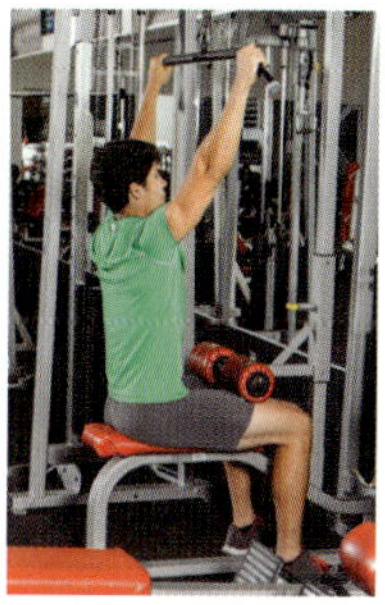
와이드 그립 풀업
40쪽

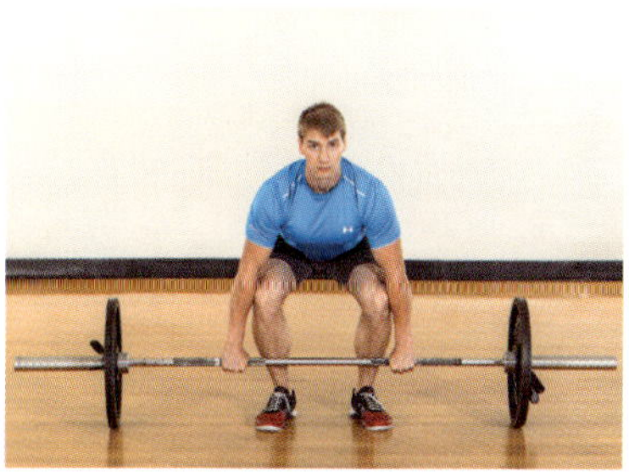
파워 클린
122쪽

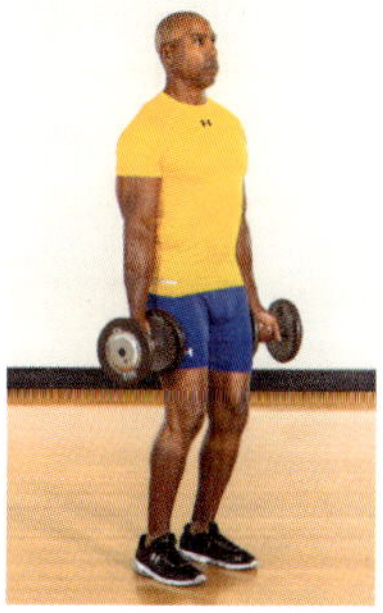
조트만 컬
150쪽

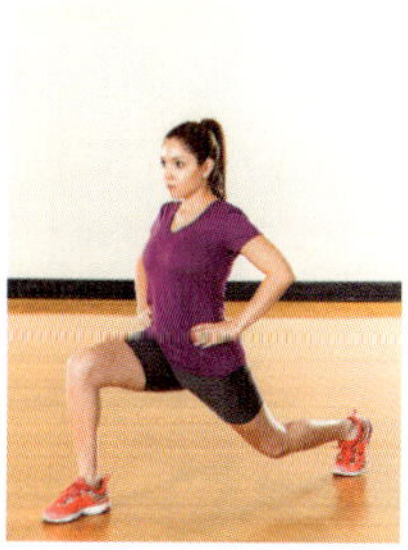
워킹 런지
88쪽

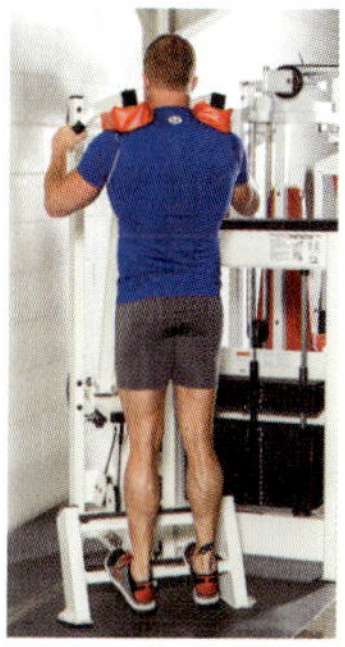
스탠딩 카프 레이즈
56쪽

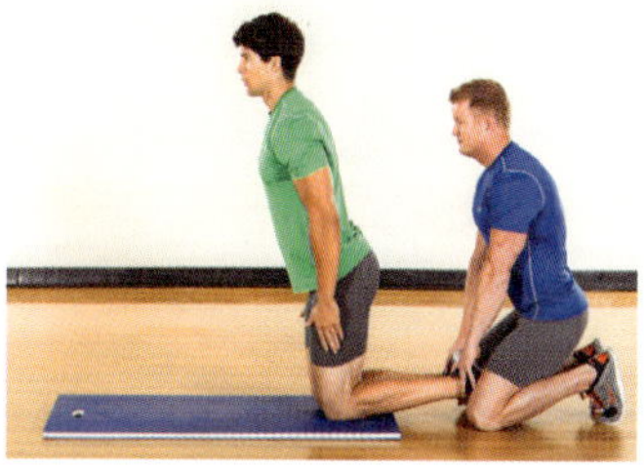
노르딕 니 플렉션
224쪽

7. 아이스하키

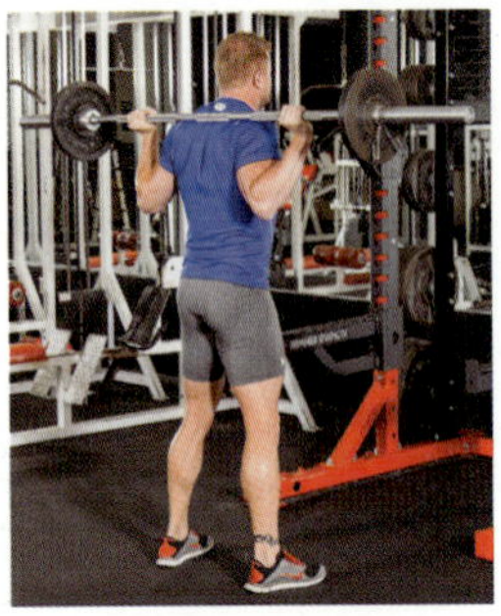

바벨 백 스쿼트
46쪽

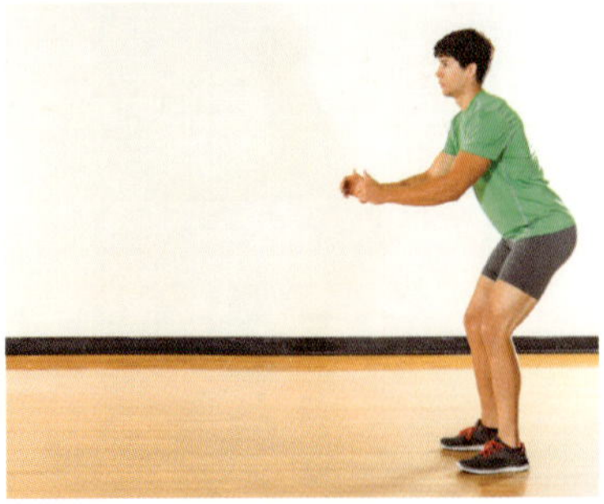

제자리멀리뛰기
128쪽

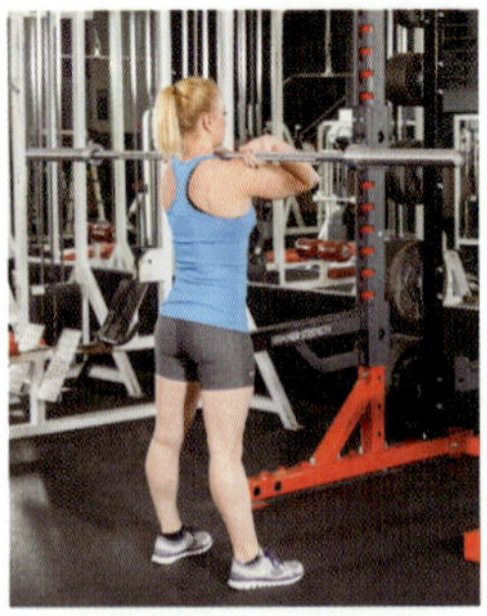

바벨 프론트 스쿼트
118쪽

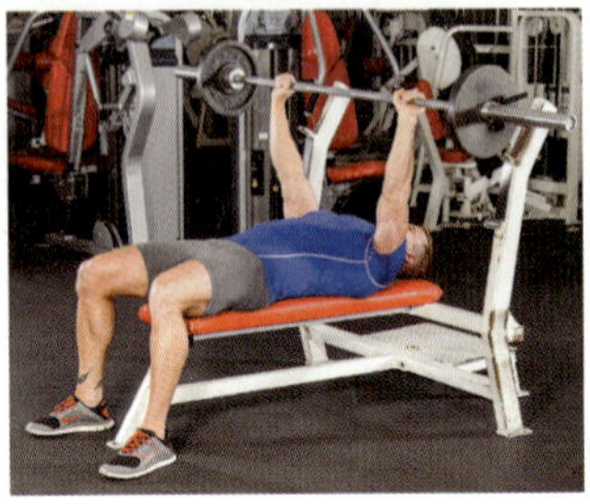

벤치 프레스
34쪽

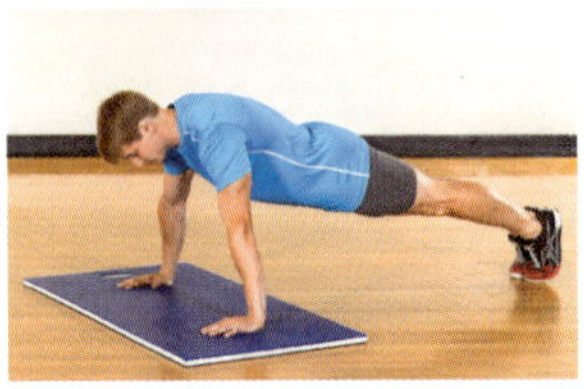

플라이오메트릭 푸시업
112쪽

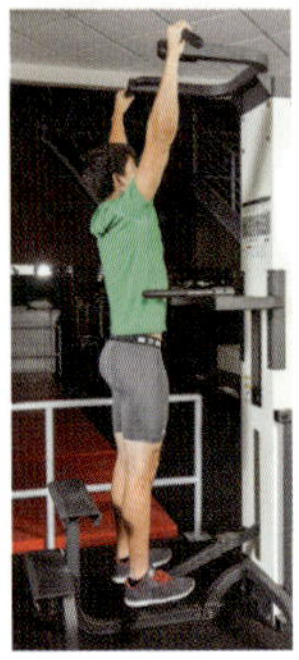

풀업(어시스트 머신)
148쪽

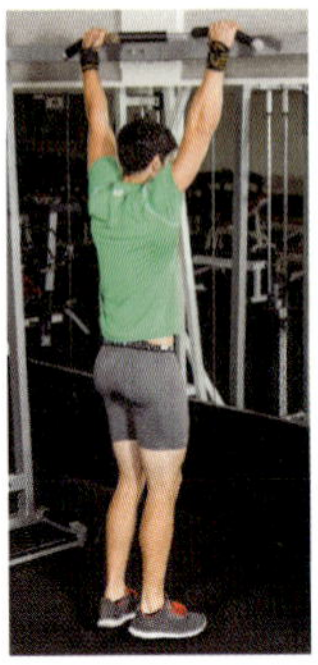

머슬업(바 또는 링)
114쪽

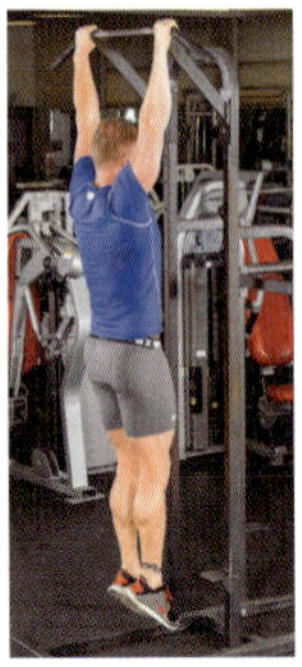

고릴라 풀업
110쪽

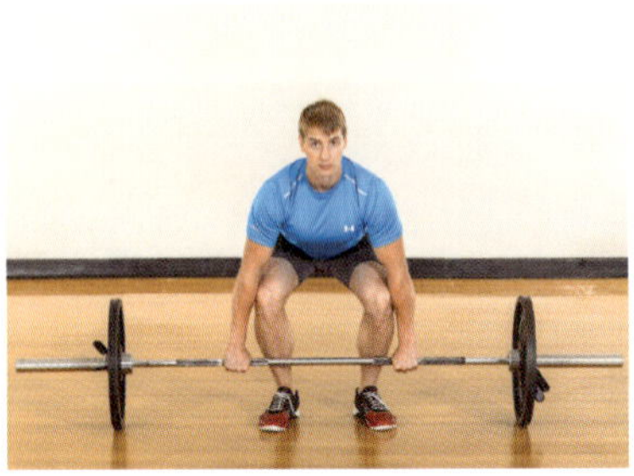

파워 클린
122쪽

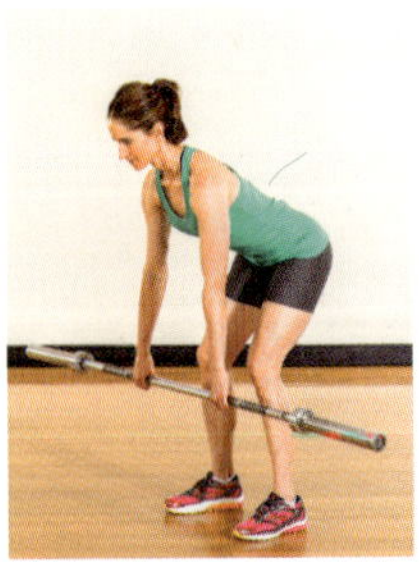

벤트 오버 바벨 로우
38쪽

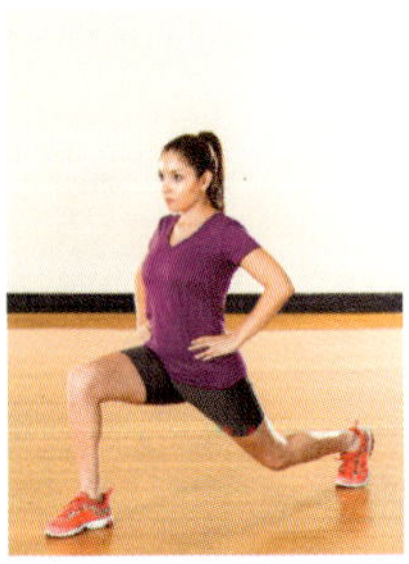

워킹 런지
88쪽

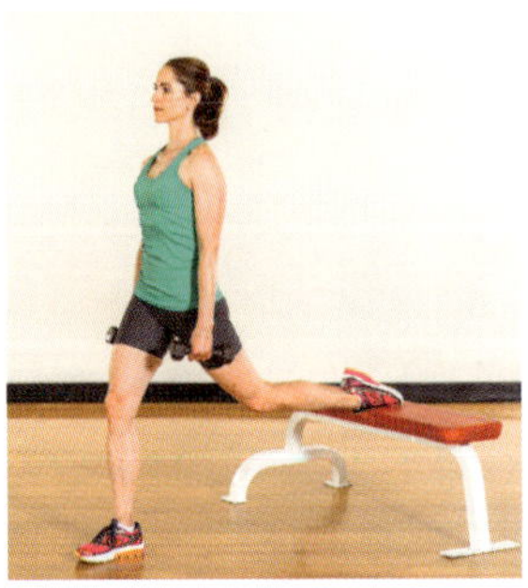

불가리안 런지
192쪽

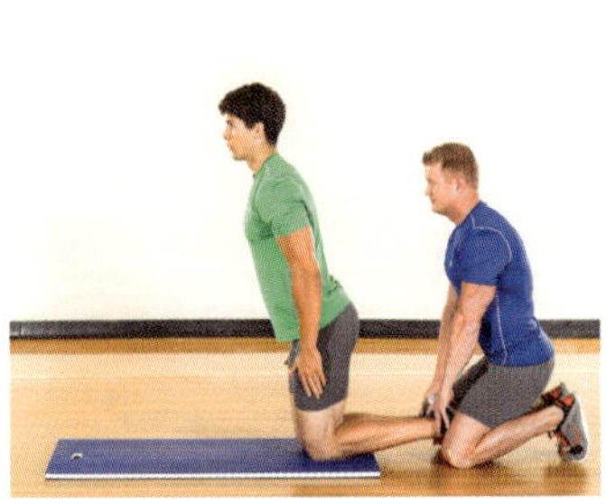

노르딕 니 플렉션
224쪽

참고문헌

Abbott, B.C., Bigland, B., & Ritchie, J.M. (1952). The physiological cost of negative work. *Journal of Physiology*, *117*, 380–390.

Alfredson, H. (2003). Chronic midportion Achilles tendinopathy: An update on research and treatment. *Clinics in Sports Medicine*, *22*(4), 727–741.

American College of Sports Medicine. (2013). *ACSM's guidelines for exercise testing and prescription* (9th ed.). Philadelphia: Lippincott Williams & Wilkins.

Arch, J.R. (2005). Central regulation of energy balance: Inputs, outputs and leptin resistance. *Proceedings of the Nutrition Society*, *64*(1), 39–46.Asmussen, E. (1953). Positive and negative muscular work. *Acta Physiologica Scandinavica*, *28*(4), 364–382.

Bahr, R., Bjorn, F., Sverre, L., & Engebretsen, L. (2006). Surgical treatment compared with eccentric training for patellar tendinopathy (jumper's knee). *Journal of Bone and Joint Surgery*, *88*(8), 1689–1698.

Balnave, C.D., & Thompson, M.W. (1993). Effect of training on eccentric exercise-induced muscle damage. *Journal of Applied Physiology*, *75*(4), 1545–1551.

Beaven, C.M., Gill, N.D., Ingram, J.R., & Hopkins, W.G. (2011). Acute salivary hormone responses to complex exercise bouts. *Journal of Strength and Conditioning Research*, *25*(4), 1072–1078.

Bishop, P.A., Jones E., & Woods, A.K. (2008). Recovery from training: A brief review. *Journal of Strength and Conditioning Research*, *22*(3), 1015–1024

Borsheim, E., & Bahr, R. (2003). Effect of exercise intensity, duration and mode on post-exercise oxygen consumption. *Sports Medicine*, 33, 1037–1060.

Burd, N.A., Andrews, R.J., West, D.W., Little, J.P., et al. (2012). Muscle time under tension during resistance exercise stimulates differential muscle protein sub-fractional synthetic responses in men. *Journal of Physiology*, *590*(2), 351–362.

Byrne, C., & Eston, R. (2002). Maximal-intensity isometric and dynamic exercise performance after eccentric muscle actions. *Journal of Sports Sciences*, *20*(12), 951–959.

Cermak, N.M., Snijders, T., McKay, B.R., Parise, G., Verdijk, L.B., Tarnopolsky, M.A., Gibala, M.J., & van Loon, L.J.C. (2013). Eccentric exercise increases satellite cell content in Type II muscle fibers. *Medicine and Science in Sports and Exercise*, *45*(2), 230–237.

Cook, C.J., Beaven, C.M., & Kilduff, L.P. (2013). Three weeks of eccentric training combined with overspeed exercises enhances power and running speed performance gains in trained athletes. *Journal of Strength and Conditioning Research*, *27*(5), 1280–1286.

de Souza-Teixeira, F., & de Paz, J.A. (2012). Eccentric resistance training and muscle hypertrophy. *Journal of Sports Medicine and Doping Studies*, *S1*. doi:10.4172/2161-0673.S1-004.

Dietz, V., Schmidtbleicher, D., & Noth, J. (1979). Neuronal mechanisms of human locomotion. *Journal of Neurophysiology*, *42*(5), 1212–1222.

Doan, B.K., Newton, R.U., Marsit, J.L., Triplett-McBride, N., Koziris, L.P., Fry, A.C., & Kraemer, W.J. (2002). Effects of increased eccentric loading on bench press 1RM. *Journal of Strength and Conditioning Research*, *16*(1), 9–13.

Dohm, G.L., & Dudek, R.W. (1998). Role of transverse tubules (T-tubules) in muscle glucose transport. *Advanced Experimental Medical Biology*, *441*, 27–34.

Drexel, H., Saely, C.H., Langer, P., Loruenser, G., Marte, T., Risch, L., Hoefle, G., & Aczel, S. (2008). Metabolic and anti-inflammatory benefits of eccentric endurance exercise—A pilot study. *European Journal of Clinical Investigation*, *38*(4), 218–226.

Elia, M. (1999.) Organ and tissue contribution to metabolic weight. In J.M. Kinney & H.N. Tucker (Eds.), *Energy metabolism: Tissue determinants and cellular corollaries* (pp. 61–79). New York: Raven Press.

Frankenfield, D., Roth-Yousey, L., & Compher, C. (2005). Comparison of predictive equations for resting metabolic rate in healthy nonobese and obese adults: A systematic review. *Journal of the American Dietetic Association*, *105*(5), 775–789.

Gabriel, D.A., Kamen, G., & Frost, G. (2006). Neural adaptations to resistive exercise: Mechanisms and recommendations for training practices. *Sports Medicine*, *36*(2), 131–149.

Gerber, J.P., Marcus, R.L., Dibble, L.E., Greis, P.E., Burks, R.T., & LaStayo, P.C. (2009). Effects of early progressive eccentric exercise on muscle size and function after anterior cruciate ligament reconstruction: A 1-year follow-up study of a randomized clinical trial. *Journal of Physical Therapy*, *89*(1), 52–59.

Gutin, B., et al. (1999). Plasma leptin concentrations in obese children: Changes during 4-mo periods with and without physical training. *American Journal of Clinical Nutrition*, *69*(3), 388–394.

Hackney, K.J., Engels, H.J., & Gretebeck, R.J. (2008). Resting energy expenditure and delayed-onset muscle soreness after full-body resistance training with an eccentric concentration. *Journal of Strength and Conditioning Research*, 22(5), 1602–1609.

Hall, K.D., Heymsfield, S.B., Kemnitz, J.W., Klein, S., Schoeller, D.A., & Speakman, J.R. (2012). Energy balance and its components: Implications for body weight. *American Journal of Clinical Nutrition*, *95*, 989–994.

Hansen, S., Kvorning, T., Kjaer, M., & Sjogaard, G. (2001). The effect of short-term strength training on human skeletal muscle: The importance of physiologically elevated hormone levels. *Scandinavian Journal of Medicine and Science in Sports*, *11*(6), 347–354.

Herrel, A., Meyers, J.J., Timmermans, J-P, & Nishikawa, K.C. (2002). Supercontracting muscle: Producing tension over extreme muscle lengths. *Journal of Experimental Biology*, *205*, 2167–2173.

Herzog, W., Leonard, T.R., Joumaa, V., & Mehta, A. (2008). Mysteries of muscle contraction. *Journal of Applied Biomechanics*, *24*, 1–13.

Horstmann, T., Mayer, F., Maschmann, J., Niess, A., Roecker, K., & Dickhuth, H.H. (2001). Metabolic reaction after concentric and eccentric endurance-exercise of the knee and ankle. *Medicine and Science in Sports and Exercise*, *33*(5), 791–795.

Hunter, G.R., Wetzstein, C.J., Fields, D.A., Brown, A., & Bamman, M.M. (2002). Resistance training increases total energy expenditure and free-living physical activity in older adults. *Journal of Applied Physiology*, 89, 977–984.

Janssen, I., Heymsfield, S.B., Wang, Z.M., & Ross, R. (2000). Skeletal muscle mass and distribution in 468 men and women aged 18–88 yr. *Journal of Applied Physiology*, *89*, 81–88.

Jeffreys, I. (2005). A multidimensional approach to enhancing recovery. *Strength and Conditioning Journal*, *27*(5), 78–85.

Kraemer, W.J., Fleck, S.J., & Deschenes, M.R. (2012). *Exercise physiology: Integrating theory and application*. Philadelphia: Lippincott Williams & Wilkins.

Kelesidis, T., et al. (2010). Narrative review: The role of leptin in human physiology: Emerging clinical applications. *Annals of Internal Medicine*, *152*(2), 93–100.

Lamb, D.G. (2009). Mechanisms of excitation-contraction uncoupling relevant to activity-induced muscle fatigue. *Applied Physiology, Nutrition, and Metabolism*, *34*, 368–372.

LaStayo, P., Marcus, R., Dibble, L. Frajacomo, F., & Lindstedt, S. (2014). Eccentric exercise in rehabilitation: Safety, feasibility, and application. *Journal of Applied Physiology*, 116, 1426–1434.

Lazzer, S., Bedogni, G., Lafortuna, C.L., Marazzi, N., et al. (2010). Relationship between basal metabolic rate, gender, age, and body composition in 8,780 white obese subjects. *Obesity*, *18*(3), 71–78.

Landau, M.E., Kenney, K., Deuster, P., & Campbell, W. (2012). Exertional rhabdomyolysis: A clinical review with a focus on genetic influences. *Journal of Clinical Neuromuscular Disease, 13*(3), 122–136.

Levine, J.A., Lannigham-Foster, L.M., McCrady, S.K., Krizan, C., Kane, P.H., Jensen, M.D., & Clark, M.M. (2005). Interindividual variation in posture allocation: Possible role in human obesity. *Science*, 307(5709), 584–586.

Lian, O.B., Engebretsen, L., & Bahr, R. (2005). Prevalence of jumper's knee among elite athletes from different sports: A cross-sectional study. *American Journal of Sports Medicine*, *33*, 561–567.

Lindstedt, S.L., LaStayo, P.C., & Reich, T.E. (2001). When active muscles lengthen: Properties and consequences of eccentric contractions. *News in Physiological Sciences*, *16*, 256–261.

Linnamo, V., Strojnik, V., & Komi, P.V. (2006). Maximal force during eccentric and isometric actions at different elbow angles. *European Journal of Applied Physiology*, *96*(6), 672–678.

Loos, R.J.F., & Bouchard, C. (2003). Obesity—Is it a genetic disorder? *Journal of Internal Medicine*, *254*, 401–425.

MacDougall, J.D., Gibala, M.J., Tarnopolsky, M.A., Macdonald, J.R., Interisano, S.A., & Yarasheski, K.E. (1995). The time course for elevated protein synthesis following heavy resistance exercise. *Canadian Journal of Applied Physiology*, *20*, 480–486.

McHugh, M.P. (2003). Recent advances in the understanding of the repeated bout effect: The protective effect against muscle damage from a single bout of eccentric exercise. *Scandinavian Journal of Medicine & Science in Sports*, *13*(2), 88–97.

McHugh, M.P., Connolly, D.A., Easton, R.G., & Gleim, G.W. (1999). Exercise-induced muscle damage and potential mechanisms for the repeated bout effect. *Sports Medicine*, *27*(3), 151–170.

Melov, S., Tarnopolsky, M.A., Beckman, K., Felkey, K., & Hubbard, A. (2007). Resistance exercise reverses aging in human skeletal muscle. *PLoS ONE*, *2*(5), e465. doi:10.1371/journal.pone.0000465.

Mifflin, M.D., St Jeor, S.T., Hill, L.A., Scott, B.J., Daugherty, S.A., & Koh, Y.U. (1990). A new predictive equation for resting energy expenditure in healthy individuals. *American Journal of Clinical Nutrition*, *51*, 241–247.

Mole, P.A. (1990). Impact of energy intake and exercise on resting metabolic rate. *Sports Medicine*, *10*, 72–87.

National Institutes of Health. (2012). What are overweight and obesity? www.nhlbi.nih.gov/health/dci/Diseases/obe/obe_whatare.html.

National Strength and Conditioning Association. (2008). Essentials of strength training and conditioning (3rd ed.). Champaign, IL: Human Kinetics.

Nosaka, K., Sakamoto, K., Newton, M., & Sacco, P. (2001). How long does the protective effect on eccentric exercise-induced muscle damage last? *Medicine and Science in Sport and Exercise*, 33, 1490–1495.

Paul, A.C., & Rosenthal, N. (2002). Different modes of hypertrophy in skeletal muscle fibers. *Journal of Cell Biology*, *156*(4), 751–760.

Pettitt, R.W., Symons, D.J., Eisenman, P.A., Taylor, J.E., White, A.T. (2005). Repetitive eccentric strain at long muscle length evokes the repeated bout effect. *Journal of Strength and Conditioning Research*, *19*(4), 918–924.

Proske, U., & Allen, T.J. (2005). Damage to skeletal muscle from eccentric exercise. *Sport Science Reviews*, *33*(2), 98–104.

Roig, M., O'Brien, K., Kirk, G., Murray, R., McKinnon, P., Shadgan, B., & Reid, W.D. (2009). *British Journal of Sports Medicine*, *43*, 556–568.

Rosenbaum, M., & Leibel, R.L. (2010). Adaptive thermogenesis in humans. *International Journal of Obesity*, 34, S47–S55.

Schoenfeld, B. (2011). The use of specialized training techniques to maximize muscle hypertrophy. *Strength and Conditioning Journal*, *33*(4), 60–65.

Schoenfeld, B.J. (2010). The mechanisms of muscle hypertrophy and their application to resistance training. *Journal of Strength and Conditioning Research*, *24*(10), 2857–2872.

Sheppard, J.M., & Young, K. (2010). Using additional eccentric loads to increase concentric performance in the bench throw. *Journal of Strength and Conditioning Research*, *24*(10), 2853–2856.

Simao, R., de Salles, B.F., Figueiredo, T., Dias, I., & Willardson, J.M. (2012). Exercise order in resistance training. *Sports Medicine*, 42(3), 251–265.

Strasser, B., & Schobersberger, W. (2011). Evidence for resistance training as a treatment therapy in obesity. *Journal of Obesity*, Article ID 482564, 9 pages. doi:10.1155/2011/482564.

Tappy, L. (1996). Thermic effect of food and sympathetic nervous system activity in humans. *Reproduction Nutrition Development*, *36*, 391–397.

Vogt, M., & Hoppeler, H.H. (2014). Eccentric exercise: Mechanisms and effects when used as training regime or training adjunct. *Journal of Applied Physiology*, 116, 1446–1454.

Weiss, L.W. (1991). The obtuse nature of muscular strength: The contribution of rest to its development and expression. *Journal of Applied Sport Science Research*, *5*, 219–227.

Zammit, P.S., Partridge, T.A., Yablonka-Reuveni, Z. (2006). The skeletal muscle satellite cell: The stem cell that came in from the cold. *Journal of Histochemical and Cytochemistry*, *54*(11), 1177–1191.

Zeppetzauer, M., Drexel, H., Vonbank, A., Rein, P., Aczel, S., & Saely, C.H. (2013). Eccentric endurance exercise economically improves metabolic and inflammatory risk factors. *European Journal of Preventive Cardiology*, *20*(4), 577–784.

저자에 대하여

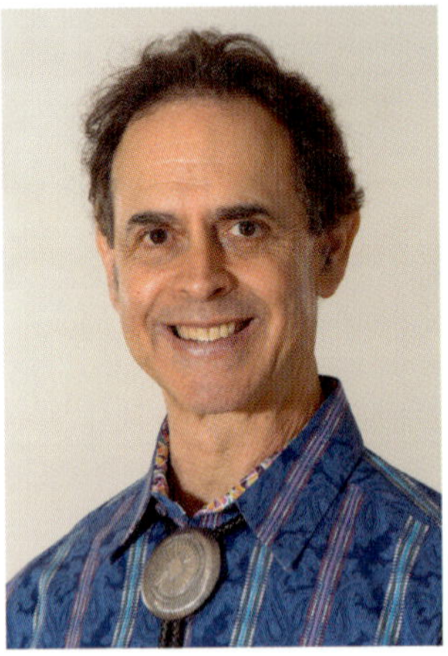

렌 크라비츠 Len Kravitz는 국제 피트니스 전문가로 1999년부터 뉴멕시코대학에서 운동과학과 교수로 재직했으며 2000년부터 해당 부서의 코디네이터로 재직했다. 30년 동안 피트니스 업계의 리더로 활동한 그는 다음과 같은 업적을 남겼다. 1989년부터 피트니스 전문가를 위한 최대 조직 중 하나인 IDEA Health and Fitness Association의 Health and Fitness Source의 편집자로 일하고 있다. 또한 ACSM Health and Fitness, IDEA World 등 세계에서 가장 권위 있는 피트니스 컨퍼런스에서 1,000번 이상의 발표를 했으며 토론토에서 피트니스 프로를 할 수 있었다. 24개의 상을 수상하였으며, 2011년 산호세 주립 대학교의 우수 졸업생상, 2009년 캐나다 피트니스 프로 협회 올해의 전문 발표자상, 2006년 미국 운동 피트니스 교육자 위원회, 2003~2004년 뉴멕시코대학교 올해의 우수 교사상, 그리고 250편의 논문 심사 등 20년의 경력과 전문성을 나타낸다. 아쿠아 피트니스 산업 글로벌 어워드 수상자 10명에도 선정되었으며, 1994년 뉴멕시코 대학교에서 건강 증진과 운동과학에 중점을 두고 건강, 체육, 레크리에이션 박사 학위를 받았다. 미국 스포츠의학대학과 국립 근력및컨디셔닝협회의 회원이기도 하다.

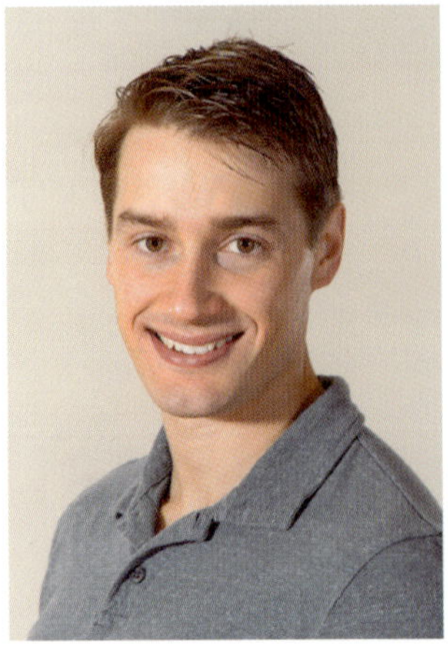

아론 부비코 Aaron T.Bubbico는 뉴멕시코대학에서 운동과학 석사 학위를 받았다. 학부 및 대학원 과정에서 그의 연구 결과는 신장성 운동에 대한 최신 리뷰를《IDEA Fitness Journal》에 게재되었다. 부비코는 근비대에 대한 현재의 연구에 대해 또 다른 리뷰를 작성했다. 인증된 근력 및 컨디셔닝 전문가(CSCS)이자 CrossFit 레벨 1 트레이너이기도 하다. 10년 동안 초보자부터 전문가에 이르기까지 다양한 연령과 능력의 고객과 함께 일해 왔다. 파워, 안정성, 컨디셔닝, 가동성 및 영양에 대한 집중적인 접근 방식을 통합하여 고객이 가능한 최고 수준의 피트니스를 달성하도록 돕는 데 중점을 두었다. CrossFit 운동선수이자 IFPA 전문가이며 내추럴 보디빌더로 시합을 뛰는 것을 좋아한다.

역자에 대하여

대표 역자 백형진

- 동국대학교 산학협력단 겸임교수
- 가천대학교 특수치료대학원 겸임교수
- 대한예방운동협회 협회장(의학박사)

공동 역자

김무성

- 세계태권도전문트레이너협회(WTPTA) 사무국장
- 서울본브릿지병원대외협력 팀장
- 서울시태권도협회 의무분과 부위원장

김문채

- 성균관대학교 무용학 박사
- AllNewDanceProject 대표
- 안양예술고등학교 무용과 강사

김성언

- 프리미엄 피트니스 펄스짐 대표
- 건강운동연구소 펄스랩 연구소장
- 세종대학교 산업대학원 스포츠산업학과 교수

김용주

- 차의과학대학교Ph.D의학박사
- 한양대학교 미래인재교육원 겸임교수
- 더바른몸PT 대표

김종선

- 피트니스 넘버원 대표
- 예소필라테스 대표
- KHMA웨이트트레이닝연구소 총괄이사

김주영

- 現 서원대학교 헬스케어운동학과 조교수
- 前 건국대학교 글로컬캠퍼스자연과학계열 조교수
- 前 카이스트 인문사회과학부 대우교수

구병모

- 現 용인대학교 특수체육교육학과 조교수
- 現 미국스포츠의학회 의학운동생리학자
- 前 싱가포르 난양이공과대학 스포츠과학&체육교육학과 조교수

문기범

- 경희대학교 스포츠의과학 박사 수료
- 한국스포츠산업협회 이사
- 버프스포츠& PACE 트레이닝센터 대표

박원일

- 중앙대학교 산학협력단 전임연구원
- 중앙대학교 학교체육연구소 전임연구원
- 건국대학교 일반대학원 스포츠의학과 강사

양지혜

- 인덕대학교 방송헤어미용예술학과 외래교수
- 국민대학교 평생교육원 외래교수
- 한양대학교 미래인재교육원 겸임교수

이건엽
- 2022 크로스핏 국가대표
- 골프 피지컬 트레이닝 협회 이사
- 버프스포츠센터장

이동준
- 現 명지대학교 체육학전공 교수
- 現 명지대학교 체육학부 체육부장
- 現 한국대학수영연맹 이사

임원현
- 現 대한스포츠헬스케어협회 대표이사
- 現 경희대학교 체육대학 겸임교수
- 現 경희대학교 생활스포츠지도사연수원 교수

전박근
- (주)스포츠패나틱 대표
- 바디메카닉 자문이사
- 경희대학교 체육학 석사

조홍래
- 경희대학교 운동생리학 박사
- (주)닥터케어컴퍼니 대표
- (주)닥터필라테스 대표

한상민
- 세종대 체육학 박사
- 무브라이프짐 대표
- 대한운동사협회 이사

홍광석
- 現 중앙대학교 체육교육과 교수
- 現 세계바이오융합스포츠공학회 운영위원
- 現 한국운동생리학회 이사

ESSENTIALS OF ECCENTRIC TRAINING

신장성 훈련의 정수
Essentials of Eccentric Training

1판 1쇄 펴냄: 2023년 5월 15일

지은이: 렌 크라비츠, 아론 부비코
옮긴이: 김무성, 김문채, 김성언, 김용주, 김종선, 김주영, 구병모, 문기범, 박원일,
백형진, 양지혜, 이건엽, 이동준, 임원현, 전박근, 조홍래, 한상민, 홍광석
펴낸이: 권오현
펴낸곳: 대성의학사

출판등록 2009년 6월 22일(제301-2013-095호)
서울특별시 중구 을지로 126-1 (을지로3가, 3층)
전화 02)2279-3444 / 팩스 02)2285-0108
Homepage www.medibook.co.kr

값 55,000원

ISBN 979-11-90868-35-8(13690)